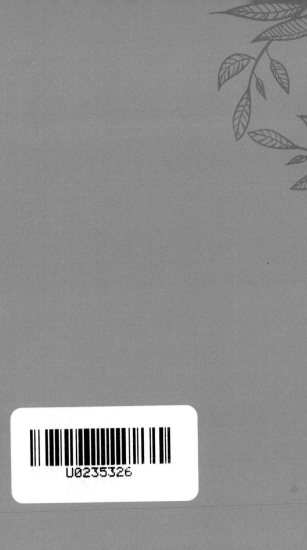

但是，

张仲景并没有药证的专著，

许多药证隐含在《伤寒论》《金匮要略》的方证条文中，

需要提炼，需要破译。

本书就是我研究张仲景药证的一点心得和成果。

继往才能开来，

根深才能叶茂，

中医学的发展离不开对古代优秀遗产的继承，

因为这里有中医学的根。

张仲景

50味 药证

第4版

黄煌 编著

人民卫生出版社

图书在版编目（CIP）数据

张仲景 50 味药证 / 黄煌编著 . —4 版 . —北京：
人民卫生出版社，2019
ISBN 978-7-117-28753-1

I. ①张…　II. ①黄…　III. ①《伤寒杂病论》- 方剂
- 研究　IV. ①R222.16

中国版本图书馆 CIP 数据核字（2019）第 157565 号

人卫智网　www.ipmph.com　医学教育、学术、考试、健康，
　　　　　　　　　　　　　　购书智慧智能综合服务平台
人卫官网　www.pmph.com　人卫官方资讯发布平台

张仲景 50 味药证

第 4 版

编　　著：黄　煌
出版发行：人民卫生出版社（中继线 010-59780011）
地　　址：北京市朝阳区潘家园南里 19 号
邮　　编：100021
E - mail：pmph @ pmph.com
购书热线：010-59787592　010-59787584　010-65264830
印　　刷：北京盛通印刷股份有限公司
经　　销：新华书店
开　　本：710×1000　1/16　印张：31
字　　数：308 千字
版　　次：1998 年 6 月第 1 版　　2019 年 12 月第 4 版
　　　　　2025 年 2 月第 4 版第 9 次印刷（总第 32 次印刷）
标准书号：ISBN 978-7-117-28753-1
定　　价：78.00 元
打击盗版举报电话：010-59787491　E-mail：WQ @ pmph.com
质量问题联系电话：010-59787234　E-mail：zhiliang @ pmph.com

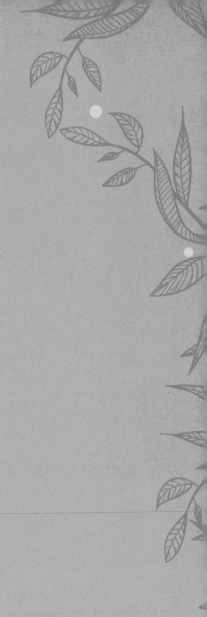

张仲景药证承载着中华民族几千年来

使用天然药物的经验结晶,

也蕴含着古代医学的思想和方法。

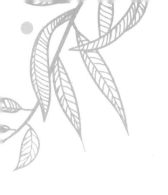

自序
（第4版）

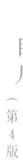

药证是药物应用的临床证据，张仲景药证是经典的药证。张仲景药证非常实用和精准，是研究应用经方不可或缺的核心内容，但是，张仲景并没有药证的专著，许多药证隐含在《伤寒论》《金匮要略》的方证条文中，需要提炼，需要破译。本书就是我研究张仲景药证的一点心得和成果。

本书的写作开始于1995年，花了大约2年的时间。1998年4月，由田久和义隆先生翻译的日文版由日本雄浑社出版，同年6月，中文版由人民卫生出版社出版。2003年和2008年分别修订再版，并数十次重印。2005年，在台北出版发行繁体字中文版，2007年，人民卫生出版社出版发行英文版，2013年，由奇汝耘女士翻译的韩文版由医方出版社发行。一本小册子会引起如此的反响，不能不说是张仲景药证的魅力！

张仲景药证承载着中华民族几千年来使用天然药物的经验结晶，也蕴含着古代医学的思想和方法。研究张仲景药证的好处很多。首先，有利于经方方证的解构，从而扩大经方的应用范围。《伤寒论》《金匮要略》中许多方证的描述是真实的，但是不全面的，原文的方证犹如冰山的一角，要明晰方证，必须弄清药证。其次，有利于中医人才的培养。药证客观规范，容易学，可验证，是中医入门的基础，是必须不断锤炼的基本功。其三，有利于中医临床人员思维方式的调整和回归，不要津津乐道于药性或药理的推测，而要专注于临床用药的规范，弄明白用此方用此药的临床证据"是什么"远比讨论"为什么"的道理更重要。

张仲景药证的研究，是基于文献的应用性研究，也是一个传统的研究课题。在我之前，日本吉益东洞的《药征》(1771)、村井柷的《药征续编》(1787)、清代邹澍的《本经疏证》(1832—1840)、莫枚士的《经方例释》(1884)、周岩的《本草思辨录》(1904)等，都做了许多开拓性的研究。我的工作仅仅是循着这条路又继续往前走了一小步而已。

这次的修订，主要是补充和完善，力图使得那些比较模糊的药证可以叙述得更清晰些，例如大枣、地黄、阿胶、当归、杏仁、栝楼实、水蛭、胶饴等。同时，对常用配方的用量做了调整。这本书已经修改多次，但是还有不满意的地方，估计以后还会有改动。还是以前说过的那句话：不求其全，但求其真。这是我的治学态度。这本小册子绝不是中药应用的全书和定规，而是试图探索一种学习研究经方的思路和方法。

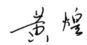

2019年1月4日

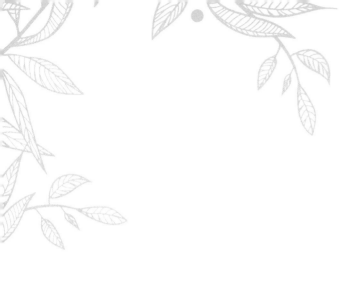

自序
（第 3 版）

本书第 2 版出版以后，还是不断发现了一些错误和欠缺之处。这次修订，除了正误、完善以外，对一些药物的"药证发挥"内容做了补充和修改；一些经方的用量按原方比例折算，以求更接近仲景原意；还结合本人临床经验，充实了一些常用配方的应用说明。为帮助读者研究药证，这次还摘录了清代医家邹澍的《本经疏证》、日本古方派医家吉益东洞的《药征》、吉益东洞门人村井杶的《药征续编》中的有关文献。

这本小册子字数虽不多，但我是用心写的，本版也是用心改的。衷心希望修订后的《张仲景 50 味药证》能以清爽的面貌和切实的内容给广大读者带来启迪。

黄煌

2008年3月25日于南京中医药大学

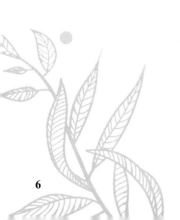

自序
（第2版）

　　我的中医生涯不能算短，从跟叶秉仁先生学习中西医内科开始，已经有30个年头了。其中，有过天真的遐想，有过对中医教科书理论虔诚的信仰，有过面对中医前途而找不到答案时的迷茫和困惑，有过对中医各家学说认真而艰难的梳理，有过怀疑而又不敢怀疑的那种剪不断理还乱的焦虑，也有过大彻大悟以后的痛快淋漓。学习中医的那份感受，恐怕要比学习现代自然科学或者现代社会科学复杂得多。

　　学中医难，难就难在找不到规范。中医界众说纷纭，不知听谁是好？后来读了徐灵胎先生的《医学源流论》《慎疾刍言》，读了舒驰远先生的《六经定法》，读了柯韵伯先生的《伤寒来苏集》，读了吉益东洞先生的《药征》《类聚方》，以及读了余听鸿先生、范文虎先生、曹颖甫先生的医案以后，才有开悟，原来中医学自有规范在！那就是《伤寒论》《金匮要略》中蕴含的方证药证体系。按照仲景指示的方证用药有效，而且能够经得起重复！千方易得，一效难求，对于一位用天然药物的临床医生来说，疗效就是他存在的前提，疗效就是他的学术生命。我在张仲景《伤寒论》《金匮要略》中找到了作为中医的感觉和自信。这种感觉的出现，大约是在20世纪80年代的中后期。

　　仲景方后世称经方。经方者，经典方、经验方、经常用的方是也。经方配伍严谨，只要方证对应，疗效十分显著。但经方的基本单位是药物,要理解方证,要灵活加减,仅仅停留在方证的层次是不够的,必须研究药证。1996年,我将《伤寒论》《金匮要略》中常用药物的主治进行了初步的归纳,以《张仲景50味药证》为名写了本小册子,出版以后,受到广大读者的厚爱,不仅有中文版,还有日文版和韩文版。在国内多次印刷。但随着临床经验的积累,我感到书中有些表述尚欠完整或准确,有些药证的开掘与发挥不够深入,也不够全面,有必要加以修订。

这次的修订,主要有以下几点:第一,较大幅度地充实"药证发挥",重点是药证的表述、药物的用量、药物的配伍等。第二,"仲景配伍"改为"仲景方根"。就如英语的词根一样,这些基本配伍是构成经方的重要内容,是活用经方的基础,也是药证与方证的中介。第三,"常用配方"突出介绍了本人临床常用的经方及其应用体会,可供读者参考。除仲景方外,少数后世一些常用方以及民间经验方也有提及。第四,"原文考证"以罗列原文主治条文为主,考证文字力求精简。总之,更加突出了本书的实用性,突出了药证与经方的主题。

对我来说,药证的研究仅仅才开始,随着临床实践经验的积累,也随着研究同道的互相促进,药证的研究无论在深度与广度上都将有较大的推进。所以说,这本小册子只不过提示一种思路和方法,绝不是全书和定规。不求其全,但求其真。这是我的治学态度。

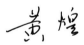

2003年9月于南京中医药大学

前言

一、关于药证

——药证是中医临床用药的指征和证据,也称药物主治。如用麻黄的指征和证据即为麻黄证,桂枝的主治即为桂枝证。有是证,用是药,是中医几千年相传的医学准则。

——药证不是来自理论的推测,也不是来自动物试验的数据,而是中华民族几千年与疾病做斗争的经验结晶,更确切地说,是无数的先人用自己的身体尝试药物得出的结论。"神农尝百草"的传说,就是最好的佐证。

——药证是以人为背景的。如果说,西医是治"人的病",那么,中医是治"病的人",药证是以"病的人"为背景的。所以《伤寒杂病论》中有"其人""瘦人""中寒家""湿家""尊荣人""强人""羸人""冒家""失精家"等诸多提法。药证将病人的体质、症状和体征、精神心理状态及行为、生存质量作为其构成的部件,患者的胖与瘦、强与羸,面黄与面白,恶寒与恶热,发热与不发热,出汗与不出汗,能食与不能食,呕与不呕,下利与便秘,出血与不出血,心下满痛与心下痞,咳逆上气与短气,胸满与腹满,苦满与硬满,口渴与口不渴,小便利与小便不利,烦与不烦,眩与不眩,欲寐与不得卧,默默不欲与其人如狂,气上冲与短气,咽喉不利与咽痛,脉浮与脉沉,脉缓与脉促等,均成为医生临床用药的着眼点。疗效判定的标准,也在于汗出与否,脉出与否,口渴与否,血止与否,能食与否,安卧与否等基本生命指征。对证下药的目的,也就是解除病人的痛苦。这个苦,就是患者的整体主观感受。其中包括了肉体的痛苦,也包括了精神的痛苦和生活质量的下降。可以说,中医学将解除病人痛苦和提高生存质量作为取效的最终目标和最高境界。

——药证是客观的。它来自几千年的临床实践,具有实证性。它不是哲学的概念,也不是宗教式的感悟,而是有目共睹的事实。汉代医学家张仲景说"观其脉证",就是说脉证是客观的。药证可以证伪,可以通过实践进行验证其正确与否。临床上有是证必用是药,用是药必见是效。反之,有是证不用是药,用是药不见是证,则其结局必然是无效。其间容不得丝毫虚假与偏差。因此说药证是实证的、是客观的。客观即可证伪,证伪即可存真。

——药证是具体的,也是朴素的。其内容没有阴阳五行、元气命门,也没有肝阳、心火、脾虚、肾虚等看不见摸不着的抽象概念,而是老老实实从病人身上寻找用药根据。病人体型的高矮胖瘦,皮肤的黑白润枯,肌肉的坚紧松软以及口、眼、鼻、舌、唇、喉、脉、腹、血液、分泌物、排泄物等病态表现,才是构成药证的重要因素。药证是构成中医学各种概念的最基本、最重要的要素。药证是八纲、六经、病因、脏腑、气血津液、卫气营血、三焦等各种辨证方式的最具体的表现形式。不熟悉药证,就无法理解中医学。

——药证是综合的。药证既不同于现代中医学所说的"证",也不同于西医学所认识的"病",药证是用药经验的概括与提炼。离开了具体的药物,就无从谈起药证是什么。因为有的药证,就是西医学所说的某种病名,有的则是某种症候群,有的干脆是某个症状,而有的是某种体质状态。

——药证是稳定的。人类有文明以来,疾病谱已经发生了多次变化,一些疾病被控制了,另一些新的疾病又发生了。过去没有艾滋病,没有埃博拉病毒,没有 O-157 大肠菌,没有严重急性呼吸综合征(SARS),但现在出现了,可见疾病种类是不断变化的。但是,人的机体在疾病中的反应方式是几乎不变的,发热、咳嗽、昏迷、出血……机体在疾病过程中的症状和体征,古人和今人也没有多少区别。药证是由症状和体征构成的诊断单元,所反映的是"人"的病理反应状态,而不是"病"的病原体,所以,药证是稳定的,几千年来几乎是不变的,并不会随着疾病的变化而变化。不论在什么时代,是什么疾病,只要出现柴胡证、桂枝证,就可以用柴胡,就可以用桂枝,张仲景时代是这样,我们这个时代也如此。所以,药证是最经得起重复的。清代医学家徐灵胎说:"方之治病有定,而病之变迁无定,知其一定之治,随其病之千变万化,而应用不爽"(《伤寒论类方》自序),就是这个道理。

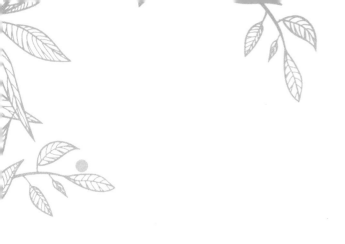

　　——药证是严谨的。有是证,则用是药;无是证,则无是药。加药或减药,都以临床见证的变化而变化,绝不能想当然地随意加减。以桂枝汤为例,证见恶风、汗出、脉浮者用之。如汗出多,恶寒关节痛者,必加附子;如发汗后,身疼痛,脉沉迟者,又必加人参;如气从少腹上冲心者,则又要加桂二两;腹中痛者,则当加芍药;如无汗而小便不利者,则要去桂枝,加白术、茯苓。所加所减,皆有根有据。清代医家喻嘉言说得好:"有是病用是药,病千变,药亦千变"。但不管是千变还是万变,药证依然是应变的准绳。严谨性决定了药证必然是临床化裁经方的依据所在。

　　——药证是科学的。所谓科学,就是人们对客观世界的认识,是反映客观事实和规律的知识。达尔文说:"科学就是整理事实,以便从中得出普遍的规律或结论"。所谓规律,就是客观事实之间的联系,这种联系是事物发展过程中事实之间内在的、本质的、必然的联系,是在一定条件下可以反复出现的,是客观的。药证来源于大量临床的事实,历经了无数医家的实践检验,反映了药物与疾病之间的必然的联系,具有极强的可重复性,有极强的科学性,是中医学中极具魅力的东西。

——药与证本是一体的。一个萝卜一个坑,一味中药一个证,药证之间具有很强的特异性与针对性,如形影相伴,时刻不离。严格地讲,每一味经典药都应该有与其相对应的运用指征。用此药必有此证,见此证必用此药,无此证必去此药。真正的药物必须具备两个特性,即严格的适应证和可以重复的疗效。药与证的相互对应即是药证相应,也就是人们通常所说的"对证下药"。

——以药名证的方法,源于汉代医学家张仲景。《伤寒论》中有"桂枝证""柴胡证"的提法,《金匮要略》中有"百合病"的名称,这就是药证。中医的初学者大多认为中医的用药是严格地按照理—法—方—药的程序进行的,但实际却恰恰相反,在许多有经验的临床医生的眼里,面对患者,他首先看到的可能是"某某药证"或"某某方证",然后才上升为"某某治法"或"某某理论"。每味药物,均有其严格的适应证,每张方,也有其特定的药物组合,所以,药证的识别极为重要,它是制方遣药的基础。正如清代医家邹澍所说:"不知一病有一病之方,一方有一方之药,一药有一药之效,不能审药,何以定方? 不能定方,何以治病?"(《本经疏证·序》)

——药证是构成方证的基础,方证是放大了的药证。两者在本质上是一致的。所以,宋代名医朱肱将药证和方证合称,说:"所谓药证者,药方前有证也,如某方治某病是也"(《类证活人书》)。但是,单味药证与方证是有区别的。方证不是几味药证的简单叠加,而是一个复杂的组合,它们是新的整体,所以必须将方证看作是一味药证。

二、关于药证相应

——药证相应是中医取效的前提。要取得疗效,药证必须相应,药证本是一体的。《伤寒论》所谓"病皆与方相应者,乃服之"(317 条),即用此药必有此证,见此证必用此药。中医的临床疗效往往取决于药证是否相应,也就是人们所说的"对证下药"。如把桂枝比作箭,桂枝证就是目标,目标对准了,命中率就高,同样,药证、方证相对了,疗效自然会出现。换句话说,药证相对了,这就是必效药、特效药;不对应,则是无效药。这是中医取效的关键。"古人一方对一证,若严冬之时,果有白虎汤证,安得不用石膏?盛夏之时,果有真武汤证,安得不用附子?若老人可下,岂得不用硝黄?壮人可温,岂得不用姜附?此乃合用者必需之,若是不合用者,强而用之,不问四时,皆能为害也"(《金镜内台方义》)。所谓的合用,就是相应。

——药证相应是天然药物的临床应用原则。天然药物的成分极其复杂,药物下咽究竟起到何种效应?要真正解明其中奥妙,恐怕相当困难。所以,若以实验室的动物试验数据,加上西医学现阶段对人体生理病理的认识,去指导对人体的天然药物的传统使用(煎剂、丸剂、散剂的传统剂型),其可靠性是值得怀疑的。更何况,我们让患者服药的是饮片,是没有分离过的天然药物,几乎所有的药物成分均要下咽,所以,希望其中某种成分起作用只是良好的愿望,事实如何又是另一回事了。科学的态度应当是尊重前人在长期实践中形成的行之有效的经验和久经实践证明的事实,总结其中的规律。药证相应的临床应用原则是不容忽视的。

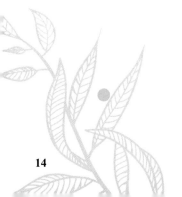

——药证相应体现了中医学诊断与治疗的一体性原则。西医学出现有诊断而无治疗的情况是不必见怪的,而中医虽然无法断定是哪种疾病,但依然可以识别药证,有药证就有治疗也是合情合理的。因为药证不是对某种疾病病原体的,而是对疾病中的人体。所以,与其说药证是药物的临床应用指征,倒不如说是人体在疾病状态中的断面和病理反应在体表的投影。应用科学的方法研究药证,必然揭示西医学尚未发现的人体病理变化的新规律。

——药证识别是检验一个中医临床医生实际工作能力的标志。前人常以"丝丝入扣""辨证精细"等词来形容名医的用药功夫,但由于药证识别的准确率常与人们的临床经验、思维方法、即时精神状态等有关,故绝对的药证相应仅是一种理想状态。药证相应是中医临床工作者始终追求的目标。

三、关于张仲景药证

——严格地讲,所有被称为"中药"的药物都应该有其药证,但事实不是如此。中医学在长期的临床实践中仅仅发现了一部分天然药物的药证,这些已经发现的、并在临床上起着重要指导作用的药证,主要集中在《伤寒论》《金匮要略》中,我们称之为张仲景药证。

——张仲景的药证是中医的经典药证。《伤寒论》《金匮要略》非一人一时之作,既有仲景勤求古训,博采众方在前,又有王叔和、"江南诸师"补充在后,故仲景药证也非仲景一人之经验,而是总结了汉代以前的用药经验,而且经过后世数千年无数医家的临床验证被证实并发展,其临床指导意义是不言自明的。所以,成无己说"仲景之方,最为众方之祖";张元素说"仲景药为万世法"。王好古说"执中汤液,万世不易之法,当以仲景为祖";徐灵胎说的更为明白:"古圣治病之法,其可考者,唯此两书"。可以这么说,张仲景药证是构成后世临床医学的基础,离开了它,中医学将变成无本之木,无源之水。用中药治病,若不明仲景药证,无疑是掩目而

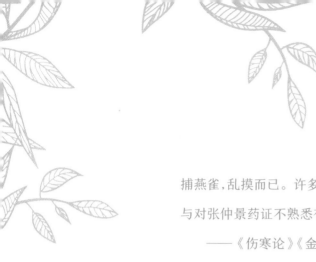

捕燕雀,乱摸而已。许多青年中医使用中药疗效不明显,大部分与对张仲景药证不熟悉有关。

——《伤寒论》《金匮要略》的用药十分严格,有是证,则用是药;无是证,则不用是药;加药或减药,都以临床见证的变化而变化,绝不能想当然地随意加减。故恶风、汗出、脉浮用桂枝汤,如汗出多,恶寒关节痛者,必加附子,名桂枝加附子汤。如发汗后,身疼痛,脉沉迟者,又必加人参,名新加汤。如无汗而小便不利者,则要去桂枝,加白术、茯苓,这就是桂枝去桂加茯苓白术汤。茯苓桂枝白术甘草汤主治心下悸,茯苓桂枝五味甘草汤则治咳逆上气。大剂量药与小剂量药的主治也不相同,同样是桂枝汤的组成,但桂枝加桂汤的桂枝 5 两,其主治为气从少腹上冲心者;桂枝汤倍芍药主治腹中急痛,方名也改为桂枝加芍药汤;再加饴糖,又名小建中汤。又虽用过某药,但其证未去,则仍可使用某药,如《伤寒论》"柴胡汤证具,而以他药下之,柴胡证仍在者,复与柴胡汤……"(149),"太阳病,下之后,其气上冲者,可与桂枝汤……若不上冲者,不得与之"(15)。这种用药法,体现了张仲景用药极为严格的经验性。《伤寒论》《金匮要略》是研究药证的最佳临床资料。

——《神农本草经》虽然是最古的本草书,其中有许多研究

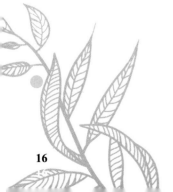

药证极为重要的内容，但毕竟不是"疾医"所著。全书收载药物 365 味，与一年天数相应。全书分上、中、下三品，书中"轻身""不老""延年""通神仙"等语比比皆是，掺杂了不少道家黄老之学。全书在如何使用这些药物方面，论述略而不详。而《伤寒论》《金匮要略》在记载病情上忠于临床事实，表述客观具体，完全是临床家的书，通过适当地研究，完全可以从中厘清张仲景用药的规律，破译出一本《中医经典临床药物学》。

——张仲景药证的研究主要采用比较归纳的方法，通过同中求异、异中求同，互文参照，来分析仲景用药的规律。以下的原则可以参照。

最大量原则：《伤寒论》《金匮要略》中同一剂型中的最大用量方，其指征可视为该药药证。例如仲景汤方中，桂枝加桂汤中桂枝 5 两，为《伤寒论》中桂枝最大量方，主治气从少腹上冲心者。原文"烧针令其汗，针处被寒，核起而赤者，必发奔豚。气从少腹上冲心者，灸其核上各一壮，与桂枝加桂汤"。则其气从少腹上冲心是桂枝证的主要内容。

最简方原则：配伍最简单的处方，其指征可视为该药药证。如桂枝甘草汤（2 味）主治"发汗过多，其人叉手自冒心，心下悸，欲得按者"。则心下悸，欲得按为桂枝证的主要内容。此外，桔梗汤证对桔梗证的研究，四逆汤证对附子证的研究，都具有特别的意义。

量证变化原则：即症状随药量变化而变化者，该症状可视为该药药证。如黄芪最大量方（5 两）的黄芪芍药桂枝苦酒汤主治"黄汗之为病，身体肿，发热汗出而渴，状如风水,汗沾衣,色正黄如柏汁,脉自沉"(十四)。其证之一是水肿,且是全身性的,因风水为"一身悉肿"。其证之二为汗出,汗出能沾衣,可见其汗出的量较多。桂枝加黄芪汤(2两)主治"身重汗出已,辄轻者,久久必身瞤,瞤即胸中痛,又从腰以上必汗出,下无汗,腰髋弛痛,如有物在皮中状,剧者不能食,身疼痛,烦躁,小便不利,此为黄汗"(十四),"诸病黄家,但利其小便,假令脉浮,当以汗解之,宜桂枝加黄芪汤主之"(十五)。原文提示,患者腰以下无汗出,再加此证的治法当以汗解,其出汗的程度是较轻的,所以黄芪仅用2两。根据以上两方证的比较可以发现,黄芪用于治疗自汗,汗出的程度越重用量越大。

又如葛根,葛根黄芩黄连汤为葛根的最大量方,用8两,主治"太阳病,桂枝证,医反下之,利遂不止,脉促者,表未解也;喘而汗出者"(34)。利遂不止,指泄泻不止。葛根汤类方中用于下利的有葛根汤。原文为"太阳与阳明合病者,必自下利",自下利,为未经攻下而大便自然溏薄者,其程度要比葛根黄芩黄连汤证的"利遂不止"为轻,故用量仅为4两。可见葛根用于下利,下利的程度越重,其用量也越大。

味证变化原则:即药物的增减变化带来应用指征的变化,则随之增减的指征可视为该药药证。如《伤寒论》理中汤条下有"若脐上筑者,肾气动也,去术加桂四两"。四逆散条下有"悸者加桂枝五分"。《金匮要略》防己黄芪汤条下有"气上冲者加桂枝三分"。可见脐上筑、悸、气上冲,均为桂枝主治。《伤寒论》中有桂枝去桂加茯苓白术汤,原文为:"服桂枝汤,或下之,仍头项强痛,翕翕发热,无汗,心下满微痛,小便不利者,桂枝去桂加茯苓白术汤主之"。可见无冲逆证,也无自汗证。

频率原则:应用统计方法,凡频率越高,其属于该药药证的可能性越大。如柴胡类方中,凡大剂量柴胡与黄芩同用,其指征都有往来寒热,并有呕而胸胁苦满。如除去黄芩证,则柴胡证自明。

——仲景药证是比较成熟的药证,需要运用现代科技手段去搞清其所以然,这样可以发现一些西医学尚未发现的病症,也可揭示出人体生理病理上的某些规律,还可使药证的识别趋于客观化,并使药物的临床应用范围更清晰。通过现代研究,有的药物可能成为治疗现代某种疾病的特效药,有的则可能成为改善体质的新型药物,而有的可能还一下弄不清楚,还必须按照传统的药证用下去,这都是可能的。要完全揭开药证的实质,恐怕需要相当长的时间。所以,传统的药证需要继承,特别是仲景药证更应继承好,传下去。

四、关于本书的宗旨

——《伤寒论》114 方,有名有药者 113 方,91 味药,其中使用了 1 方次的有 36 药,2 方次以上的有 55 药。《金匮要略》205 方,有名有药者 199 方,156 味药中,使用了 1 方次的有 62 药,2 方次以上的有 94 药。本书选择临床常用且仲景叙述药证比较明确的药物 50 味,分原文考证、仲景方根、药证发挥、常用配方四部分重点论述药物主治。虽说仅 50 味,但每味药均为常用药,只要掌握好每药的主治和常用配伍,则在临床自能演化出无数新方。

——"旧书不厌百回读,熟读深思子自知"(宋·苏轼)。由于《伤寒论》《金匮要略》是临床实践的真实记录,故历代医家都主张对仲景书要反复研读,特别在临床上认真研究,能不断取得新的认识。陈修园说他读仲景书"常读常新",就是这个意思。本书中的药证发挥,为著者的研究心得,其中肯定有不当之处,随着研究的深入,临床经验的增加,必然要有改进,这点必须说明。

——规范化是一门学科发展的必要条件,药证的研究就是试图建立中医临床用药的规范。这项研究工作,历史上中日两国的医家已经有了令人起敬的成绩。清代伤寒家的崛起,近代经方家的出现,日本古方派的实践,都是为了建立一种理论与临床的规范,促使医学的健康发展。代表者是清代医家邹澍的《本经疏证》和日本的古方派大家吉益东洞的《药征》。本人的工作,是在他们的基础上进行的。当前,中医学庸俗化的趋向比较突出,青年中医往往在不切实际的一些理论中纠缠不清,辨证论治成为一种踏虚蹈空式的游戏,而临床疗效的不明确,又极大地挫伤了他们研究中医药的热情。究其原因,主要应归结为《伤寒论》《金匮要略》的功底不深,特别是对仲景药证缺乏研究。如此以往,中医学的实用价值必将大大降低。另外,许多中

医的实验研究,选择的"证"大多是含糊模棱的,往往缺乏特异性的方药相对应,而表现在实验动物身上的"证"更是缺乏必要的可信度,其研究结果不能让人十分信服,这也影响了中医现代化的进程。有慨于此,而作此书。希望通过本人的工作,唤起大家对古典中医学的重视。继往才能开来,根深才能叶茂,中医学的发展离不开对古代优秀遗产的继承,因为这里有中医学的根。

黄煌

1996 年 7 月初稿

2003 年 9 月修改

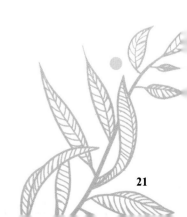

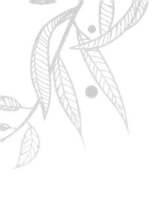

1. 全书分析讨论了 50 味中药的张仲景药证。每味药物一般分原文考证、仲景方根、药证发挥、常用配方、文献摘录等项目展开。

2. 原文考证项，为根据《伤寒论》《金匮要略》原文，分析归纳仲景运用该药的主治(药证)。其主治表述尽可能采用仲景原有的术语。每味药物的主治，均为传统内服剂型的主治，至于外用剂型的主治则另需研究，本书没有涉及。

3. 仲景方根项，为仲景运用该药配方的基本规律。其文献依据亦为《伤寒论》《金匮要略》原文，并附有含该药的经方一览表。

4. 药证发挥项，为结合临床对仲景药证进行的阐述和解释。为了便于临床应用和记忆，著者将一些比较客观的用药指征，直接冠以某某舌、某某脉、某某腹、某某体质的名称，诸如"桂枝舌""大黄舌""附子脉""黄芪肚""柴胡体质"等。这种提法，参照了《伤寒论》《金匮要略》中"桂枝证""柴胡证""病形像桂枝"等说法。这本是一种略称，并非中医固有术语。

5. 常用配方项，为方剂组成中含有该药的临床常用经典方，其中绝大部分是《伤寒论》《金匮要略》中的方剂。常用经方的剂量，按照目前中国高等中医药院校教材通行的换算标准是 1

几点说明

22

两折合 3g，而学术界对此说法不一，有汉代 1 两折合 6.69g、13.8g、13.92g、15.625g 等折算标准。为方便临床应用，本书根据本人临床经验，以《伤寒论》《金匮要略》方 1 两折合 5g 的标准换算，药物之间的比例基本上遵循仲景原意。少数经方折算以后用量与现代临床相差较大，或无剂量可换算时，则代以本人临床常用量。剂量的问题一直被称为中医"不传之秘"，很难说清楚，其中有医家个人的独特经验和地域性运用习惯，目前尚不能作硬性规定。不过，本人提倡要以尊重经方内部结构为原则，药物的配伍比例需要重视。常用配方中也有少数后世常用方，这些方久经临床检验，疗效肯定，已经与经典方同类。应当说明，本书非方剂全书，后世尚有许多名方不能一一收录。剂型、煎服法是经方取效的关键所在，读者可参照经典用法，并在实践中认真研究。常用配方中药物剂量为本人的常用成人一日量，应用的指征及其病种均为本人的临床经验，挂一漏万，仅供参考。另外，为便于查阅，书后附有"常用配方索引"。

6. 文献摘录项，主要辑录了邹澍的《本经疏证》、日本古方派代表人物吉益东洞的《药征》和吉益东洞门人村井杶《药征续编》中有关药证的文献。

7. 为节省篇幅，正文中所引《伤寒论》《金匮要略》方剂

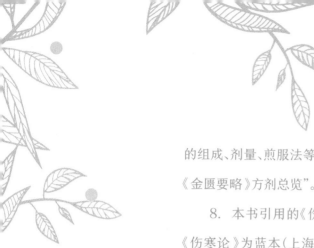

的组成、剂量、煎服法等均未注明,请查阅书后附录的"《伤寒论》《金匮要略》方剂总览"。

8. 本书引用的《伤寒论》原文,以明代赵开美复刻的宋本《伤寒论》为蓝本(上海科学技术出版社 1983 年出版),每条后注以阿拉伯数字表示该条文序号;本书引用的《金匮要略》原文(人民卫生出版社 1963 年出版),每条后注以中文数字表明所出篇序。

9. 根据出版社的要求,引用文献中的繁体字径改为简体字(如:《药徵》改为《药征》),异体字径改为正字(如:谮改为谵),并恢复避讳前的实际用字(如:圆恢复为丸)。非引文的地方径用现代规范药名,如麦冬、旋覆花、白蔹、代赭石等。

10. 传统中药学对药物功效有独到的解释,现代中药药理研究也有丰厚的成果,这些都是研究药证极为重要的资料,有兴趣的读者可以查考这方面的教材和专著,必将加深对张仲景药证的理解。

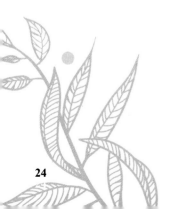

目录

目录

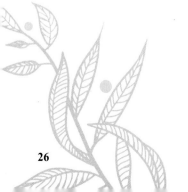

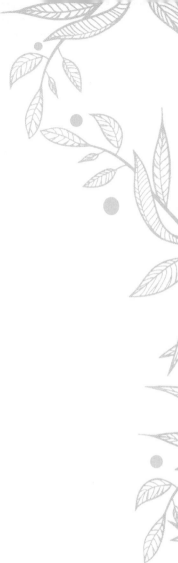

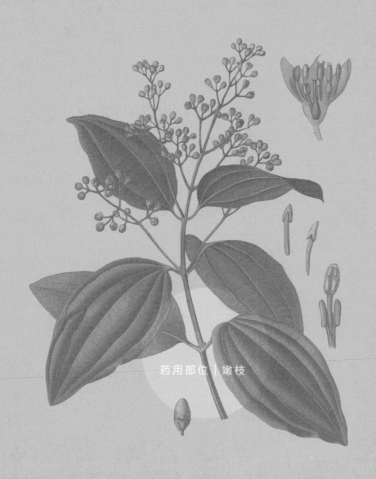

药用部位 | 嫩枝

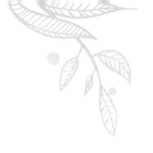

桂枝为樟科植物肉桂树的嫩枝,主产于我国广东、广西等地。其幼嫩而香气浓郁者,品质较佳。现今饮片肉桂为樟科植物肉桂的干皮及枝皮,药材以皮细肉厚,断面紫红色,油性大、香气浓,味甜微辛,嚼之无渣者为佳。张仲景时代没有桂枝、肉桂的分别,《伤寒论》《金匮要略》中提及的桂枝应包括肉桂在内。《神农本草经》谓牡桂"主上气咳逆,结气,喉痹吐吸,利关节"。《伤寒论》入43方次,《金匮要略》入56方次。

原文考证

最简方(2味):桂枝甘草汤。

桂枝甘草汤治"发汗过多,其人叉手自冒心,心下悸,欲得按者"(64)。这里的"发汗过多",不仅指误用发汗药后出汗过多,也指患者自汗量多,或易汗出的体质特点。"心下悸",主要指心脏的动悸感,但还包括胃脘部、脐腹部的跳动感,如腹主动脉的搏动感。凡含有桂枝、甘草的处方,大多可用于治疗心动悸等病症。例如,茯苓桂枝甘草大枣汤治"脐下悸者"(65),茯苓甘草汤治"伤寒,厥而心下悸"(356),炙甘草汤治"脉结代、心动悸"(177),小建中汤治"心中悸而烦者"(102)。

桂枝加桂汤治气从少腹上冲心者。原文为"烧针令其汗,针处被寒,核起而赤者,必发奔豚。气从少腹上冲心者,灸其核上各一壮,与桂枝加桂汤"(117)。奔豚,为古病名,《金匮要略》有记载:"奔豚病从少腹起,上冲咽喉,发作欲死,复还止,皆从惊恐得之"(八)。"上冲心"及"上冲咽喉",是说胸部有搏动感、撞击感,窒息感,并有突发性的特点。"发作欲死",是说有精神障碍性症状,如一时性的昏厥等,亦指病人感觉相当痛苦。"复还止",是说其病时发时止。"皆从惊恐得之",不仅指外来的精神刺激,亦指患者内在的易惊易恐的素质。以上病症虽冠以"奔豚病"病名,张仲景并用"气上冲"来表述,但从证候特点来看,与桂枝甘草汤证的"心下悸"是一致的。例如,桂枝汤治"太阳病,下之后,其气上冲者"(15),茯苓桂枝白术甘草汤治"心下逆满,气上冲胸"(67),桂苓五味甘草汤治"咳逆倚息不得卧……手足厥逆,气从小腹上冲胸咽……时复冒者"(十二)。以上处方中均含有桂枝、甘草。

加味方:理中汤、四逆散、防己黄芪汤。

《伤寒论》理中汤条下有"若脐上筑者,肾气动也,去术加桂四两"(386)。筑,为古代的一种击弦乐器,有敲击的意思。脐上筑,指脐腹部有搏动感。四逆散条下有"悸者加桂枝五分"(318)。《金匮要略》防己黄芪汤条下有"气上冲者加桂枝三分"(二)。可见,脐上筑、心下悸、气上冲,均为同一类症状,是对胸腹动悸感的不同表述。

减味方:桂枝去桂加茯苓白术汤,桂苓五味甘草汤去桂加干姜、细辛。

桂枝去桂加茯苓白术汤主治"服桂枝汤,或下之,仍头项强痛,翕翕发热,无汗,心下满微痛,小便不利者"(28)。患者是心下满而非心下悸,是无汗而非发汗过多,此两证点出去桂的关键。桂苓五味甘草汤去桂加干姜、细辛主治"冲气即低,而反更咳,胸满者"(十二)。为何去桂?是因为"冲气即低",可见桂枝主气上冲。

仲景方根

桂枝甘草茯苓:主治脐下悸、心下悸、气从小腹上冲胸、气冲、四肢聶聶动、呕吐等。方如茯苓桂枝甘草大枣汤治"脐下悸者"(65),茯苓泽泻汤治"胃反,吐而渴,欲饮水者"(十七),茯苓桂枝白术甘草汤治"心下逆满,气上冲胸,起则头眩……身为振振摇者"(67)"胸胁支满,目眩"(十二),桂苓五味甘草汤治"咳逆倚息不得卧……手足厥逆,气从小腹上冲胸咽,手足痹,其面翕然如醉状……时复冒者"(十二),茯苓甘草汤治"伤寒,厥而心下悸"(356)。防己茯苓汤治"四肢肿,水气在皮肤中,四肢聶聶动者"(十四)。

桂枝甘草麻黄:主治发热恶寒、无汗,身痛。方如麻黄汤治"头痛,发热,身疼,腰痛,骨节疼痛,恶风,无汗而喘者"(35),大青龙汤治"脉浮紧,发热,恶寒,身疼痛,不汗出而烦躁者",续命汤治"中风痱……拘急不得转侧"(五),桂枝麻黄各半汤治"发热恶寒,热多寒少""以其不得小汗出,身必痒"(23)。

桂枝甘草附子:主治身体疼痛、关节屈伸不利、恶风汗出者。方如甘草附子汤治"骨节疼烦,掣痛不得屈伸,近之则痛剧,汗出短气,小便不利,恶风不欲去衣,或身微肿者"(175),桂枝附子汤治"身体疼烦,不能自转侧,不呕,不渴,脉浮虚而涩者"(174),桂枝加附子汤治"太阳病,发汗,遂漏不止,其人恶风,小便难,四肢微急,难以屈伸者"(20),乌头桂枝汤治"寒疝,腹中痛,逆冷,手足不仁"(十)。

桂枝甘草芍药:主治自汗出、气上冲、腹痛、羸瘦而悸者。方如桂枝汤治"下之后,其气上冲者"(15),"热自发、汗自出者"(12),"头痛发热、汗出恶风者"(13),"时发热,自汗出而不愈者"(54),"阳明病脉迟汗出多,微恶寒者"(234)。小建中汤治"腹中急痛"(100),"虚劳里急,悸,衄,腹中痛"(六),"妇人腹中痛"(二十三)。桂枝加芍药汤治"腹满时痛"(276)。《备急千金要方》内补当归建中汤治"妇人产后虚羸不足,腹中刺痛不止,吸吸少气,或苦少腹中急,摩痛引腰背,不能饮食"(二十一)。

桂枝甘草柴胡:主治发热或往来寒热、胸胁苦满、关节疼痛、四肢冷而悸者。方如四逆散加桂枝治四肢冷而悸者(318),小柴胡汤去人参加桂枝治往来寒热、胸胁苦满、不渴,外有微热者(96),柴胡桂枝汤治"发热,微恶寒,支节烦疼,微呕,心下支结者"(146),柴胡桂枝干姜汤治"胸胁满微结,小便不利,往来寒热,心烦者"(147)。

桂枝甘草龙骨牡蛎:主治惊狂、抽搐、烦躁、失精、梦交、脉芤动等。方如桂枝去芍药加蜀漆龙骨牡蛎救逆汤治"伤寒脉浮……惊狂,卧起不安者"(112);桂枝甘草龙骨牡蛎汤治"烦躁"(118);桂枝加龙骨牡蛎汤治"脉得诸芤动微紧,男子失精,女子梦交""脉极虚芤迟"(六);风引汤治"热癫痫"(五)。

桂枝甘草人参阿胶:主治虚劳不足、心动悸、汗出而闷、脉结代、少腹痛、妇人崩漏不孕、烦热、唇口干燥。方如炙甘草汤治"伤寒脉结代,心动悸"(177),"虚劳不足,汗出而闷,脉结悸"(六);温经汤治"妇人年五十所,病下利数十日不止,暮即发热,少腹里急,腹满,手掌烦热,唇口干燥"以及"妇人少腹寒,久不受胎,兼取崩中去血,或月水来过多,及至期不来"(二十二)。

桂枝黄芪芍药:主治身体不仁疼痛、恶疮、汗出、水肿、小便不利者。方如黄芪桂枝五物汤治"血痹……外证身体不仁,如风痹状"(六),黄芪芍药桂枝苦酒汤治"身体肿,发热汗出而渴,状如风水,汗沾衣,色正黄如柏汁"(十四);黄芪加桂枝汤治身重,汗出,恶疮、身疼痛,烦躁、小便不利、脉浮者(十四;十五)。

桂枝大黄桃仁：主治月经不来、少腹急结、其人如狂、癥瘕。方如桃核承气汤治"其人如狂……少腹急结"（106），鳖甲煎丸治"癥瘕……疟母"（四）。

经方中含桂枝的方剂见表1-1。

表1-1　组成含桂枝的经方一览表

方名	桂枝用量	原方配伍			
茯苓桂枝甘草大枣汤	4两	甘草	茯苓	大枣	
桂苓五味甘草汤	4两	甘草	茯苓	五味子	
防己茯苓汤	3两	甘草	茯苓	防己	黄芪
茯苓桂枝白术甘草汤	3两	甘草	茯苓	白术	
茯苓甘草汤	2两	甘草	茯苓	生姜	
茯苓泽泻汤	2两	甘草 茯苓 泽泻 白术 生姜			
麻黄汤	2两	甘草	麻黄	杏仁	
麻黄加术汤	2两	甘草	麻黄	杏仁	白术
大青龙汤	2两	甘草 麻黄 杏仁 生姜 大枣 石膏			
葛根汤	2两	甘草 麻黄 葛根 生姜 大枣			
葛根加半夏汤	2两	甘草 麻黄 葛根 芍药 生姜 大枣 半夏			
续命汤	3两	甘草 麻黄 当归 人参 石膏 干姜 杏仁 川芎			
桂枝二麻黄一汤	1两17铢	甘草 麻黄 芍药 杏仁 生姜 大枣			
桂枝麻黄各半汤	1两16铢	甘草 麻黄 芍药 杏仁 生姜 大枣			

方名	桂枝用量	原方配伍			
桂枝二越婢一汤	18铢	甘草 生姜	麻黄 大枣	芍药	石膏
桂枝芍药知母汤	4两	甘草 生姜	附子 白术	芍药 知母	麻黄 防风
甘草附子汤	4两	甘草	附子	白术	
桂枝附子汤	4两	甘草	附子	生姜	大枣
桂枝加附子汤	3两	甘草 大枣	附子	芍药	生姜
桂枝去芍药加麻黄细辛附子汤	3两	甘草 麻黄	附子 细辛	生姜	大枣
桂枝去芍药加附子汤	3两	甘草	附子	生姜	大枣
乌头桂枝汤	3两	甘草 大枣	乌头	芍药	生姜
桂枝加桂汤	5两	甘草	芍药	生姜	大枣
桂枝汤	3两	甘草	芍药	生姜	大枣
小建中汤	3两	甘草 胶饴	芍药	生姜	大枣
《千金》内补当归建中汤	3两	甘草 当归	芍药	生姜	大枣
桂枝加芍药汤	3两	甘草	芍药	生姜	大枣
桂枝加大黄汤	3两	甘草 大黄	芍药	生姜	大枣
桂枝加葛根汤	2两	甘草 葛根	芍药	生姜	大枣
柴胡桂枝干姜汤	3两	甘草 牡蛎	柴胡 栝楼根	半夏 黄芩	干姜
柴胡桂枝汤	1两半	甘草 黄芩	柴胡 人参	半夏 大枣	芍药
四逆散（加减）	5分	甘草	柴胡	芍药	枳实
桂枝甘草龙骨牡蛎汤	1两	甘草	龙骨	牡蛎	

方名	桂枝用量	原方配伍		
桂枝去芍药加蜀漆牡蛎龙骨救逆汤	3两	甘草 龙骨 牡蛎 生姜 大枣 蜀漆		
桂枝加龙骨牡蛎汤	3两	甘草 龙骨 牡蛎 芍药 生姜 大枣		
风引汤	3两	甘草 龙骨 牡蛎 大黄 干姜 石膏 寒水石 滑石 赤石脂 白石脂 紫石英		
桂枝人参汤	4两	甘草 人参 干姜 白术		
新加汤	3两	甘草 人参 生姜 大枣 芍药		
泽漆汤	3两	甘草 人参 生姜 半夏 泽漆 白前 黄芩 紫参		
黄连汤	3两	甘草 人参 干姜 黄连 半夏 大枣		
炙甘草汤	3两	甘草 人参 阿胶 麦冬 生姜 生地黄 麻仁 大枣		
温经汤	2两	甘草 人参 阿胶 麦冬 生姜 吴茱萸 当归 川芎 芍药 牡丹皮 半夏		
黄芪桂枝五物汤	3两	黄芪 芍药 生姜 大枣		
黄芪芍药桂枝苦酒汤	3两	黄芪 芍药 苦酒		
桂枝加黄芪汤	2两	黄芪 芍药 甘草 生姜 大枣		
桃核承气汤	2两	大黄 桃仁 芒硝 甘草		
鳖甲煎丸	3分	大黄 桃仁 牡丹 蟅虫 鳖甲 黄芩 柴胡 干姜 芍药 葶苈 石韦 厚朴 瞿麦 紫葳 半夏 人参 阿胶 蜂窠 赤硝 蜣螂 乌扇 鼠妇		

药证发挥

桂枝主治气上冲而脉弱者,兼治自汗、惊恐、腹痛。

所谓气上冲,是一种患者的自我感觉,其表现大致有二:①上冲感。气从少腹上冲胸,病人的咽喉、胸膺部、腹部有突发性的气窒感、胀痛感,甚至呼吸困难、喘促、出冷汗、烦躁乃至晕厥。②搏动感。自觉心悸,按压后舒适;或病人全身出现搏动感或感觉到明显的脐腹部的跳动,甚至晕厥。此外,颈动脉的搏动感,也可以看作是气上冲。气上冲具有突发性的表现特点。许多循环系统疾病的心肌病、心脏瓣膜病、心功能不全、心律失常、低血压等,以及消化道疾病等均可以出现气上冲样的症候群。

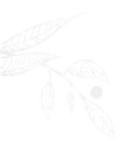

气上冲常伴有出汗。《伤寒论》中经常有"发汗后""发汗过多"等说法,桂枝汤等也用于治疗"汗自出者"(12),"汗出恶风者"(13),"自汗出而不愈者"(54),"脉迟,汗出多,微恶寒者"(234)。桂枝证的汗出,一种情况为服用麻黄等发汗药物以后,汗出如洗,并伴有心悸、烦躁不安、乏力等。一为自动出汗,即天气并不热,也未服用发汗药物,但尚微微汗出,而汗出又恶风畏寒,关节疼痛、烦躁不安等。前者可用桂枝甘草汤,后者则用桂枝汤。如果汗出不止,其人恶风、关节疼痛者,还当加附子,方如桂枝加附子汤。由于误用麻黄常导致心悸、汗多厥逆,所以,配伍桂枝以防止汗多亡阳,是仲景的用药原则,方如大青龙汤、麻黄汤、葛根汤等。

气上冲常伴有惊恐。这种惊恐,多伴有冷汗淋漓、心悸、入夜多梦或多恶梦,男子易出现性梦遗、早泄等,女子多为梦交、带下淋漓等。多配甘草、龙骨、牡蛎,方如桂枝加龙骨牡蛎汤、桂枝甘草龙骨牡蛎汤。如胸满烦惊、谵语、身体困重疲劳、大便秘结者,多配茯苓、龙骨、牡蛎、柴胡、大黄等,方如柴胡加龙骨牡蛎汤。

气上冲还常伴腹痛。腹痛呈阵发性,也伴有多汗、心悸等,患者多消瘦、腹壁薄而无力,但按之表皮较硬,所谓"腹中急痛"(100)。多配芍药、甘草,方如桂枝加芍药汤、小建中汤等。少腹硬满疼痛,其人如狂,桂枝配大黄、桃仁,方如桃核承气汤。少腹疼痛、漏下不止,桂枝配丹皮、赤芍、桃仁等,方如桂枝茯苓丸。少腹满痛,经水不利,桂枝配芍药、䗪虫等,方如土瓜根散。

桂枝证的脉象,其类方中因配合的不同,其脉或浮、或沉迟、或浮虚、或结代、或芤动,但不见滑、数、促、疾等脉。所以,推断桂枝证的脉象以虚缓为多见。所谓虚,指脉无力;所谓缓,指但脉不数,有时相反较慢。

桂枝证的舌象,张仲景未提及,根据本人临床经验,桂枝证多见舌质淡红或黯淡,舌体较柔软,舌面湿润,舌苔薄白,著者称之为"桂枝舌"。如舌红而坚老者,或舌苔厚腻焦黄者,或舌质红绛无苔者,则桂枝一般不宜使用。

使用桂枝,配伍极为关键。桂枝甘草是平冲定悸的主药,但配伍不同,主治也不同。桂枝甘草茯苓为动悸,桂枝甘草龙骨牡蛎是惊悸,桂枝甘草人参麦冬是虚悸,桂枝甘草五味子是咳逆而悸。同样是治疗自汗,桂枝汤治脉弱自汗,桂枝加附子汤治身痛自汗,桂枝加黄芪汤治身肿自汗。同样是治疗疼痛,桂枝附子甘草是汗出恶寒骨节痛,桂枝芍药黄芪是汗出身肿不仁痛,桂枝芍药甘草饴糖是虚劳里急腹中痛。再有,桂枝甘草配麻黄,则无大汗亡阳之忧,桂枝甘草配柴胡,则有发汗透邪之功。桂枝大黄桃仁活血,用于少腹急结、月经不利者,桂枝甘草人参麦冬阿胶理虚,用于虚羸短气、脉结欲绝者。

仲景使用桂枝有三个剂量段,大剂量(5 两)治疗心悸动、奔豚气等;中等剂量(3~4 两)治疗腹痛或身体痛;小剂量(2 两)多配伍麻黄治疗身体痛、无汗而喘等。所以,桂枝用于心脏病,必须量大,可用 12~15g,甚至达 30g。

在承袭仲景使用桂枝的经验时,必须注意古代桂枝饮片与现今桂枝饮片的区别。如上所述,《伤寒论》《金匮要略》中统称桂枝,而现在药房桂枝与肉桂是分售的,两者如何区别应用?相传的应用习惯是:轻症小病可用桂枝,重症大病必用肉桂。如桂枝多用于外感风寒、身体疼痛等,而肉桂多用于治疗肢冷脉微、脐腹冷痛者,心悸喘促、戴阳厥脱者。肉桂所主治的大多是循环系统、呼吸系统、消化系统比较严重的病变,这与《伤寒论》《金匮要略》桂枝使用的范围是基本一致的。可以认为,张仲景桂枝的药证基本上是当今肉桂的药证。本人在使用桂枝类经方时,大多使用肉桂,或桂枝与肉桂同用。

常用配方

(1) 桂枝 15g 芍药 15g 甘草 10g 生姜 15g 大枣 12 枚(《伤寒论》桂枝汤)

应用: 本方是古代的强壮剂,适合于虚弱体质的调理。各种大病以后,或肿瘤、结核等消耗性疾病过程中,或经过手术、化疗、出血、创伤、产后、剧烈运动、寒冷、饥饿等刺激以后,体质虚弱,消瘦、食欲不振者。以心悸动、腹痛、自汗出、脉弱为特征的循环系统疾病、消化系统疾病、过敏性疾病、自主神经功能紊乱、免疫系统疾病等,常可使用本方。适用桂枝汤的患者大多以体质柔弱、体型消瘦者为多。患者肤色白而缺乏红光,皮肤湿润而不干燥,体型偏瘦者多,肌肉比较坚紧,一般无水肿,腹部平,腹部肌肉较硬而缺乏弹力,如同鼓皮,严重者腹部扁平而两腹直肌拘急。唇舌黯淡而不红润。这种患者,著者称为"桂枝体质"。

本方疗效的判定,古代以微微汗出为取效标准。本人临床经验,有效不一定拘泥出汗与否,患者但觉全身发热,恶风恶寒感减轻,精神状态好转,自汗消除,体力恢复,心悸减轻等,均可以作为近期疗效的判定标准。远期则看相关疾病的指标或体征是否好转。

本方的服法是比较讲究的。一是喝热粥。热粥补充热量,容易消化吸收,是我国传统的家庭患者饮食。粥可用小米、大米等文火熬至极糜烂。二是温覆取汗,提示服用桂枝汤后要注意避免风寒。三是根据服药后的反应调整服药量。分一服中病即止;半日三服;如仍不出汗,可一日连续服用二三剂。提示用药量不是不变的。四是服药期间应嘱咐病人清淡饮食,避免加重消化道负担。

(2)桂枝 15g　芍药 15g　甘草 10g　生姜 15g　大枣 12枚　炮附子 10g(《伤寒论》桂枝加附子汤)

　应用:　本方是强壮回阳止痛剂。适用于桂枝汤证见汗出不止、皮肤湿冷、恶寒、身痛者。临床多用于虚人感冒或误用发汗剂之后的过汗虚脱、心动过缓、心肌炎、腰椎间盘突出、坐骨神经痛、女性绝经后的身痛多汗、肿瘤疼痛等。也可根据原文"发汗遂漏不止",而用于过敏性鼻炎、支气管哮喘等病见分泌物清稀量多时。

(3)桂枝 15g　芍药 30g　甘草 10g　生姜 15g　大枣 12枚　大黄 10g(《伤寒论》桂枝加大黄汤)

　应用:　本方是强壮性通便药,适用于桂枝汤证见腹痛便秘者。如老人便秘、习惯性便秘、病后便秘、肿瘤便秘等见体瘦、脉弱、自汗者,均可使用本方。

(4)桂枝 15g　芍药 10g　甘草 10g　生姜 15g　大枣 12枚　葛根 20g(《伤寒论》桂枝加葛根汤)

　应用:　本方适用于桂枝汤证见项背强痛者。心脑血管疾病、颈椎病等见腰背酸痛、头昏头晕者可以使用。如舌质黯紫者，方中芍药应使用赤芍，量也宜加大。

(5) 桂枝 10g　芍药 10g　甘草 5g　柴胡 20g　黄芩 10g
半夏 10g　人参 10g　生姜 10g　大枣 6 枚（《伤寒论》柴胡桂枝汤）

应用：　桂枝汤证见治胸胁苦满、寒热往来者。本方是调理方，适用范围很广，凡神经系统疾病、过敏性疾病、病毒性疾病、免疫系统疾病、结缔组织病、胆道疾病、血液病等见低热或手足心热，但又怕风自汗，体质柔弱，病情缠绵不断，时发时止者，均可使用。

(6) 桂枝 15g　芍药 15g　甘草 10g　生姜 15g　大枣 12
枚　龙骨 15g　牡蛎 15g（《金匮要略》桂枝加龙骨牡蛎汤）

应用：　本方是强壮性安神剂，适用于桂枝汤证见胸腹动悸、脉芤动者。如以心胸动悸感为主症的神经衰弱、癔症、癫痫、精神分裂症、室性心动过速、心肌炎、支气管哮喘、肺气肿等。以及缺钙儿童的小儿肺炎、佝偻病、遗尿、多汗症、夜啼等。一些体质柔弱者的性功能障碍性疾病，如阳痿、早泄、遗精、阴冷、女子梦交、产后血崩、带下等。还可以用于皮肤白、体形消瘦、舌质淡红而少苔的慢性肝炎肝硬化患者。胸腹动悸、易惊、失眠多梦，脉大而无力是本方的识别要点。与桂枝汤证相比，本方证的胸腹动悸感及惊恐感最为明显。

（7）桂枝 15g　芍药 15g　甘草 10g　生姜 15g　大枣 12 枚　杏仁 15g　厚朴 10g（《伤寒论》桂枝加厚朴杏子汤）

应用：　桂枝汤证见咳喘者，多用于体质虚弱者的支气管炎、支气管哮喘、肺炎等，小儿应用较多。

（8）桂枝 15g　芍药 15g　甘草 10g　生姜 15g　大枣 12 枚　黄芪 15g（《金匮要略》桂枝加黄芪汤）

应用：　桂枝汤证见自汗而水肿者。如消化道溃疡、骨关节病、贫血、老人感冒等。

（9）桂枝 15g　芍药 20g　甘草 10g　生姜 20g　大枣 12 枚　人参 15g（《伤寒论》桂枝加芍药生姜各一两人参三两新加汤）

应用：　桂枝汤证见消瘦、脉沉迟细者。如反复大量地发汗以后、大病以后体力明显下降、慢性消化道疾病、糖尿病消瘦、心血管疾病、肿瘤晚期全身疼痛等。

（10）桂枝 20g　茯苓 20g　五味子 10g　甘草 15g（《金匮要略》桂苓五味甘草汤）

应用：　以咳喘上气而眩冒、自汗出为特点的疾病，如支气管哮喘、肺气肿、神经衰弱。患者不仅有心悸、自汗等，并常常眼前发黑，冒金花等，本方可加山萸肉、龙骨。

（11）桂枝 15g 或肉桂 10g　制附子 10g　细辛 5g　甘草 5g（本人经验方）

应用：以身痛而自汗、脉弱为特点的疾病，如腰腿痛、头痛、神经痛、肿瘤疼痛等。此外，过敏性鼻炎、支气管哮喘也可使用，但舌质必定黯淡。

文献摘录

《药征》："桂枝主治冲逆也，旁治奔豚头痛、发热恶风、汗出身痛……桂枝主治冲逆也明矣。头痛发热之辈，其所旁治也。仲景之治疾，用桂枝者，居十之七八。"

2 芍药

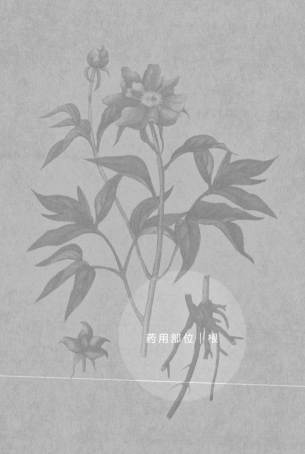

药用部位 | 根

芍药为毛茛科植物川赤芍、芍药、草芍药的根。白芍以产于浙江杭州以及东阳、磐安、缙云等地者品质最优,前者称杭白芍,后者称东白芍。赤芍产地较多,大多以内蒙古自治区察哈尔盟(现锡林郭勒盟境内)、昭乌达盟(现赤峰市境内)、哲里木盟(现通辽市境内)所产者品质最优,统称西赤芍。《神农本草经》谓芍药"主邪气腹痛,除血痹,破坚积,寒热疝瘕,止痛,利小便,益气"。《伤寒论》入34方次;《金匮要略》入35方次。

原文考证

最简方(2味):芍药甘草汤、枳实芍药散。

芍药甘草汤治"脚挛急"(29、30)。《伤寒论》认为,芍药甘草汤与之,"其脚即伸",可见仲景对此汤解除肌肉挛急的作用是相当肯定的。

枳实芍药散治"产后腹痛,烦满不得卧"(二十一),腹痛也是挛急性的症状。

最大量方(6两):小建中汤、桂枝加芍药汤、桂枝加大黄汤。

小建中汤治"腹中急痛"(100),"心中悸而烦者"(102),

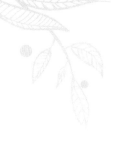

"虚劳里急,悸,衄,腹中痛,梦失精,四肢酸疼,手足烦热,咽干口燥""妇人腹中痛"(六)。

桂枝加芍药汤治"腹满时痛"(276)。

桂枝加大黄汤即桂枝加芍药汤加大黄,主治"大实痛者"(279)。

提示大剂量芍药治疗腹痛。

加味方:小柴胡汤、通脉四逆汤、白散、防己黄芪汤、桂枝加芍药汤。

小柴胡汤条下:"若腹中痛者,去黄芩,加芍药三两"(96)。通脉四逆汤条下:"腹中痛者,去葱,加芍药二两"(317)。

白散方条下:"假令汗出已,腹中痛,与芍药三两如上法"(141)。防己黄芪汤条下:"胃中不和者加芍药三分"(二)。桂枝加芍药汤为桂枝汤加芍药,治"腹满时痛"。

提示腹痛时,仲景必用芍药。

减味方:通脉四逆汤、真武汤。

通脉四逆汤条下"咽痛者,去芍药,加桔梗一两"(317)。真武汤条下:"若下利者,去芍药,加干姜二两"(316)。反过来看,则芍药能用于便秘者。另外,咽喉疼痛者,不是芍药的应用指征。

仲景方根

芍药枳实:主治腹痛、便秘。方如枳实芍药散治产后腹痛(二十一),四逆散治四肢冷而腹痛或泄利后重(318),大柴胡汤治"呕不止,心下急"(103),"按之心下满痛者"(十),麻子仁丸主治便秘(247)。

芍药黄芩:主治下利伴心中烦、脉数者。方如黄芩汤治下利、脉数(172、333),黄连阿胶汤治"心中烦,不得卧"(303)。

芍药甘草桂枝:主治自汗出、气上冲、腹痛、羸瘦而悸者。参见"桂枝"条。

芍药甘草附子:主治脚挛急、腹痛、恶寒、脉微欲绝者。方如芍药甘草附子汤治芍药甘草汤证见"恶寒"者(68),通脉四逆汤主治"少阴病,下利清谷,里寒外热,手足厥逆,脉微欲绝,身反不恶寒,其人面色赤,或腹痛,或干呕,或咽痛,或利止脉不出者"(317),"下利清谷,里寒外热,汗出而厥者"见腹痛时。 .

芍药桂枝黄芪:主治身体麻木疼痛、汗出、恶疮、水肿、小便不利者。参见"桂枝"条。

芍药当归川芎：主治腹痛、月经不调、妊娠病。方如芎归胶艾汤治"妇人有漏下""妊娠腹中痛"（二十），温经汤治妇人少腹寒，久不受胎，兼取崩中去血，月经不调（二十二），当归芍药散治"妇人怀妊，腹中痛"（二十），当归散用于妊娠保胎（二十），奔豚汤治"奔豚，气上冲胸，腹痛"（八）。

芍药附子白术茯苓：主治关节痛，腹痛、恶寒、眩悸、脉沉者。方如真武汤治"心下悸，头眩"（82），"腹痛，小便不利，四肢沉重疼痛"（316），附子汤治"身体痛，手足寒，骨节痛，脉沉者"（304），"背恶寒"（305）。

经方中含芍药的方剂见表 2-1。

表 2-1 组成含芍药的经方一览表

方名	芍药用量	原方配伍
枳实芍药散	等分	枳实
四逆散	5 分	枳实 柴胡 甘草
大柴胡汤	3 两	枳实 柴胡 黄芩 半夏 生姜 大枣 大黄
麻子仁丸	半斤	枳实 厚朴 大黄 麻子仁 杏仁
黄芩汤	2 两	黄芩 甘草 大枣
黄连阿胶汤	2 两	黄芩 黄连 阿胶
小建中汤	6 两	甘草 桂枝 生姜 大枣 胶饴
《千金》内补当归建中汤	6 两	甘草 桂枝 生姜 大枣 当归
桂枝加芍药汤	6 两	甘草 桂枝 生姜 大枣
桂枝汤	3 两	甘草 桂枝 生姜 大枣

方名	芍药用量	原方配伍				
桂枝加大黄汤	6两	甘草	桂枝	生姜	大枣	大黄
芍药甘草汤	4两	甘草				
芍药甘草附子汤	3两	甘草	附子			
通脉四逆汤(加减)	2两	甘草	附子	干姜		
黄芪桂枝五物汤	3两	桂枝	黄芪	甘草	生姜	大枣
黄芪芍药桂枝苦酒汤	3两	桂枝	黄芪	苦酒		
桂枝加黄芪汤	2两	桂枝	黄芪	甘草	生姜	大枣
胶艾汤	4两	当归 川芎 阿胶 甘草 艾叶 干地黄				
当归芍药散	1斤	当归	川芎	茯苓	白术	泽泻
当归散	1斤	当归	川芎	白术	黄芩	
奔豚汤	2两	当归 川芎 甘草 半夏 黄芩 生葛 生姜				
温经汤	2两	当归 川芎 甘草 桂枝 人参 阿胶 麦冬 生姜 吴茱萸 牡丹皮 半夏				
真武汤	3两	附子	白术	茯苓	生姜	
附子汤	3两	附子	白术	茯苓	人参	

药证发挥

芍药主治脚挛急,兼治便秘。

所谓的脚挛急,为下肢肌肉痉挛疼痛,屈伸不利,步履困难。《伤寒论》中芍药甘草汤是治疗脚挛急的专方。《朱氏集验方》

称芍药甘草汤为去杖汤,用以治疗脚弱无力,行走困难。不仅仅是肌肉的痉挛疼痛、无法走路,还包括腰腿痛、膝痛、下肢抽筋、下肢冰冷麻木、下肢皮肤发黑、下肢静脉曲张及血管血栓、下肢浮肿、下肢皮肤溃疡、足跟痛、足底皮肤皲裂等,都有应用芍药的可能。对这一特征,著者称之为"芍药脚"。

"脚挛急"的延伸,为肌肉的痉挛状态。如胃痉挛、肠痉挛、腓肠肌痉挛、脏器平滑肌痉挛、膈肌痉挛、尿道括约肌痉挛、阴道痉挛、躯干骨骼肌等导致的疼痛,均属于芍药证。其疼痛呈痉挛性,有紧缩感、针刺样或电击样,并有阵发性的特点,也即张仲景所谓的"急痛""时痛"。或者出现肌肉的坚硬、拘挛、运动受限等。如"口噤不得语""柔痉"。另外,面肌痉挛、支气管痉挛、胆管痉挛、血管痉挛等虽没有明显的疼痛,但也可以考虑使用芍药。芍药有"缓急"的功效。

芍药兼治便秘,腹急痛伴有大便秘结如栗状者,最为适宜。本人经验,芍药量至30g 以上,就有通大便的作用。《伤寒论》280 条有"其人续自便利,设当行大黄、芍药者,宜减之……"可反证芍药这一作用。另外,芍药也能"利小便"(《神农本草经》),含有芍药的真武汤、桂枝茯苓丸等确实可以用于肝硬化腹水以及肾病水肿。

芍药证多见于一种痉挛性体质,患者易于腹痛,易于便秘,易于肌肉痉挛。其体型胖瘦皆有,但多肌肉坚紧,尤其是腹壁肌肉比较紧张。日本古方家吉益东洞提出了"腹皮挛急,按之不弛"的腹证,可以参考。临床上若见肌肉松柔者,大便不成形、日行多次而无腹痛者,就应慎用芍药。

芍药配甘草缓急止痛,方如芍药甘草汤。芍药配黄芩清热止利,方如黄芩汤。芍药配桂枝通阳止汗止痛,方如桂枝汤、小建中汤。芍药配当归调经止痛,方如当归芍药散。芍药配丹皮凉血化瘀止痛,方如犀角地黄汤、桂枝茯苓丸。芍药配枳实除满痛,方如枳实芍药散、大柴胡汤。芍药配大黄通便止腹痛,方如大柴胡汤、麻仁丸。

张仲景使用芍药有两个剂量段:以腹中急痛为主证的,芍药要大量,4~6两。如果配合附子,或配合黄芩等,或配合桂枝,或配合黄芪桂枝,则不必大量,2~3两即可。

《伤寒论》芍药不分赤白,宋代以后芍药才有白芍与赤芍之分。根据传统用药习惯,痉挛性疾病用白芍较多,如果舌质黯紫,或血液黏稠者,或为血管疾病者,使用赤芍比较多。

常用配方

(1)芍药 20g　炙甘草 20g(《伤寒论》芍药甘草汤)

应用: 本方是解痉急的基本方。各种肌肉痉挛性疾病及以脚挛急疼痛为特征的疾病均可使用,如腓肠肌痉挛、不安腿症、下肢周围血管病、坐骨神经痛、哮喘、癔症、消化性溃疡、习惯性便秘、痛经等均可使用。近代江苏常熟名医陶君仁先生有柔肝饮一方,即芍药甘草汤加生麦芽,用于治疗胃痛、肝病等。更有报道用芍药甘草汤加蜈蚣,可治疗阳痿。芍药、甘草的比例,原方为 1:1,用量为各四两,但后世应用则比例不一,有 12:1~3:1 不等,如《怪疾奇方》治疗大腿疼痛,用芍药 3 两,甘草为 1 两。《魏氏家藏方》称芍药甘草汤为六半汤,即芍药 6 两,甘草半两。本方芍药用量亦大,著者常用至 30g 以上,甚至有达 100g 者。

(2)芍药 15g　甘草 15g　附子 10g(《伤寒论》芍药甘草附子汤)

应用:　本方主治腰腿痛而恶寒、脉沉者。对于芍药甘草汤证见精神萎靡、脉弱、脉沉者,也可用本方。本人多用于治疗坐骨神经痛、关节痛、肿瘤疼痛、肝硬化等。

(3)芍药 80g　当归 15g　川芎 15g　泽泻 40g　白术 20g　茯苓 20g(《金匮要略》当归芍药散)

应用:　以腹痛、月经痛、水肿为特点的各种内科及妇产科疾病均可使用。泌尿道结石出现腹痛时,也可使用,不过方中的当归、川芎等用量必须加倍。参见当归条下。

(4)芍药 30g　桂枝 15g　甘草 10g　生姜 15g　大枣 12 枚　饴糖 30g(《伤寒论》小建中汤)

应用:　本方适用于腹急痛,喜按,心悸动,舌苔薄者。本方是保肝药。本人多用于慢性肝病,尤其是具有脚挛急、腹壁比较紧张者。赤芍、白芍均用,但用量宜大。根据汪承柏教授经验,治疗慢性肝炎、失代偿性肝硬化见大量腹水、高血清胆红素者，可以大剂量使用赤芍，量至 60g。

文献摘录

《本经疏证》："芍药之任莫重于小建中汤，其所治若烦、若悸、若里急、若腹满痛，为阴气结无疑……是以芍药之血证多拘急腹痛也。"

《药征》："芍药主治结实而拘挛也。旁治腹痛、头痛、身体不仁、疼痛腹满、咳逆下利肿脓。……曰腹痛、曰头痛、曰腹满、曰咳逆、曰下利、曰排脓、曰四肢疼痛、曰挛急、曰身体不仁，一是皆结实而所致也。其所谓痛者，拘急也。若夫桂枝加芍药汤、小建中汤、桂枝加大黄汤，皆以芍药为主药，而其证如此。由是观之，主治结实而拘挛也明也。"

3

甘草

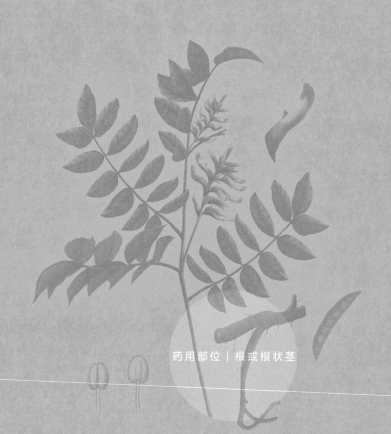

药用部位 | 根或根状茎

甘草为豆科植物甘草的根及根状茎,主产于内蒙古、甘肃等地,以内蒙古鄂尔多斯市杭锦旗所产品质最优。其体质结实,粉性足。《神农本草经》谓甘草"主五脏六腑寒热邪气,坚筋骨,长肌肉倍力,金疮䐜,解毒"。《伤寒论》入 70 方次,《金匮要略》入 88 方次。

原文考证

最大量方(5 两):橘皮竹茹汤。

橘皮竹茹汤治"哕逆者"(十七),"哕逆"即呃逆、恶心呕吐之类。此方甘草与大枣、生姜、人参同用,所治的呃逆、呕吐,决非暴呃、暴吐,当属大病之后或吐利之后,呃逆、干呕频频而食欲不振、口干无津、羸瘦者。

次大量方(4 两):甘草泻心汤、芍药甘草汤、桂枝人参汤、甘草干姜汤、炙甘草汤、生姜甘草汤。

甘草泻心汤治"其人下利,日数十行,谷不化,腹中雷鸣,心下痞硬而满,干呕,心烦不得安"(158)。

芍药甘草汤治"伤寒脉浮,自汗出,小便数,心烦,微恶寒,脚挛急"(29)。甘草干姜汤主治上述症状外,尚见"咽中干,烦躁吐逆者"(29)。

桂枝人参汤治"利下不止,心下痞硬,表里不解者"(163)。

炙甘草汤治"伤寒脉结代,心动悸"(177),"肺痿涎唾多,心中温温液液者"(七)。

生姜甘草汤治"肺痿咳唾,涎沫不止,咽燥而渴"(七)。

从以上原文可见,大剂量甘草与各主治药物合用,用于治疗下利不止、吐涎沫不止、小便数、自汗出等体液丢失以后出现的种种病状。如配黄连、黄芩治心下痞;配芍药治脚挛急;配干姜治吐逆烦躁;配桂枝、人参治心下痞硬;配桂枝、地黄、阿胶等治脉结代、心动悸。

最简方(1味):甘草汤。

甘草汤治"咽痛"(311)。《伤寒论》《金匮要略》中治咽痛方有8,其中7方含甘草。如治少阴咽痛的甘草汤、桔梗汤、半夏散,治疗手足厥寒、脉微欲绝而咽痛的通脉四逆汤,治疗大逆上气、咽喉不利的麦门冬汤,治疗狐惑病蚀于咽喉的甘草泻心汤以及治疗阴毒咽喉痛的升麻鳖甲汤等。可见甘草治疗咽喉痛。

次简方(2味):芍药甘草汤、甘草干姜汤、桂枝甘草汤、桔梗汤、甘草麻黄汤、大黄甘草汤。

芍药甘草汤、甘草干姜汤主治已述。

桂枝甘草汤治"发汗过多,其人叉手自冒心,心下悸欲得按者"(64),是汗出过多以后出现的心悸。

桔梗汤治"咽痛"(311),并治"咳而胸满,振寒,脉数,咽干不渴,时出浊唾腥臭,久久吐脓如米粥者"(七)。配甘草治咽痛。

甘草麻黄汤治"一身面目黄肿""小便不利""脉沉"的"里水"(十四)。大黄甘草汤治"食已即吐者"(十七)。麻黄为发汗峻药,大黄则为攻下峻药,为防止过汗、过下伤津液,仲景配伍甘草。

再简方(3味):四逆汤、通脉四逆汤、调胃承气汤、芍药甘草附子汤、栀子甘草豉汤、甘麦大枣汤、甘草粉蜜汤、茯苓杏仁甘草汤、麻黄附子甘草汤、麻黄附子汤。

四逆汤、通脉四逆汤为甘草与附子、干姜同用,其原文考证可见附子条下,主治皆为严重的腹泻、呕吐、大量出汗以后,患者出现:①脉沉微、脉不出、脉微欲绝、脉沉、脉弱、脉迟者;②四肢厥冷、拘急疼痛者。

调胃承气汤为甘草与大黄、芒硝同用,主治"谵语"(105),"发汗不解,蒸蒸发热者"(248),"发汗后……不恶寒,但热者"(70),"伤寒吐后,腹胀满者"(249)。这是反复发汗呕吐以后津液受伤而肠胃燥结者。

芍药甘草附子汤治"发汗病不解,反恶寒者"(68)。

栀子甘草豉汤治"发汗吐下后,虚烦不得眠……少气者"(76)。

以上诸方证均为汗、下、吐后诸证。

甘麦大枣汤治"妇人脏躁,喜悲伤,欲哭,象如神灵所作,数欠伸"(二十二)。

甘草粉蜜汤治"心痛发作有时"(十九)。

茯苓杏仁甘草汤治"胸痹,胸中气塞,短气"(八)。

以上诸方证是杂病中躁、急、痛、逆之证。

麻黄附子甘草汤能"微发汗"(302)。

麻黄附子汤即麻黄附子甘草汤加重麻黄用量,治"水之为病……脉沉者"(十四)。

加味方:白头翁加甘草阿胶汤。

白头翁加甘草阿胶汤治"产后下利虚极"(二十一)。产后亡血,复加下利,津液更为不足,故为"虚极"。古代所谓的虚,多指羸瘦,经常"虚羸"并称,如竹叶石膏汤证的"虚羸少气",大黄䗪虫丸证的"五劳虚极,羸瘦",《千金》内补当归建中汤证的"妇人产后虚羸不足"等。可以推测,白头翁汤为何加甘草? 就是因为羸瘦。

药证发挥

甘草主治羸瘦,兼治咽痛、口舌糜碎、咳嗽、心悸以及躁、急、痛、逆诸症。

甘草用于瘦人,古时候就有这个经验。《神农本草经》记载甘草能"长肌肉"。《伤寒论》中凡治疗大汗、大下、大吐以及大病以后的许多病症的方剂,大多配合甘草。吐下汗后,气液不足,必形瘦肤枯。《外台秘要》记载用甘草治疗大人羸瘦。《证类本草》

记载用甘草粉蜜丸治小儿羸瘦。羸瘦,可以看作是使用甘草的客观指征之一。以羸瘦为主要特征的疾病,如肺结核、慢性肾上腺皮质功能减退症、慢性肝炎、肝硬化、艾滋病、肌营养不良等,可大量使用甘草。

咽痛,张仲景多用甘草。尤其是《伤寒论》明确提出:"少阴病二三日,咽痛者,可与甘草汤"。提示咽痛是甘草主治。后世的咽痛方中,也大都含有甘草,如《圣济总录》以单味甘草治热毒肿、舌猝肿起、满口塞喉、气息不通、顷刻杀人;《小儿药证直诀》用甘草、桔梗、阿胶治喉痛;现在市售的玄麦甘桔颗粒,用甘草、桔梗、玄参、麦冬同用,治慢性咽痛。岳美中先生曾治一患者咽喉痛如刀刺,用西药无效,局部不红不肿,与服生、熟甘草,服二日其痛即失。(《岳美中医话集》)所以,临床上以咽喉、口舌疼痛为特征的疾病,如急性咽炎、喉头水肿、口腔黏膜溃疡、白塞病等,均可使用甘草。但根据《伤寒论》"咽喉干燥者,不可发汗"(83)的记载,可知咽喉干燥疼痛者,必无作汗之资,由此可以推测患者的体质与可以发汗的麻黄证不同,必定体型瘦削,身热易汗、肌肉坚紧、舌质红。

甘草可治口腔黏膜糜烂。《金匮要略》甘草泻心汤是治疗狐惑病的专方,根据"蚀于喉为惑,蚀于阴为狐"的记载,狐惑病相当于现在的复发性口腔溃疡、白塞病。赵锡武先生用此方加生地黄治疗口腔与外阴溃疡,甘草生用,量达30g。(《赵锡武医疗经验》)

其实,不仅是口腔黏膜病,即其他的黏膜溃疡,也可使用甘草。如《千金方》以蜜炙甘草治阴头生疮,民间用甘草水局部湿敷治疗肛裂,现代有报道用甘草流浸膏或用甘草锌胶囊治疗消化性溃疡。对于尿道刺激征,如尿痛、尿急等,本人经验用甘草配合滑石等药物可缓解症状。这些均提示甘草有黏膜修复作用。

咳嗽,也是黏膜刺激症状,甘草同样适用。所以,能治咳的小柴胡汤、桔梗汤、麻黄杏仁甘草石膏汤等均使用甘草。

甘草治悸。《伤寒论》中治疗发汗过多,患者出现的心悸,以甘草配桂枝,放入桂枝甘草汤。对"脉结代,心动悸"者,以甘草配桂枝、地黄、麦冬、阿胶等,方如炙甘草汤。由于麻黄常导致心悸,所以甘草常配伍麻黄。《伤寒论》中麻黄方 14 方次,麻黄、甘草同用者 13 方次;《金匮要略》麻黄方 23 方次,麻黄、甘草同用者 18 次,比例很高。另外,龙骨、石膏可多用于动悸,所以,甘草与其配伍的机会也相当多。根据经典经验,临床以心动悸为主诉的疾病,如期前收缩、心动过缓、窦房结综合征、心肌炎、心脏瓣膜病、心房颤动等,常配桂枝、茯苓、人参等。

杂病多见躁、急、痛、逆诸证。此躁,为情绪不安定,变化无常、烦躁、多动,如甘麦大枣汤证的脏躁。此急,为急迫、挛急、拘急之证,如芍药甘草汤证的脚挛急。此痛,为一种挛急性、绞窄样、紧缩性的疼痛,如茯苓杏仁甘草汤证的胸痹、甘草粉蜜汤证的心痛等。此逆,为吐逆、冲逆、气逆,如橘皮竹茹汤证的哕逆、桂枝甘草汤的气上冲等。

甘草还是古代救治食物中毒或药物中毒者的主要药物。唐代名医孙思邈说:"大豆解百药毒,尝试之不效,乃加甘草,为甘豆汤,其验更速"。清代莫枚士也说,甘草"凡有热毒者皆主之,必效"(《经方例释》)。传统认为甘草能解乌头、附子、南星、半夏、马钱子的毒。实验也证明,甘草对组胺、水合氯醛、升汞、河豚毒、蛇毒、白喉毒素、破伤风毒素均有解毒作用。从张仲景用药来看,使用麻黄、附子、乌头等有毒中药,经常配伍甘草,这无疑是有道理的。

综上所述,甘草证以体型羸瘦为客观指征,主治病症以干枯性(羸瘦)、痉挛性(肌肉痉挛、绞痛)、刺激性(咽痛、黏膜溃疡)、躁动性(心悸、脏躁)、突发性(中毒)为特点。

甘草的配伍非常复杂,但非常重要。合理的配伍有利于提高疗效。《本经疏证》说:"《伤寒论》《金匮要略》两书中,凡为方二百五十,甘草者至百二十方,非甘草主病多,乃诸方必合甘草,始能曲当病情"。《伤寒论》中凡治疗大汗、大下、大吐以及大病以后的许多病症的方剂,大多配合甘草。吐下汗后,气液不足,必形瘦肤枯,或口干咽痛,或筋肉拘急,或气逆上冲,或心下痞硬,或往来寒热,或动悸,或烦躁,或多汗,症状不一,故《伤寒论》中甘草常与石膏(100%——括号内为石膏剂中甘草的出现率,下同类推)、龙骨(100%)、桂枝(95%)、大枣(90%)、生姜(87.1%)、柴胡(85.7%)、芍药(81.8%)、半夏(77.7%)、人参(77.2%)、干姜(70.8%)、茯苓(66.6%)、附子(65.2%)等同用以主治各种复杂的病证,而与攻下通便、清热泻火的大黄(14%)、枳实(14.2%)、栀子(25%)、芒硝(33.3%)等则较少配伍使用。可见,甘草不是调味品,不是所有方剂中均可应用的。如果需要使用大黄、芒硝或甘遂、大戟急攻时,或用黄连、栀子清利湿热时,甘草可以不用或少用;患者有腹胀时,甘草也应少用或不用,或者应当配伍理气的药物,如枳实、厚朴等。

另外,甘草多配伍麻黄。《伤寒论》中麻黄方 14 方次,麻黄、甘草同用者 13 方次;《金匮要略》麻黄方 23 方次,麻黄、甘草同用者 18 方次,比例很高。甘草是否能够减少或缓和麻黄的某些不良反应还有待研究。

大剂量使用或长期使用甘草会出现水肿,经方中的逐水剂通常不用甘草,如十枣汤、葶苈大枣泻肺汤等。临床上见有水肿、腹水、肥胖者,要谨慎使用甘草。

常用配方

(1)甘草 10g　桔梗 5g(《伤寒论》桔梗汤)

应用: 本方是利咽方。对咽痛、咳吐浊痰,或胸痛者最为有效。本人常加栀子 10g、连翘 20g 治疗急性咽炎,加制半夏 12g、厚朴 10g 治疗慢性咽炎、梅核气等。

(2)甘草 10g　桂枝 15g(《伤寒论》桂枝甘草汤)

应用: 本方是定悸方。多用于心动过缓、心脏瓣膜病、心功能不全、神经衰弱等见有明显动悸感的患者。方中桂枝多改用肉桂 10g,如果有惊恐不安、自汗者,加龙骨 20g、牡蛎 20g。

（3）甘草 20g　干姜 10g（《金匮要略》甘草干姜汤）

应用：本方是温中剂。多用于吐下清涎稀水而不渴、苔滑为特征的各种消化系统疾病、呼吸系统疾病。

（4）甘草 10g　麻黄 15g（《金匮要略》甘草麻黄汤）

应用：本方是发汗利水方。对于水肿而恶寒无汗者有效。呼吸系统疾病、急性肾炎、关节病、风寒感冒、皮肤病等适用。

（5）甘草 30g　黑豆 50g（民间经验方）

应用：本方是解毒方。适用于服麻黄、半夏、乌头、附子诸药后出现烦乱、悸动、舌麻者。

（6）甘草 15g　小麦 30g　大枣 10 枚（《金匮要略》甘草小麦大枣汤）

应用：本方是治疗脏躁的专方。脏躁是古病名，其症状表现为悲伤欲哭，伸欠频作，多见于女性。本方可治疗神经衰弱、神经官能症、癔症、更年期综合征、精神分裂症、癫痫、夜游症、小儿多动症等。神情恍惚，无故哭笑，消瘦、舌淡、脉细者为其见证。

（7）炙甘草 20g　人参 10g　麦冬 20g　地黄 30~60g　阿胶 10g　桂枝 15g 或肉桂 5g　生姜 15g　麻仁 20g　大枣 30 枚（《伤寒论》炙甘草汤）

应用：本方是古代的止血强壮方。又被称为"复脉汤"，多用于过汗、失血或慢性消耗性疾病所致的脉结代、心动悸。著者多用于肿瘤化疗或放疗以后、心肌病、心律不齐、营养不良、肺气肿、肺心病、血液病及创伤后大出血者。其人必羸瘦肤枯,贫血、营养状况极差。方中甘草的用量因病、因人而异。如果是急症重症的心律失常,可大量使用,施今墨先生也有每天使用30g甘草治疗心悸的经验。(《施今墨临床经验集》,人民卫生出版社,1982)但根据本人经验,对于慢性病的调理,则无须大量,6~12g已经可以了。同时,应注意大剂量甘草的不良反应,如水肿、四肢无力、血压升高、低血钾等。

本方效果的判定,近期主要看食欲精神是否恢复,以及大便是否易解等。远期则看体重是否上升,营养状况是否好转。如方证有误,本方的不良反应为腹泻、腹胀等。本方营养丰富。据报道,对本方煎出液中19种氨基酸含量进行测定,结果表明含有丰富的氨基酸,9种人体必需的氨基酸含量明显高于牛乳、鸡蛋、肉类、面粉和大米。本方汤液浓缩以后,可以稠如膏,所以如在冬季可改用膏滋剂型,以方便服用。

文献摘录

《本经疏证》:"甘草尽化急疾为和顺,经脉自然通调,血气自然滑利。于是肌骨坚、肌肉长、气力倍矣。特甘性缓、甘性弥甚者缓亦弥甚,凡一身之气因急疾为患者能调之纵弛。"

《药征》："甘草主治急迫也。故治里急、急痛、挛急。而旁治厥冷、烦躁、冲逆之等诸般迫急之毒也。无论急迫，其他曰痛、曰厥、曰烦、曰悸、曰咳、曰上逆、曰惊狂、曰悲伤、曰痞硬、曰利下，皆甘草所主。而有所急迫者也，仲景用甘草也。"

大枣

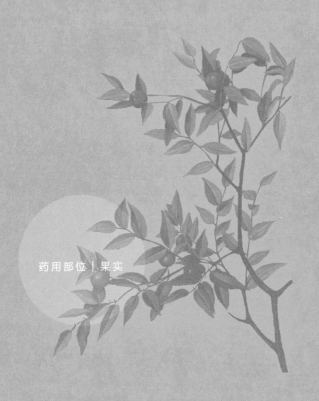

药用部位 | 果实

大枣为鼠李科植物枣的成熟果实。《神农本草经》谓大枣"主心腹邪气,安中养脾,助十二经,平胃气,通九窍,补少气,少津液,身中不足,大惊,四肢重,和百药"。《伤寒论》入 40 方次,《金匮要略》入 43 方次。

原文考证

最大量方(30 枚):炙甘草汤、橘皮竹茹汤。

炙甘草汤治"伤寒脉结代,心动悸"(177),"虚劳不足,汗出而闷,脉结悸"(六),"肺痿涎唾多,心中温温液液者"(七)。

橘皮竹茹汤治"哕逆"(十七)。

两方均为大枣、甘草、人参、生姜同用,一用于虚劳心悸,一用于哕逆。

次大量方(25 枚):当归四逆汤。

当归四逆汤治"手足厥寒,脉细欲绝者"(351)。

此方大剂量大枣的药证不明,是否与方中细辛三两有关?细辛有小毒,而且气味辛烈,多服令人心烦悸。

最简方(2味):葶苈大枣泻肺汤。

葶苈大枣泻肺汤治"肺痈喘不得卧"(七),"肺痈胸胀满,一身面目浮肿,鼻塞清涕出,不闻香臭酸辛,咳逆上气,喘鸣迫塞"(七),"支饮不得息"(十二)。

葶苈子有猛烈的泻下作用,大枣与之相配,有减轻胃肠道刺激的作用。尤其是瘦弱之人,大枣尤为必需。

次简方(3味):甘麦大枣汤。

甘麦大枣汤治"妇人脏躁,喜悲伤,欲哭,象如神灵所作,数欠伸"(二十二)。

莫枚士认为:"此为诸清心方之祖,不独脏躁宜之。凡盗汗、自汗皆可用。"他又说:"悲伤欲哭,数欠伸,亦烦象也"(《经方例释》),提示大枣除烦。

其他方:茯苓桂枝甘草大枣汤、十枣汤、吴茱萸汤、麦门冬汤、薯蓣丸。

茯苓桂枝甘草大枣汤治"发汗后,其人脐下悸者,欲作奔豚"(65),与本方组成相近的茯苓桂枝白术甘草汤无大枣而有白术,治"伤寒若吐若下后,心下逆满,气上冲胸,起则头眩,脉沉紧,发汗则动经身为振振摇者"(67)"心下有痰饮,胸胁支满,目眩""夫短气有微饮"(十二)。是利小便化饮方。桂苓五味甘草汤无大枣而有五味子,治"气从少腹上冲胸咽,手足痹,其面翕热如醉状,……小便难,时复冒者"(十二),是定喘治冒方。而本方独有

15 枚大枣,并配大剂量茯苓,是平冲定悸方,可见大枣治悸。

十枣汤治"悬饮""支饮家,咳烦,胸中痛者"(十二)"其人漐漐汗出,发作有时,头痛,心下痞硬满,引胁下痛,干呕短气,汗出不恶寒者。"本方是用肥大的大枣 10 枚煮汤,送服峻下逐水的芫花、甘遂、大戟,其目的是缓和三味药物对胃肠道的刺激。

吴茱萸汤治"呕而胸满者"(十七),"食谷欲呕"(243 条),"少阴病,吐利,手足逆冷,烦躁欲死者""干呕,吐涎沫,头痛者"(378)。生姜、大枣配合吴茱萸止呕,大枣除烦,还能减弱吴茱萸难闻的气味。

麦门冬汤治"大逆上气,咽喉不利"(七)。方用麦冬、半夏、甘草止逆气,用人参、大枣、粳米提食欲。

薯蓣丸的方大,由 21 味药物组成,但其中大枣用百枚,每丸用 1 枚,其用量不小。从本方治"虚劳诸不足,风气百疾"来看,大枣应是治疗虚劳的重要药物。

仲景方根

大枣甘草:主治脏躁烦悸。方如甘麦大枣汤治"妇人脏躁,喜悲伤,欲哭,象如神灵所作,数欠伸"(二十二)。小建中汤治"心中悸而烦者"(六)。

大枣生姜:主治呕吐嗳噫。方如橘皮竹茹汤治"哕逆"

（十七）、小柴胡汤治"默默不欲饮食、心烦喜呕"。生姜泻心汤治"胃中不和，心下痞硬，干噫食臭"(157)，旋复代赭汤治"心下痞硬，噫气不除"(161)。

大枣茯苓：主治奔豚气、气上冲胸、烦惊。方如茯苓桂枝甘草大枣汤治"发汗后，其人脐下悸者，欲作奔豚"(65)，柴胡加龙骨牡蛎汤治"胸满烦惊"(107)。

大枣甘草饴糖：主治虚劳里急，腹中痛，发黄。方如小建中汤治"腹中急痛"(100)，"心中悸而烦者"(102)，"虚劳里急，悸，衄、腹中痛，梦失精，四肢酸疼，手足烦热，咽干口燥""妇人腹中痛"(六)，"男子黄"(十五)。

大枣甘草人参麦冬：主治虚劳动悸、咳嗽、呕吐不食。方如麦门冬汤治"大逆上气，咽喉不利"(七)。炙甘草汤治"伤寒脉结代，心动悸"(177)，"虚劳不足，汗出而闷，脉结悸"(六)。薯蓣丸治"虚劳诸不足"(六)。

大枣生姜黄芪桂枝：主治血痹恶疮。方如黄芪桂枝五物汤治"血痹……外证身体不仁，如风痹状"(六)，桂枝加黄芪汤治"黄汗之病……发热不止者，必生恶疮"(十四)。

经方中含大枣的方剂见表4-1。

表 4-1　组成含大枣的经方一览表

方名	大枣用量	原方配伍				
葶苈大枣泻肺汤	12 枚	葶苈子				
甘麦大枣汤	10 枚	甘草　小麦				
橘皮竹茹汤	30 枚	橘皮　竹茹　人参　生姜　甘草				
炙甘草汤	30 枚	甘草　生姜　人参　桂枝　阿胶　生地黄　麦门冬　麻子仁　清酒				
当归四逆汤	25 枚	甘草　当归　桂枝　芍药　细辛　通草				
茯苓桂枝甘草大枣汤	15 枚	甘草　茯苓　桂枝				
吴茱萸汤	12 枚	吴茱萸　人参　生姜				
排脓汤	10 枚	甘草　桔梗　生姜				
竹叶汤	15 枚	竹叶　葛根　防风　桔梗　桂枝　人参　甘草　附子　生姜				
桂枝汤	12 枚	生姜　桂枝　芍药　甘草				
桂枝加桂汤	12 枚	甘草　芍药　生姜　桂枝				
桂枝附子汤	12 枚	甘草　生姜　附子　桂枝				
桂枝加附子汤	12 枚	甘草　附子　芍药　生姜　桂枝				
小建中汤	12 枚	甘草　芍药　生姜　桂枝　胶饴				
乌头桂枝汤	12 枚	甘草　生姜　乌头　芍药　桂枝				
《千金》内补当归建中汤	12 枚	甘草　芍药　生姜　桂枝　当归				
桂枝加芍药汤	12 枚	甘草　芍药　生姜　桂枝				
桂枝加大黄汤	12 枚	甘草　芍药　生姜　桂枝　大黄				
桂枝加葛根汤	12 枚	甘草　芍药　生姜　桂枝　葛根				

方名	大枣用量	原方配伍			
桂枝去芍药加蜀漆牡蛎龙骨救逆汤	12枚	甘草 蜀漆	龙骨	牡蛎	生姜	桂枝
桂枝加龙骨牡蛎汤	12枚	甘草 桂枝	龙骨	牡蛎	芍药	生姜
新加汤	12枚	甘草	人参	生姜	桂枝	芍药
黄芪桂枝五物汤	12枚	黄芪	桂枝	芍药	生姜	
桂枝加黄芪汤	12枚	黄芪	桂枝	芍药	甘草	生姜
黄芪建中汤	12枚	黄芪 胶饴	桂枝	芍药	甘草	生姜
麦门冬汤	12枚	麦冬	人参	甘草	粳米	半夏
薯蓣丸	100枚	薯蓣 当归 川芎 桔梗	人参 桂枝 芍药 茯苓	甘草 曲 白术 干姜	阿胶 干地黄 杏仁 白蔹	麦冬 豆黄卷 柴胡 防风
十枣汤	10枚	芫花	甘遂	大戟		
小柴胡汤	12枚	柴胡 生姜	黄芩	半夏	人参	甘草
大柴胡汤	12枚	柴胡 大黄	黄芩 生姜	半夏	芍药	枳实
柴胡桂枝汤	6枚	甘草 人参	柴胡 桂枝	半夏	芍药	黄芩
柴胡加龙骨牡蛎汤	6枚	茯苓 柴胡 铅丹	黄芩 桂枝	半夏 大黄	人参 龙骨	生姜 牡蛎
越婢汤	15枚	麻黄	石膏	生姜	甘草	

方名	大枣用量	原方配伍
麻黄连翘赤小豆汤	12枚	麻黄 连翘 赤小豆 杏仁 生梓白皮 生姜 甘草
葛根汤	12枚	葛根 麻黄 桂枝 芍药 甘草 生姜
大青龙汤	10枚	麻黄 桂枝 杏仁 石膏 甘草 生姜
半夏泻心汤	12枚	半夏 黄连 黄芩 人参 干姜 甘草
生姜泻心汤	12枚	半夏 黄连 黄芩 人参 生姜 甘草
甘草泻心汤	12枚	半夏 黄连 黄芩 人参 干姜 甘草
黄连汤	12枚	甘草 人参 干姜 黄连 半夏 桂枝
旋复代赭汤	12枚	旋覆花 代赭石 半夏 人参 生姜 甘草
附子粳米汤	10枚	附子 半夏 甘草 粳米
厚朴七物汤	10枚	厚朴 大黄 枳实 桂枝 甘草 生姜

药证发挥

大枣主治虚损,兼治脏躁、烦、惊、悸。

虚损,是一大类以消耗性为特征的慢性疾病,主要表现为肌肉萎缩、毛发脱落、形容憔悴、食欲下降、日常活动能力下降等。

引发虚损的原因有过劳、疾病、外伤、营养不良、中毒、滥用药物等。在《伤寒论》中，大量使用大枣的方多用于汗吐下以后。或配甘草主治脏躁烦悸；或配生姜半夏主治呕吐不欲食；或配饴糖以治烦，或配茯苓、桂枝、龙骨、牡蛎治惊，或配人参、麦冬、甘草、地黄、阿胶治悸，但都以虚损为前提。

从仲景书看，大枣用于慢病虚证多，如果是急症实邪，很少使用。

大枣一般不配麻黄。如治"无汗而喘"的麻黄汤，治"汗出而喘"的麻黄杏仁甘草石膏汤，治"咳而微喘"的小青龙汤，治"咳而脉浮"的厚朴麻黄汤，均不用大枣，治"咳逆上气，喉中水鸡声"的射干麻黄汤也仅仅用了7枚大枣。另外，治疗关节痛的麻黄方也少用大枣。麻黄汤、麻黄附子汤、麻黄细辛附子汤、桂枝芍药知母汤均不用大枣。除非大剂量使用麻黄的大青龙汤、越婢汤，一般不会与大枣同用，可能大量服用大枣会妨碍麻黄发汗功效的发挥。

腹满者不用大枣。如治"发汗后腹胀满"的厚朴生姜半夏甘草人参汤，治"心烦腹满"的栀子厚朴汤，治咳嗽胸满的厚朴麻黄汤，治便秘的麻子仁丸等，可以有生姜、甘草，就是不用大枣。可见张仲景治疗胸闷气喘一般不用大枣，这恐怕与"甘能令人中满"有关。不过，使用峻下药物的葶苈大枣泻肺汤、十枣汤除外。

大枣与石膏同用的机会也不多。白虎汤、风引汤、麻杏石甘汤等用甘草，但不用大枣。麦门冬汤与竹叶石膏汤都能用于呕吐不食，但前者用大枣，后者却不用。其原因在于前者是慢性病气阴大伤,后者多为热病恢复期余热尚在。

总之,有烦热、腹满、大汗、脉滑的实热见证时,大枣不宜。

脏躁,古病名。这是一种女性常见的精神心理疾病,有明显的抑郁倾向,或哭笑无常,或神情恍惚,或坐卧不安,或悲泣不已。常伴有失眠。与他人交往能力下降。其临床表现怪异,感情色彩浓厚,反复无常。大枣通常与甘草、小麦等同用。代表方是甘麦大枣汤。

烦,是一种精神症状,表现为睡眠障碍,注意力下降,焦虑、抑郁均与烦相类似。大枣能除烦,《名医别录》谓"除烦闷"。仲景方中小建中汤、甘草泻心汤、吴茱萸汤均能治烦,均有大枣。后世方也用大枣如除烦方,如《圣济总录》卷四十有方用大枣、阿胶、生干地黄、甘草水煎服,治恚怒伤肝,厥逆,胸中菀结,甚或呕吐。

惊,是一种突发的不安感、恐惧感。常与心悸、失眠多梦、抽动、晕厥等症状相伴,所谓惊恐、惊悸、惊梦、惊风、惊厥等。患者常自觉心悸心慌,或有气上冲咽喉感,伴有恐惧、焦虑不安等情绪。按压腹部有明显的跳动感。大枣可以配合桂枝、甘草、茯苓、龙骨、牡蛎等,方如柴胡加龙骨牡蛎汤能治"烦惊"。后世《三因极一病证方论》温胆汤治"心胆虚怯,触事易惊,或梦寐不祥,或异象感惑",方中有大枣、甘草、茯苓。

悸,指胸腹部的搏动感,既有心悸动,也有脐下动悸。严重时可以出现气上冲胸咽,有胸满窒息感,所谓的"奔豚气"。悸动可以伴有心律的紊乱,所谓"脉结代",或有脐腹部的跳动感,所谓"脐下悸"。仲景方用大枣与茯苓、桂枝、甘草、龙骨、牡蛎、麦冬、人参等同用,方如茯苓桂枝甘草大枣汤、炙甘草汤等。

仲景方中无单用大枣的方。大枣、生姜同用者最多,《伤寒论》中37方,《金匮要略》中36方。在这些方中,桂枝、柴胡方中尤多。柴胡、桂枝均是和解剂,所以,邹润安说:"大率姜与枣联为和营卫之主剂"(《本经疏证》)。可见姜、枣两药在桂枝方、柴胡方中不可或缺。同时,也能理解为什么治血痹的黄芪桂枝五物汤、治黄汗恶疮的桂枝加黄芪汤要用姜、枣。姜、枣与黄芪、桂枝等药同用,能补气活血驱寒通痹。

大枣、甘草同用者也不少,《伤寒论》中35方,《金匮要略》中36方,其中大多还配人参、麦冬、地黄、阿胶、粳米等,大多用于汗吐下之后的呕吐、心动悸、咽喉不利等病症,用邹润安的话说是"津液不足"。于此可以理解《神农本草经》所说大枣"补少气少津,身中不足"的意思了。同时,也能理解为何仲景方的葶苈大枣泻肺汤、十枣汤要用大枣,也是为了防止葶苈子、甘遂、芫花、大戟等逐水攻下剂伤气伤津的副反应。

常用配方

(1)大枣10枚　甘草15g　小麦30g(《金匮要略》甘麦大枣汤)

应用： 参见甘草条下。

(2)大枣 10 枚　生姜 5 片(民间经验方)

应用： 此方简便易得,是民间食疗方,可用于恶寒、恶心、食欲不振而不渴者。感冒、消化道疾病多用之。另外,本方有养胃的作用,凡服药后胃部不适者,可在药液中兑入姜枣汤。

(3)大枣 15 枚　茯苓 40g　桂枝 20g　甘草 10g(《伤寒论》茯苓桂枝甘草大枣汤)

应用： 神经症、心脏病、胃肠道疾病等见有胸腹部明显悸动感时适用。患者多瘦弱,舌质多淡红胖大且有齿痕。

文献摘录

《本经疏证》:"枣之治惊,但治实中之虚、虚中之虚,而虚中有实者则其所不能任。若实中之实又所不待言矣。"

《药征》:"主治牵引强急也,旁治咳嗽、奔豚、烦躁、身疼、胁痛、腹中痛。仲景氏用大枣、甘草、芍药,其证候大同而小异,要在自得焉耳。"

麻黄

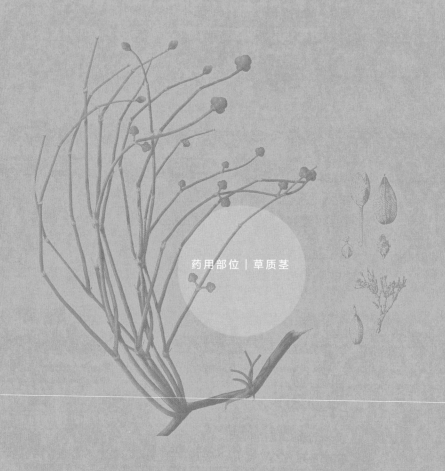

药用部位 | 草质茎

麻黄为麻黄科植物草麻黄、中麻黄或木贼麻黄的干燥草质茎,主产于山西、河北、甘肃、辽宁、内蒙古、新疆、陕西、青海、吉林等地,以产于山西、甘肃、陕西、青海等地者品质为佳,称西麻黄。麻黄药材分草麻黄、木贼麻黄、中麻黄三种,三者均以干燥、茎粗、淡绿色、内心充实、味苦涩者为佳。《神农本草经》谓麻黄"主中风,伤寒头痛,温疟。发表出汗,去邪热气,止咳逆上气,除寒热,破癥坚积聚"。《伤寒论》入 14 方次,《金匮要略》入 23 方次。

原文考证

最简方:甘草麻黄汤、半夏麻黄丸。

甘草麻黄汤治"一身面目黄肿""小便不利""脉沉"的"里水"(十四)。一身面目黄肿,小便不利,提示全身性的水肿是使用麻黄的重要指征。根据条下有"不汗再服"的提示,则可推测患者当有无汗或皮肤干燥。

半夏麻黄丸治"心下悸"(十六),主证不明。

最大量方(6 两):大青龙汤、越婢汤。

大青龙汤治"脉浮紧,发热,恶寒,身疼痛,不汗出而烦躁者"

(38),其禁忌证为"脉微弱,汗出恶风者""服之则厥逆,筋惕肉瞤"(38),此原文提示,大剂量使用麻黄的大青龙汤,发汗作用非常强烈。既然脉微弱、汗出恶风是禁忌证,则无汗、脉象有力就是必见证了。脉浮紧,就是脉象有力的一种表述。

越婢汤治"恶风,一身悉肿,脉浮,不渴,续自汗出,无大热"(十四)。一身悉肿,为全身性水肿,提示麻黄用于水肿,与甘草麻黄汤主治相同。不过,本方证不是无汗,而是"自汗出",为何也可使用麻黄呢?这提示麻黄配伍的技巧。张仲景治疗肿而汗出时,麻黄配石膏,方如越婢汤;治疗"汗出而喘"(63)时,麻黄也配石膏,方如麻黄杏仁甘草石膏汤。可见有汗依然可以用麻黄,但必定与石膏同用。

加减方:防己黄芪汤、小青龙汤。

防己黄芪汤条下有"喘者加麻黄半两"(二),联系麻黄汤治"无汗而喘"(35),麻黄杏仁甘草石膏汤治"汗出而喘"(63),则麻黄平喘无疑。

小青龙汤条下"若喘,去麻黄,加杏仁半升"(40)。喘,本应使用麻黄,今不用麻黄何故?推测虽喘而体弱,或心悸,或肉瞤动,或脉微弱者,故不宜用麻黄。

仲景方根

麻黄桂枝甘草:主治发热恶寒、无汗,身痛。方如麻黄汤、麻

黄加术汤、大青龙汤、葛根汤等。参见桂枝条下。

麻黄附子甘草：主治无汗、水肿、关节疼痛者。方如麻黄附子甘草汤能"微发汗"（302）。麻黄附子汤即麻黄附子甘草汤加重麻黄用量，治"水之为病"（十四）。桂枝芍药知母汤治"诸肢节疼痛，身体魁羸，脚肿如脱"（五）。乌头汤治"病历节，不可屈伸，疼痛"（五）。

麻黄杏仁甘草：主治咳喘胸满、湿家身痛和发黄。方如麻黄汤治"无汗而喘"（35），麻黄杏仁甘草石膏汤治"汗出而喘"（63），麻黄杏仁薏苡仁甘草汤治湿家"一身尽疼"（二），麻黄连轺赤小豆汤主治"瘀热发黄"（262）。

麻黄石膏甘草：主治汗出烦躁而喘，或汗出而一身尽肿，或发热无汗而烦躁者。方如越婢汤治"恶风，一身悉肿，脉浮，不渴，续自汗出，无大热"，麻黄杏仁甘草石膏汤治"汗出而喘，无大热"（63），大青龙汤治"脉浮紧，发热，恶寒，身疼痛，不汗出而烦躁者"（38），小青龙加石膏汤主治"肺胀咳逆上气，烦躁而喘，脉浮者"（七）。

麻黄附子细辛：主治突发少阴病证，但欲寐，无汗、恶寒、脉沉或微细者。方如麻黄细辛附子汤治"少阴病，始得之，反发热、脉沉者"（301）。

麻黄干姜细辛五味子半夏:主治咳喘而恶寒不渴者。方如射干麻黄汤治"咳而上气,喉中水鸡声"(七),厚朴麻黄汤治"咳而脉浮者"(七),小青龙汤治"伤寒表不解,心下有水气,干呕,发热而咳,或渴,或利,或噎、或小便不利,少腹满,或喘者"(40),"伤寒,心下有水气,咳而微喘,发热不渴"(41)。

麻黄黄芪:主治关节疼痛、汗出身重而肿者。方如乌头汤治"脚气疼痛,不可屈伸"(五),防己黄芪汤加麻黄治"风湿脉浮,身重汗出恶风"见喘者,《千金》三黄汤治"中风手足拘急,百节疼痛,烦热心乱,恶寒,经日不欲饮食"(五)。

经方中含麻黄的方剂见表5-1。

表5-1 组成含麻黄的经方一览表

方名	麻黄用量	原方配伍					
麻黄汤	3两	桂枝	甘草	杏仁			
麻黄加术汤	3两	桂枝	甘草	杏仁	白术		
大青龙汤	6两	桂枝	甘草	杏仁	生姜	大枣	石膏
葛根汤	3两	桂枝	甘草	葛根	生姜	大枣	芍药
葛根加半夏汤	3两	桂枝	甘草	葛根	生姜	大枣	半夏 芍药
续命汤	3两	桂枝	甘草	当归	人参	石膏	干姜 杏仁 川芎
桂枝二麻黄一汤	16铢	桂枝	甘草	芍药	杏仁	生姜	大枣
桂枝麻黄各半汤	1两	桂枝	甘草	芍药	杏仁	生姜	大枣
桂枝二越婢一汤	18铢	桂枝	甘草	石膏	芍药	生姜	大枣
麻黄附子汤	3两	附子	甘草				

方名	麻黄用量	原方配伍					
麻黄附子甘草汤	2两	附子	甘草				
桂枝芍药知母汤	2两	附子	甘草	桂枝	芍药	知母	白术
		防风	生姜				
麻黄杏仁甘草石膏汤	4两	杏仁	甘草	石膏			
麻黄杏仁薏苡仁甘草汤	半两	杏仁	甘草	薏苡仁			
麻黄连轺赤小豆汤	2两	杏仁	甘草	连翘	生姜	大枣	
		赤小豆					
越婢汤	6两	石膏	甘草	生姜	大枣		
小青龙加石膏汤	3两	石膏	甘草	麻黄	芍药	桂枝	细辛
		干姜	五味子	半夏			
麻黄杏仁甘草石膏汤	4两	石膏	甘草	杏仁			
麻黄细辛附子汤	2两	附子	细辛				
桂枝去芍药加麻黄细辛附子汤	2两	附子	细辛	桂枝	生姜	大枣	甘草
射干麻黄汤	4两	生姜	细辛	五味子	半夏	射干	
		紫菀	款冬花	大枣			
厚朴麻黄汤	4两	干姜	细辛	五味子	半夏	石膏	
		厚朴	杏仁	小麦			
小青龙汤	3两	干姜	细辛	五味子	半夏	芍药	
		桂枝	甘草				
乌头汤	3两	黄芪	甘草	芍药	乌头		
防己黄芪汤（加减）	半两	黄芪	甘草	防己	白术		
《千金》三黄汤	5分	黄芪	独活	细辛	黄芩		

药证发挥

麻黄主治黄肿，兼治咳喘及恶寒无汗而身痛者。

黄肿是指面色黄黯而水肿者。临床所见水肿的程度不一，有一身悉肿者，有晨起眼睑肿，下午下肢肿者，也有无明显水肿，而是面色黄黯，如水肿貌者。黄肿，是仲景使用麻黄的重要客观指征。

咳喘，是咳嗽加上呼吸困难，张仲景所谓的"咳逆上气""肺胀"。咳喘的临床特征是咳喘相关，或咳而喘，或因咳而喘。因临床多见咳喘而多痰，又称为痰喘。咳喘多伴有喉中痰声，或有哮鸣音，张仲景所谓"喉中水鸡声"（七）。黄肿者的咳喘，用麻黄最为适宜。

恶寒无汗而身疼痛者，是一组症状。恶寒，是不当风而有寒冷感；无汗，指皮肤干燥；身疼痛，是指全身性的疼痛感、困重感、拘紧感。临床有恶寒而体痛气喘者；有恶寒而体倦，息微而脉沉迟无力；有始虽恶寒，后必肌肤发热者；有无汗而面目黄肿、精神困顿者。由于恶寒与身疼痛均为自觉症状，所以，无汗一症的鉴别很重要。患者多无汗或少汗，并且平素不易出汗，故皮肤多干燥而粗糙，或如粟粒，或如鱼鳞。肤色多黄黯，缺乏光泽。张仲景判定用药的效果，也常常以有无出汗作为标准。

仲景使用大剂量麻黄强调脉象，如大青龙汤证的脉象为浮紧。浮紧即有力，是患者心肺功能较好的一种反映。

黄肿不是即时的一过性症状，而应当理解为一种体质状态。

《金匮要略》有"湿家"之说,所谓"湿家病,身疼发热,面黄而喘,头痛鼻塞而烦,其脉大,自能饮食,腹中和无病","湿家,其人但头汗出,背强,欲得被,复向火……若下之早则哕,或胸满小便不利,舌上如胎者……渴欲得饮而不能饮"。"湿家之为病,一身尽疼,发热身色如熏黄也","湿家,身烦疼,可与麻黄加术汤发其汗为宜"。参照"湿家"的特征,著者提出"麻黄体质"的概念。所谓"麻黄体质",即容易出现麻黄证的体质类型:患者体格粗壮,面色黄黯,皮肤干燥且较粗糙。恶寒喜热,易于着凉,着凉后多肌肉酸痛,无汗发热。易于鼻塞、气喘。易于水肿,小便少,口渴而饮水不多。身体沉重,反应不敏感。食欲好,无腹痛腹胀,舌体较胖,苔白较厚,脉浮有力。临床使用麻黄或麻黄剂,应注意麻黄体质是否存在。如果体格羸瘦、唇红咽肿,脉象数促者,虽无汗也不能用麻黄。否则会导致心悸动、汗出过多甚至虚脱等不良反应。

麻黄配桂枝则可减轻麻黄让人烦乱、心悸等不良反应。桂枝甘草汤所治的"发汗过多,其人叉手自冒心,心下悸,欲得按者",与过服麻黄的反应是一致的,所以,配伍桂枝的麻黄方应该是较为安全的,尤其是桂枝量大于麻黄的处方。《伤寒论》对麻黄、桂枝比例为 3:1 的大青龙汤反复叮嘱服药不宜过量,而对比例为 3:2 的麻黄汤则未作如此交代。

此外,麻黄配黄芪可能有助于退肿和治疗身痛。如水肿而喘者,黄芪、白术、甘草配麻黄,方如防己黄芪汤;身痛而肿者,黄芪、乌头、芍药配麻黄,方如乌头汤。

麻黄虽能发汗,但有汗不避麻黄。汗出而肿者,或汗出而喘者,均可用麻黄配石膏。不过,应该辨别患者的体质。

仲景使用麻黄有多个剂量段。6两:用于水肿及无汗,但多配石膏,方如大青龙汤、越婢汤。3~4两:用于咳喘、无汗身痛,方如麻黄杏仁甘草石膏汤、小青龙汤、射干麻黄汤、厚朴麻黄汤、麻黄汤、葛根汤、乌头汤等。2两:或与附子、细辛配伍,治疗脉沉的无汗、水肿等,方如麻黄细辛附子汤、麻黄附子汤等;或与连翘、杏仁等同用,治疗发黄,方如麻黄连轺赤小豆汤等。至于用于湿家的肤痒或身体痛等,则麻黄用量更少,只有半两或1两。可以说,麻黄的用量比较灵活,与主治疾病、配伍、煎服法、体质等均有关系。

有报道说,麻黄的中毒量为30~45g。麻黄用量过大或误用,易引起心悸、气促、失眠、烦躁、汗出、震颤及心绞痛发作、血压升高等,严重中毒时可引起视物不清、瞳孔散大、昏迷、呼吸及排尿困难,惊厥等,可死于呼吸衰竭和心室颤动。根据仲景药证及本人经验,以下几种情况慎用麻黄:①肌肤白皙、有上冲感,易烘热、汗出者;②脉弱无力者;③平素易头晕、目眩、心悸、失眠、烦躁不安者;④高血压、心脏病、糖尿病、肿瘤放化疗期间;⑤极度消瘦者。

麻黄久煎可减轻不良反应。仲景用麻黄多先煎并去上沫,这一煎法值得研究。

常用配方

(1)麻黄 15g　杏仁 15g　甘草 5g(《太平惠民和剂局方》三拗汤)

应用：此为止咳平喘的基本方。虽非仲景方,但确是仲景常用配伍,故应作经方看待。支气管炎、支气管哮喘、肺炎多用本方。咳喘而咽喉充血、身热有汗者,加生石膏 30g、连翘 30g、黄芩 15g。腹胀、恶心者,加姜半夏 15g、厚朴 15g。如痰多呈泡沫样者,加干姜 10g、细辛 5g、五味子 10g。

(2)麻黄 15g　杏仁 15g　甘草 5g　桂枝 10g(《伤寒论》麻黄汤)

应用：本方是发汗平喘剂。可用于恶寒无汗为特征的感冒发热、脑梗死、肥胖症等;无汗而喘为特征的肺炎、支气管哮喘、支气管炎、花粉症等;无汗身痛性疾病,如感冒、关节炎、肩周炎、坐骨神经痛等;以皮肤干燥无汗为特征的皮肤病,如银屑病等。患者体型比较壮实,心功能无异常者比较适用。

(3)麻黄 10g　附子 10g　细辛 5g(《伤寒论》麻黄细辛附子汤)

应用：本方是止痛兴奋剂,适用于感冒、坐骨神经痛、关节痛、心血管病见无汗恶寒、身体疼痛、脉沉者。本方可提高心率,可用于治疗病态窦房结综合征,可加干姜、黄芪、肉桂、甘草等。也可用于治疗虚人感冒,多见恶寒无汗、发热、周身疼痛而精神萎靡、面色晦黯者,服药后常可微微汗出,病情可迅速缓解。本方治疗腰痛最有效果。但以急性腰扭伤、腰椎间盘突出症为适宜,并可加入干姜、芍药、甘草等。麻黄量在 10g 以上,芍药 30g 以上,服用以后须避风,服第一剂时常常会周身出汗,腰痛随之减轻,以后再服就不一定会出汗,有效者常常三五剂内见效。本人经验,本方加干姜、甘草、大枣等,使用更安全,汤液的口感也较好。

(4)麻黄 15g　杏仁 15g　甘草 10g　石膏 40g(《伤寒论》麻黄杏仁甘草石膏汤)

应用:　本方是清热平喘剂,也能用于治疗变态反应性疾病。如肺炎、支气管炎、哮喘、过敏性鼻炎、荨麻疹、湿疹、结膜炎等。其辨证要点在舌红、有汗。

(5)麻黄 10g　连翘 15g　杏仁 15g　赤小豆 30g　桑白皮 15g　甘草 5g　生姜 10g　大枣 12 枚(《伤寒论》麻黄连轺赤小豆汤)

应用:　身黄、水肿、小便不利者可用之。皮肤病见瘙痒、分泌物较多者,肾炎见伴有水肿、脓疱疮、扁桃体脓肿者,风湿性关节炎见关节肿痛、水肿者均可使用。

(6)麻黄 30g　桂枝 10g　甘草 10g　杏仁 10g　石膏

40g　生姜 15g　大枣 10 枚(《伤寒论》大青龙汤)

应用：本方具有较强烈的发汗作用,常用于病毒性感冒出现的恶寒发热、皮肤干燥,患者体质较壮实者。

(7)麻黄 15g　乌头 10~20g(以蜜 200~400ml 先煎 30 分钟以上)　黄芪 15g　芍药 15g　甘草 15g(《金匮要略》乌头汤)

应用：本方是镇痛剂,适用于骨节肿痛甚剧,屈伸不利,水肿,四肢厥冷而脉沉紧者,多用于关节炎、神经痛、寒疝腹痛。

(8)麻黄 10g　大黄 10g　防风 10g　连翘 20g　薄荷 5g　芒硝 5g　栀子 10g　黄芩 10g　石膏 30g　川芎 10g　当归 10g　苍术 10g　白芍 10g　荆芥 10g　桔梗 5g　滑石 15g　甘草 5g　生姜 5 片(《宣明论方》防风通圣散)

应用：本方是表里双解剂,多用于皮肤病,往往汗出而大便通畅,皮肤的痒疹也随之消散。除痒疹以外,还可用于面部蝴蝶斑、扁平疣、湿疹等皮肤病。日本汉医尚用本方减肥。本方有成药出售。

文献摘录

《本经疏证》:"夫柴胡主之寒热曰往来寒热、休作有时;则麻黄所主之寒热,一日二三度发、日再发者有别矣。柴胡证则不恶寒但有微热,麻黄证则无热而但恶寒,知此则两证之异昭昭然无可疑矣。"

《药征》:"麻黄主治喘咳、水气也。旁治恶风、恶寒、无汗、身疼骨节痛、一身黄肿……为则尝试麻黄之效,可用之证,而用之汗则出焉。虽当夏月而无洒洒不止之患,仲景氏言服麻黄后,覆取微似汗,宜哉!学人勿以耳食而饱矣。"

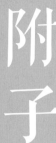

附子

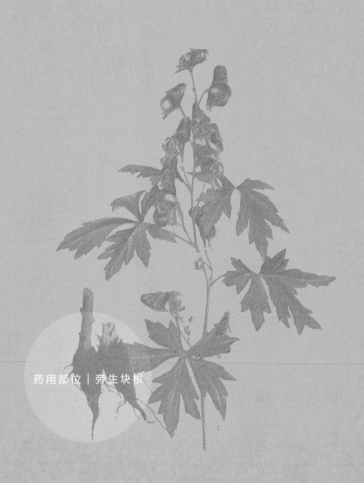

药用部位 | 旁生块根

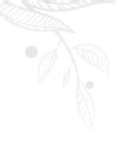

　　附子为毛茛科植物乌头的旁生块根,主产于四川、陕西等地,而以四川所产者为优,有川附子之称。《神农本草经》谓附子"主风寒咳逆邪气,温中,金疮,破癥坚积聚,血瘕,寒湿痿,拘挛膝痛,不能行走"。《伤寒论》入23方,《金匮要略》入26方次。

原文考证

最简方(2味):干姜附子汤、薏苡附子散。

　　干姜附子汤治"下之后,复发汗,昼日烦躁不得眠,夜而安静,不呕,不渴,无表证。脉沉微,身无大热者"(61)。描绘了一个经过泻下发汗后的患者,白天烦躁不安,入夜安静,其"脉沉微",是本方证的客观指征。

　　薏苡附子散治"胸痹缓急者"(九)。胸痹,为古病名,表现为胸背痛。

次简方(3味):四逆汤、通脉四逆汤、麻黄细辛附子汤、麻黄附子甘草汤、芍药甘草附子汤、大黄附子汤。

　　干姜附子汤加甘草,即四逆汤,治"脉浮而迟,表热里寒,下利清谷者"(225),"大汗出,热不去,内拘急,四肢疼,又下利厥逆而恶寒者"(353),"大汗,若大下利而厥冷者"(354),"呕而脉弱,小便复利,身有微热,见厥者,难治"(377),"吐利汗出,发热恶寒,四肢拘急,手足厥冷者"(388),"既吐且利,小便复利而大汗出,下利清谷,内寒外热,脉微欲绝者"(389),"病发热头痛,脉反沉"(92),"少阴病,脉沉者"(323),"下利腹胀满,身体疼痛者"(372),"呕而脉弱"(十七)。

通脉四逆汤组成与四逆汤相同,仅附子重用,干姜倍之,治"少阴病,下利清谷,里寒外热,手足厥逆,脉微欲绝,身反不恶寒,其人面色赤,或腹痛,或干呕,或咽痛,或利止脉不出者"(317),"下利清谷,里寒外热,汗出而厥者"(370)。

从上可见,附子、干姜、甘草同用的主治皆为严重的腹泻、呕吐、大量出汗以后,患者出现:①脉沉微、脉不出、脉微欲绝、脉沉、脉弱、脉迟者;②四肢厥冷、拘急疼痛者。

麻黄细辛附子汤治"少阴病,始得之,反发热,脉沉者"(301)。麻黄附子甘草汤治少阴病,谓能"微发汗"(302)。可见附子与麻黄同用,主治无汗发热而脉沉者。

芍药甘草附子汤治"发汗病不解,反恶寒者"(68)。方中芍药、甘草本治脚挛急,不治恶寒,想必是发汗后的患者出现恶寒冷汗,或四肢拘急冷痛诸证,才用本方。

最大量方(3枚):桂枝附子汤、去桂加白术汤、大黄附子汤。

桂枝附子汤治"风湿相搏,身体烦疼,不能自转侧,不呕不渴,脉浮虚而涩者"(174)。去桂加白术汤治桂枝附子汤证再见"大便硬,小便自利者"(174)。两方主治身体烦疼,皆用附子3

枚,且与桂枝同用。

大黄附子汤治"胁下偏痛,发热,其脉紧弦"(十),附子亦3枚,与大黄、细辛同用,主治胁腹痛。

以上三方原文提示大剂量附子多用于痛症。另外,三方均用炮附子。

加附子汤:桂枝去芍药加附子汤、桂枝加附子汤。

桂枝去芍药汤治"太阳病,下之后,脉促胸满者"(21),"若微寒者"(22),加附子,而为桂枝去芍药加附子汤。此方附子与桂枝同用,想必方证除"微寒"之外,当有身体冷痛。又附子、生姜、甘草同用,与四逆汤相近,方证当有呕吐、腹泻而脉微弱沉等。

桂枝加附子汤治"太阳病,发汗,遂漏不止,其人恶风,小便难,四肢微急,难以屈伸者"(20)。桂枝汤证本有汗,再或以麻黄剂发汗,以致汗出不止、恶风,且有四肢微急,难以屈伸,仅用桂枝、芍药、甘草等就不够了。附桂同用,可治身体烦疼;合芍药,又能治汗出不止、四肢挛急。

加味方:四逆散、理中汤、小青龙汤。

四逆散条下有"腹中痛者,加附子一枚"(318)。四逆散本治腹痛,加附子,想必腹痛剧烈。理中汤条下有"腹满者,去术,加附子一枚"(386)。理中汤加附子去白术,即四逆汤加人参,故腹满的同时,当有下利清谷、四肢厥逆、脉沉微等。小青龙汤证见"噫者,去麻黄,加附子一枚"(40),去麻黄,想必脉微,或有痛症。

仲景方根

附子干姜:主治下利、脉微、胸背剧痛。方如白通汤治"下利脉微者"(315),白通加猪胆汁汤治"利不止,厥逆无脉,干呕,烦者"(315),干姜附子汤治"昼日烦躁不得眠,夜而安静,不呕,不渴,无表证,脉沉微,身无大热者"(61),赤石脂丸治"心痛彻背,背痛彻心"(九),九痛丸治"九种心痛"(九)。

附子(乌头)细辛:主治腹痛、脉沉者。方如赤丸主治寒气厥逆的胸腹痛(十),大黄附子汤主治胁腹偏痛,脉紧弦(十),麻黄细辛附子汤主治少阴病,发热脉沉(301)。三方均用炮附子。

附子大黄:主治心下痞而恶寒自汗者,或胁腹偏痛者。方如附子泻心汤主治"心下痞,而复恶寒,汗出者"(155),大黄附子汤主治"胁下偏痛"(十)。

附子薏苡仁:主治胸痛及肠痈。方如薏苡附子散治"胸痹缓急"(九),薏苡附子败酱散治"肠内有痈脓"(十八)。

附子甘草桂枝:主治身体疼痛,关节屈伸不利,恶寒自汗。

参见桂枝条下。

附子干姜甘草：主治吐下后脉沉细微、四肢厥冷者。方如四逆汤、通脉四逆汤、茯苓四逆汤、茯苓白通汤、白通加猪胆汁汤、理中汤（加减）。

附子白术甘草：主治头重眩、身体疼而脉虚者。方如术附汤、去桂加白术汤。

附子芍药甘草：主治恶寒而腹痛、身痛者。方如芍药甘草附子汤，治"发热病不解，反恶寒者"（68），本方是治疗脚挛急、腹中急痛的芍药甘草汤加附子。恶寒，故加附子。四逆散本治四肢冷，因"腹中痛"（318），故加附子。以上两方，仲景均用炮附子。

附子白术茯苓芍药：主治头眩、心悸、身体痛、自下利、腹痛、脉沉者。方如附子汤治"少阴病，得之一二日，口中和，其背恶寒者"（304），"少阴病，身体痛，手足寒，骨节痛，脉沉者"（305），真武汤治"心下悸，头眩，身𥆧动，振振欲擗地者"（82），"少阴病……腹痛，小便不利，四肢沉重疼痛，自下利者"（316）。

附子麻黄甘草：主治恶寒无汗或自汗恶风，关节疼痛、水肿、脉沉者。方如麻黄附子甘草汤、麻黄附子汤、桂枝芍药知母汤、越婢汤（加减）。

经方中含附子的方剂见表6-1。

方名	附子用量	原方配伍
干姜附子汤	1枚	干姜
赤石脂丸	半两	干姜　蜀椒　赤石脂　乌头
九痛丸	3两	干姜　生狼牙　巴豆　人参　吴茱萸
白通汤	1枚	干姜　葱白
白通加猪胆汁汤	1枚	干姜　葱白　猪胆汁
四逆汤	1枚	干姜　甘草
四逆加人参汤	1枚	干姜　甘草　人参
通脉四逆汤	1枚	干姜　甘草
通脉四逆加猪胆汁汤	1枚	干姜　甘草　猪胆汁
茯苓四逆汤	1枚	干姜　甘草　人参　茯苓
理中汤（加减）	1枚	干姜　甘草　人参
乌梅丸	6两	细辛　干姜　乌梅　黄连　当归　蜀椒　桂枝　人参　黄柏
赤丸	2两	细辛　茯苓　半夏
麻黄细辛附子汤	1枚	细辛　麻黄
大黄附子汤	3枚	细辛　大黄
附子泻心汤	1枚	大黄　黄连　黄芩
薏苡附子散	10枚	薏苡仁
薏苡附子败酱散	2分	薏苡仁　败酱草
桂枝附子汤	3枚	甘草　桂枝　生姜　大枣
桂枝芍药知母汤	2两	甘草　桂枝　芍药　麻黄　生姜　白术　知母　防风

方名	附子用量	原方配伍				
甘草附子汤	2枚	甘草	桂枝	白术		
桂枝加附子汤	1枚	甘草	桂枝	芍药	生姜	大枣
桂枝去芍药加麻黄细辛附子汤	1枚	甘草	桂枝	生姜	大枣	麻黄 细辛
桂枝去芍药加附子汤	1枚	甘草	桂枝	生姜	大枣	
乌头桂枝汤	1枚	甘草	桂枝	芍药	生姜	大枣
《近效方》术附汤	1枚半	白术	甘草	生姜	大枣	
去桂加白术汤	3枚	白术	甘草	生姜	大枣	
附子汤	2枚	白术	茯苓	芍药	人参	
真武汤	1枚	白术	茯苓	芍药	生姜	
黄土汤	3两	白术 灶心黄土	阿胶	干地黄	甘草	黄芩
麻黄附子甘草汤	1枚	麻黄	甘草			
麻黄附子汤	1枚	麻黄	甘草			
越婢汤(加减)	1枚	麻黄	甘草	石膏	生姜	大枣

药证发挥

附子主治脉沉微与痛证。

脉沉微,指脉形极细极微,按之如游丝,似有若无;或脉沉伏不出,重按至骨方得,或脉突然变得浮大而空软无力,此为附子证的特征,著者称为"附子脉"。这种脉多见于大汗、大下、大出血或者极度疲劳、寒冷刺激之后,体质相当虚弱的患者,也可见于经过长期疾病折磨,或年高体弱的患者。与这种脉象相伴而来的症状如下:①精神萎靡、极度疲劳感,声音低微;②畏寒,四肢冰冷;③大便溏薄或泄泻,泻下物多为不消化物,并伴有腹满腹痛等;④水肿,尤其是下肢的凹陷性水肿,有时可以出现腹水。如果检测血压,多见血压偏低,心功能与肾功能可能低下。所以,"脉微细"不能仅仅理解为一个症状,而应当理解为是一种体质状态,这就是中医所说的"阳虚"或"少阴病"。

附子脉也有特殊情况,不见细弱,反见有力者,但同时必须具有其他症状。如《金匮要略》大黄附子汤证的脉象就是"脉紧弦",桂枝附子汤证的脉象为"脉浮虚而涩"。不过两者所伴有的症状为剧烈的疼痛,所谓"胁下偏痛""身体烦疼,不能自转侧"。从临床看,附子证出现脉紧或弦的,还包括伴有出汗。如近代名医恽铁樵认为"脉硬有汗"是应用附子的特征之一。脉紧应无汗,是使用麻黄、桂枝的指征,而脉紧甚至脉硬而反汗出,就是亡阳的危症,可以考虑使用附子。恽氏这个经验,与《伤寒论》桂枝加附子汤证是相符的,对于"发汗,遂漏不止"的患者,张仲景主张在桂枝汤的基础上加上附子。

附子还主治痛证。一是身体烦痛。在《伤寒论》及《金匮要略》中应用较多,如桂枝附子汤主治"风湿相搏,身体烦疼,不能自转侧"(二)。二是胁下偏痛。大黄附子汤主治"胁下偏痛,发热,其脉紧弦"(十)。胁下,包括了胁肋部、上腹部和腰胯部。三是胸痛。薏苡附子散主治"胸痹缓急者"(九)。胸痹,为古病名,表现为胸背痛。四是腹痛。四逆散条下有"腹中痛者,加附子一枚"(318)。《金匮要略》中的附子粳米汤,主治"腹中寒气,雷鸣切痛",均是剧烈的腹痛。《备急千金要方》温脾汤(大黄、附子、干姜、肉桂、人参)治疗冷积,就是以腹痛、四肢冷、舌苔白腻为特征的疾病。此外,后世也将附子用于治疗头痛。《三因极一病证方论》治偏正头痛,年久不愈,用姜炙附子与高良姜为末,茶调服,方名必效散。《澹寮方》用附子配全蝎、钟乳粉,研末为丸,治疗头痛。《传家秘宝方》则用附子、石膏为末内服。均用附子。妇人痛经也可使用附子。《简易方论》用附子配当归,研粗末煎服,治疗经候不调,血脏冷痛,痛经。

附子所主治的痛证,其痛势剧烈,并出现以下几种情况:①患者虽苍白虚弱,反而烦躁不安,全身疼痛而痛无定处,如一些肿瘤引起的疼痛、中枢性疼痛等;②关节疼痛、拘急而冷汗直冒,如某些风湿性关节炎、腰椎间盘突出、痛风等;③胁腹大痛而腹部按之无硬满拒按者。④胸痛彻背,四肢冰冷过肘及膝,如心绞痛等。

附子主治的二证之中,脉象沉微最为重要。虽然《金匮要略》大黄附子汤证的胁腹偏痛时,其脉紧弦,但这是疼痛之脉,待痛止则脉必沉。身体烦疼者,脉虽浮而按之多软。

另外,《伤寒论》加附子多次提到"恶寒""微寒""不渴",说明附子证绝无恶热、口渴诸症。患者多面色晦黯或有轻度水肿,目睛无神,言语无力,多思卧困重,即《伤寒论》所谓"少阴之为病,脉微细,但欲寐"所描述的状态。无以上指征时,附子的使用要谨慎,不可过量。

仲景用附子,止痛多与细辛同用,温阳止泻则与干姜同用。与白术、茯苓、白芍同用利水,与麻黄、芍药、桂枝、甘草同用治疗身痛。配人参治大泻而脉微不出,配大黄治腹痛而大便不通。此外,仲景方中,附子、甘草、生姜同用者甚多。陶弘景《本草经集注》中说:"俗方每用附子须甘草、人参、生姜相互配合者,正制其毒也"。

仲景所用的附子有生、炮的不同。生附子用于回阳救逆,方如四逆汤、干姜附子汤、白通汤等;炮附子用于温经止痛,方如附子汤、甘草附子汤、大黄附子汤等。用生附子,仲景必去皮,现代研究发现附子皮中有毒成分乌头碱的含量较大,所以,去皮有利于解毒。仲景时代的炮附子的加工工艺,本人无考。但根据目前临床所用的制附子,多采用高浓度盐水腌制的办法,附子的毒性已大大降低。

张仲景用附子有两个剂量段。大剂量为(3~5枚),多用于治疗关节疼痛或心腹大痛;小剂量为1~2枚,多用于治疗脉沉微、四肢逆冷等。后世在附子的用量上悬殊极大。根据本人主持的对全国330位国家级名中医临床用药经验问卷调查的结果来看,每剂最少3g,最多达150g,一般在5~15g。尽管大剂量附子的有效报道很多,但因为附子采集时间、炮制、煎煮时间等各地不同,毒性的差别很大。据报道,不同地区附子的毒性相差8倍之多(云南医学杂志,1963,2:40)。所以,临床使用附子,仍宜从小剂量开始,而后根据患者的反应及病情需要,逐渐增加用量。

附子煎服法很有讲究。如果用于回阳救逆时,则宜久煎,可增效解毒。著者经验,用 10g 者,宜先煎 15 分钟;20g 者,则先煎 30 分钟;30g 者,则先煎 45 分钟。即每增加 10g,先煎的时间增加 15 分钟。但用于止痛时,煎煮时间不宜过长。有人提出附子煎煮新法,即将附子捣为粗末,开水煎煮 10 分钟以后,尝无麻味即可。煎煮附子时水一定要一次放足,不能中途再添加冷水进去,这是南通朱良春先生的经验。另外,云南吴佩衡先生也主张用大锅大水长时间煎煮附子,也是这个经验。

常用配方

(1)附子 5~15g　干姜 5g　甘草 10g(《伤寒论》四逆汤)

应用： 古代四逆汤主要用于霍乱等的回阳救逆,而此病现在少见,不过四逆汤证依然可见。现代人由于抗生素滥用、饮食肥腻、衣着时髦单薄、熬夜、久居空调、过食冷饮、缺少劳动及活动等,常常导致四逆汤证出现。这些患者多见外观形体偏胖,面色多晦黯、苍白或黯黄,肌肉松软,按之无力,皮肤多干燥,晨起面多水肿,目睛无神或眼胞易水肿,外观精神萎靡,面带倦容,唇色黯淡干枯,舌质淡胖而黯,多有齿痕,舌苔白(或黑)润或白滑。平时畏寒喜暖,四肢常冷,尤其下半身冷为著,易疲倦,好静恶动,大便常稀溏不成形,小便清长,口不干渴或渴不多饮或喜热饮等。这种患者就是常说的"阴寒体质",也就是"四逆汤体质"。本方多用于循环障碍性疾病,如急性心功能衰竭、心动过缓、各种休克。以消化道功能衰竭,下利清谷为特征的疾病,如急性胃肠炎、慢性结肠炎、小儿秋季腹泻等;慢性迁延性肝炎、肝硬化等也可见有本方证。一些阴寒体质的功能性子宫出血、鼻衄、复发性口疮、慢性咽炎、胃下垂、慢性前列腺炎等,也可用本方取效。本人经验,四逆汤合泻心汤,治心下痞、出血者;合茵陈五苓散,治疗慢性肝炎、肝硬化、胰头癌见面色晦黄者;合麻黄细辛附子汤,治疗风湿性关节炎、心动过缓;合四君子汤,治疗肿瘤患者食欲不振者;加黄连,治疗口腔溃疡反复发作;加肉桂,治疗腹冷痛、心动悸者;加龙骨、牡蛎、肉桂,可治疗小儿重症肺炎伴有循环障碍者。

(2)附子5~15g　芍药15g　甘草15g(《伤寒论》芍药甘草附子汤)

应用：腰椎间盘突出、坐骨神经痛以及消化道疾病等见有恶寒、四肢拘急,难以屈伸者。

(3)附子5~15g　麻黄10g　细辛10g(《伤寒论》麻黄细辛附子汤)

应用：参见麻黄条下。

(4)附子15~30g　大黄15g　细辛10g(《金匮要略》大

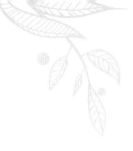

黄附子汤)

　　应用：本方是通下止痛剂。用药比较峻烈,一般都用于疼痛重证。以胸腹部疼痛为特征的疾病,如胆囊炎、胆结石、胆道蛔虫病、泌尿系结石、阑尾炎、肠梗阻、腹股沟疝、肋间神经痛(包括带状疱疹性疼痛)、心绞痛等,疼痛剧烈、恶寒而便秘者多有应用本方的机会。位于头部的偏头痛、三叉神经痛,位于下肢的脉管炎、腰椎间盘突出症、坐骨神经痛以及生殖系统的急性睾丸炎、外伤性睾丸炎、附睾结核等出现明显肿痛时也可使用。本方还可以用于龋齿疼痛、牙周脓肿、扁桃体炎、咽部脓肿、睑腺炎、角膜炎、结膜炎等。由于本方中使用了温热药的附子、细辛,一般来说,患者常常伴有自觉恶寒、手足厥冷、精神萎靡,面色晦黯、舌质黯、舌苔多厚或水滑等。由于本方中的附子量比较大,应先煎 1 小时以上,同时,配合生姜或干姜以减毒增效。

　　(5)麻黄 10g　附子 10~15g　甘草 10g(《伤寒论》麻黄附子甘草汤)

　　应用：本方是温阳散寒祛湿剂。感冒、呼吸系统疾病、消化道疾病、心血管疾病、骨关节病、精神病等见有恶寒无汗、微发热,精神萎靡、脉沉者多用之。

　　(6)附子 10g　桂枝 15g　芍药 15g　甘草 10g　生姜 15g　大枣 12 枚(《伤寒论》桂枝加附子汤)

| 应用: | 原用于恶寒、汗多、心悸动、四肢拘急疼痛者。现可用于感冒、关节痛、过敏性鼻炎、自主神经功能紊乱等见有以上表现者。 |

应用: 原用于恶寒、汗多、心悸动、四肢拘急疼痛者。现可用于感冒、关节痛、过敏性鼻炎、自主神经功能紊乱等见有以上表现者。

(7)附子 10g　白术 10g　芍药 15g　茯苓 15g　生姜 15g(《伤寒论》真武汤)

应用: 本方是温阳利水剂。适用患者多见脉沉细无力，精神萎靡，畏寒肢冷，均是大病重证。其人体内多水，或水肿，或腹泻，或小便不利，或心悸震颤等。且舌胖大苔滑。真武汤可用于以水肿为表现的慢性充血性心功能不全、慢性肾小球肾炎、肾病综合征、慢性肾衰竭、低蛋白血症、肾上腺糖皮质激素副作用、甲状腺功能低下等。对于洋地黄类药物效果不明显的充血性心力衰竭，用该方以后能缓解心悸、气短、胸闷等症状。我的经验，宜在真武汤的基础上加上肉桂、甘草更好。本人曾治疗数例肝硬化低蛋白血症患者，腹水难消，用真武汤合五苓散、怀牛膝，其中附子有用至 30g 者，白芍、赤芍多同用并也要重用至各 30g 以上，近期消除腹水有效。本方还可用于原发性高血压、低血压、一氧化碳中毒后眩晕、椎基底动脉供血不足、脑震荡后遗症、老年性震颤、大量氯丙嗪所致的锥体外系反应、长期使用糖皮质激素导致的手抖等。这些疾病常常出现眩晕、身体不自主抖动，如果伴有腹泻、水肿、舌体胖大者，用真武汤最为适合。此外，疼痛性疾病，如关节炎、坐骨神经痛、三叉神经痛、牙痛、腹痛、脑外伤后的头痛等也有使用本方的机会。

《本经疏证》:"汗后、下后用附子,证其机在于恶寒;否则无表证而烦躁未经汗下用附子,证其机在于脉沉微。"

《药征》:"附子主逐水也。故能治恶寒、身体四肢及骨节疼痛,或沉重,或不仁,或厥冷,而旁治腹痛、失精、下利。凡附子中病,则无不瞑眩。甚者脉绝色变,如死人状。顷刻吐出水数升,而其所患者,顿除也,余尝于乌头煎知之,附子逐水也明矣。"

附:乌头

乌头为毛茛科植物乌头、北乌头或其他多种同属植物的块根,有川乌头与草乌头之分,川乌头系四川栽培植物乌头的主根,草乌头为野生乌头、北乌头及其他种同属植物的块根。因川乌头的栽培始见于宋代《本草图经》,故宋以前所称乌头,应视为草乌头为妥。《金匮要略》中所用乌头也应视为草乌头。川乌头以个大、肥满、质地坚实者为佳,故处方常用大川乌。草乌头以个大肥实、粉性足者为佳,故有大草乌之名。《神农本草经》谓乌头主"中风恶风洗洗,出汗,除寒湿痹,咳逆上气,破积聚寒热"。《金匮要略》入 5 方次。

大乌头煎治"寒疝绕脐痛,若发则白汗出,手足厥冷,其脉沉紧者"(十),此方为单味乌头,用量也最大,为大者5枚。其主治为腹中剧痛而手足厥冷、脉沉紧者。乌头汤治"病历节不可屈伸,疼痛"(五)。赤丸治"寒气厥逆"(十)。乌头赤石脂丸治"心痛彻背,背痛彻心"(九)。乌头桂枝汤治"寒疝,腹中痛,逆冷,手足不仁,若身疼痛,灸刺诸药不能治"(十)。以上诸方主治均为痛证。桂枝汤虽也可用于腹痛,但其程度不重,若加乌头,则可治腹痛、身痛而逆冷、手足不仁者。

乌头较之附子,止痛为其特长,特别是腹中剧痛或关节疼痛,而手足逆冷、脉沉紧者,当用乌头。

乌头与附子为同一植物不同部位而已,故主治与附子相似,不同者,乌头多用于痛证,主治腹中剧痛或关节疼痛,而手足逆冷、脉沉紧者。其舌质多淡红,舌苔多白滑。若患者舌质红绛,舌苔光薄者,或肤白形瘦者,乌头当忌用或慎用。另外,乌头毒性大,生乌头不可使用,使用市售的制乌头,也应配伍生姜、甘草,并应当久煎,方可服用。剂量也要严格掌握,切不可过量。

根据张仲景的使用经验,乌头要用蜜煎煮。其道理何在?蜂蜜是一种高度复杂的糖类饱和溶液,其密度大约为1.4,要高于水分许多。标准状态下,水的密度为1.0,沸点为100℃,而蜂蜜的沸点应该高于水的沸点,在高于100℃蜂蜜煎煮液中,乌头中的有毒成分很可能被破坏。因此,这个高温解毒的经验应该引起重视。

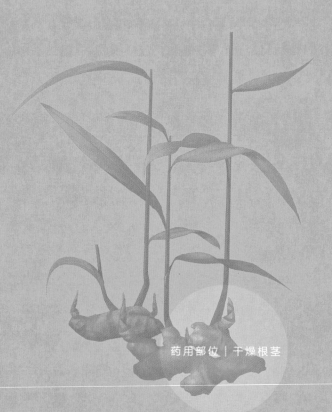

7

干姜

药用部位｜干燥根茎

干姜为姜科植物姜的干燥根茎,主产于四川、湖南等地,旧时将产于湖北均州(今湖北省丹江口市)者,奉为道地药材,称为均姜,现时多将产于四川犍为县,视为佳品,其块大、肥壮、皮细、肉白多粉,称为川干姜。《神农本草经》谓干姜主"胸满咳逆上气,温中止血,出汗,逐风湿痹,肠下利"。《伤寒论》入 24 方次;《金匮要略》入 32 方次。

原文考证

最简方(2味):甘草干姜汤、栀子干姜汤、干姜附子汤、半夏干姜散。

甘草干姜汤治"肺痿吐涎沫而不咳者",肺痿之病,从何得之?《金匮要略》谓:"或从汗出,或从呕吐,或从消渴,小便利数,或从便难,又被快药下利,重亡津液,故得之"。其临床表现如何?"其人不渴,必遗尿、小便数""必眩,多涎唾"(七)。此外,本方又治"咽中干,烦躁吐逆者"(29)。

栀子干姜汤治大下以后,"身热不去,微烦者"(80)。

干姜附子汤治"下之后,复发汗,昼日烦躁不得眠,夜而安静,不呕,不渴,无表证。脉沉微,身无大热者"(61)。

以上三方主治,多为大下之后诸证。或吐涎沫,或烦而不渴,

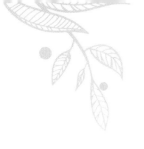

或虽烦而吐逆,或身虽热而有微烦,其中干姜附子汤证的"脉沉微",甘草干姜汤证的"其人不渴""多涎唾"为客观指征,尤为重要。

半夏干姜散治"干呕吐逆,吐涎沫"(十七)。涎沫,即清稀的唾液及痰沫。

次简方(3味):四逆汤、通脉四逆汤、桃花汤、干姜半夏人参丸。

四逆汤、通脉四逆汤见附子条下。干姜与附子、甘草同用主治下利清谷、汗出而厥冷、脉沉微者。

桃花汤治"少阴病,下利便脓血者"(306),"少阴病……腹痛,小便不利,下利不止,便脓血者"(307)。下利脓血而用干姜、赤石脂,原文主证不明。

干姜半夏人参丸治"妊娠呕吐不止"(二十)。半夏干姜本治"干呕吐逆,吐涎沫"。

最大量方(4两):甘草干姜苓术汤、大建中汤。

甘草干姜苓术汤以重用干姜与茯苓,配伍甘草、白术,主治肾着病。其表现为"身体重,腰中冷,如坐水中,形如水状,反不渴,小便自利"以及"腰以下冷痛,腹重若带五千钱"(十一)。身体重、腰中冷、不干渴是其特征。

大建中汤为干姜配人参、蜀椒、胶饴,主治"心胸中大寒痛",其症状为"呕不能饮食,腹中寒,上冲皮起,出见有头足,上下痛而不可近"（十）。是腹中寒痛而呕者。既是腹中寒，必无烦渴，当有"不渴""多涎唾"。

加味方：小柴胡汤、真武汤、理中汤、四逆散。

小柴胡汤条下有"若咳者，去人参、大枣、生姜，加五味子半升、干姜二两"（96）。真武汤条下有"若咳者，加五味子半升、细辛一两、干姜一两"（82），"若下利者，去芍药，加干姜二两"（316）。四逆散条下有"咳者，加五味子、干姜各五分"（318）。可见干姜用于咳、下利。干姜入柴胡剂，则配五味子；入麻黄剂或附子剂，则配细辛、五味子，如真武汤、小青龙汤。理中汤条下有"寒者，加干姜，足前成四两半"（386）。有寒，必有不渴多涎。

仲景方根

干姜甘草附子：主治吐下后脉沉细微、四肢厥冷者。参见附子条。

干姜甘草人参白术：主治下利不止，心下痞硬喜唾。方如理中汤治"大病差后，喜唾"（396），桂枝人参汤治"利下不止，心下痞硬"（163）。

干姜甘草半夏人参大枣黄连黄芩：主治心下痞满、干呕、下利而心烦者。方如半夏泻心汤治心下"满而不痛者"(149),生姜泻心汤治"伤寒汗出,解之后,胃中不和,心下痞硬,干噫食臭,胁下有水气,腹中雷鸣,下利者"(157),甘草泻心汤治"伤寒中风,医反下之,其人下利日数十行,谷不化,腹中雷鸣,心下痞硬而满,干呕,心烦不得安"(158)。

干姜细辛五味子:主治咳喘气逆。方如厚朴麻黄汤主治咳而脉浮(七),小青龙汤治"咳逆倚息不得卧"(十二),"咳而微喘"(41),苓甘五味姜辛汤治"咳满"(十二)。

经方中含干姜的方剂见表7-1。

表7-1　组成含干姜的经方一览表

方名	干姜用量	原方配伍
干姜附子汤	1两	附子
通脉四逆汤	3两	附子　甘草
通脉四逆加猪胆汁汤	3两	附子　甘草　猪胆汁
四逆汤	1两半	附子　甘草
四逆加人参汤	1两半	附子　甘草　人参
茯苓四逆汤	1两半	附子　甘草　人参　茯苓
白通汤	1两	附子　葱白
白通加猪胆汁汤	1两	附子　葱白　猪胆汁
人参汤(理中丸)	3两	人参　甘草　白术
桂枝人参汤	3两	人参　甘草　白术　桂枝

方名	干姜用量	原方配伍
半夏泻心汤	3两	黄连　黄芩　半夏　甘草　人参　大枣
生姜泻心汤	1两	黄连　黄芩　半夏　甘草　人参　大枣　生姜
甘草泻心汤	3两	黄连　黄芩　半夏　甘草　人参　大枣
厚朴麻黄汤	2两	细辛　五味子　麻黄　厚朴　石膏　杏仁　半夏　小麦
小青龙汤	3两	细辛　五味子　半夏　麻黄　芍药　桂枝　甘草
苓甘五味姜辛汤	2两	细辛　五味子　茯苓　甘草
甘草干姜茯苓白术汤	4两	甘草　茯苓　白术
大建中汤	4两	蜀椒　人参　胶饴

药证发挥

干姜主治多涎唾而不渴者。

涎唾即涎沫,为唾液及痰涎。多涎唾者,即口内唾液较多,或咳吐痰涎较多。干姜所主的涎唾,多清稀透明,或多泡沫,患者多无口渴感,或虽渴而所饮不多。临床见此等证,其舌苔必白厚或腻,或白滑,舌面若罩一层黏液,可称此种舌为"干姜舌"。

干姜主治伴有多涎唾而不渴的下列几种情况:

①反复服用攻下药物后。莫枚士《经方例释》:"凡经误下者,皆用干姜";

②腹泻、呕吐、脉微肢冷为特征的消化道疾病;

③以咳嗽气喘、痰液清稀为特征的呼吸道疾病;

④风湿痹痛、腰腹冷痛、小便清长、尿失禁等;

⑤出血黯淡的出血性疾病。

干姜是古代的止血药,特别是吐血。《神农本草经》谓"温中止血"。《备急千金要方》治吐血不止用干姜为末,童子小便调服一钱。《直指方》谓甘草干姜汤治男女诸虚出血。《朱氏集验方》也认为本方治吐血极妙。郑钦安先生谓无论吐衄血、牙血、二便血,先不分阴阳,都先止其血,大剂甘草干姜汤加血余炭,屡用屡效。范中林先生用大量干姜30g配伍附子、甘草等治疗崩漏和鼻衄。范文虎先生则多用附子理中汤治疗脉沉、舌淡白的吐血。

仲景使用干姜多配伍。干姜、甘草治呕吐腹泻,加附子为四逆汤,加人参、白术为理中汤。干姜配半夏治呕吐,配栀子治下利以后身热烦躁,配桂枝治腹痛,配附子治下利厥冷脉微,配蜀椒治腹满腹痛,配赤石脂止下利脓血,配细辛、五味子治咳,配白术、茯苓治腰冷痛,配人参、半夏治呕吐不止,配黄连黄芩治心下痞而吐利。所用范围较广。

干姜与生姜的主治基本相似,但传统经验认为干姜守而不走,生姜走而不守;干姜能回阳,生姜能散寒;干姜多用于腹冷腹泻,生姜多用于腹冷无汗。另外,干姜擅长止泻,生姜擅长止呕。

干姜证与附子证相似,其区别在于:附子证多见于心血管循环系统的症状,如脉象沉微;干姜证多见于消化系统症状,如呕吐、舌苔白腻等。附子能止身疼痛,而干姜则能除腹胀满,两者有内外之别。

常用配方

(1)干姜 10g　甘草 20g(《伤寒论》甘草干姜汤)

应用:　消化道疾病见腹泻、呕吐或吐清水清涎者,呼吸道疾病见痰液清稀如水者,均可使用。本方是温中的祖方,四逆汤、理中汤等均从本方加味而来。本方原书剂量为甘草倍于干姜,但临床也可两者相等或干姜倍于甘草。

(2)干姜 10g　栀子 10~15g(《伤寒论》栀子干姜汤)

应用:　本方可用于胃炎、食管炎、神经症、结肠炎等见烦热、胸中窒闷而痛,苔白者。临床很少单独使用,多配伍半夏厚朴汤、黄芩汤、栀子厚朴汤等。

(3)干姜 20g　白术 10g　茯苓 20g　甘草 10g(《金匮要略》甘姜苓术汤)

应用:　以腰腹冷痛重坠为应用特征,可用于尿失禁、腰腿痛、妊娠水肿、妊娠恶阻、盆腔炎、阳痿、脱肛、湿疹、皮肤溃疡等。其人多怕冷、舌胖大。

（4）干姜 15g　白术 15g　党参 15g　甘草 15g（《伤寒论》理中汤）

<u>应用</u>：　本方是虚寒性胃肠道疾病的基本方。患者除有吐利、食不化、心下痞硬等消化道症状外，尚有胸闷短气、畏寒、精神萎靡等全身性症状，而作为本方证特征是口不干渴、口腔内涎唾多而清稀，或多涕、多涎、多尿、胃酸多等分泌物清稀量多，大便清稀不臭，舌苔多滑。本方多用于慢性胃炎、消化性溃疡、功能性消化不良以及肠易激惹综合征、肿瘤化疗后腹泻等。上消化道出血、应激性溃疡出血、消化道肿瘤出血等见精神萎靡、口不干渴者，常配伍附子、龙骨、阿胶等。本方加桂枝，为桂枝人参汤，可用于本方证伴有心悸腹痛者；加黄连，为连理汤，可用于治疗口疮、腹泻者；加附子，为附子理中汤，可用于全身状况更差，脉微弱，精神萎靡者。

文献摘录

《本经疏证》："曰寒者多用生姜，曰冷者多用干姜。干姜可代生姜，生姜不可代干姜。呕者多用生姜，间亦用干姜；咳则必用干姜，竟不得用生姜，盖咳为肺腑病，肺主敛不主散也。"

《药征》："干姜主治结滞水毒也，旁治呕吐、咳、下利厥冷、烦躁、腹痛、胸痛、腰痛。以余观之，仲景氏用生姜、干姜，其所主治，大同而小异。生姜主呕吐，干姜主水毒之结滞者也，不可混矣。"

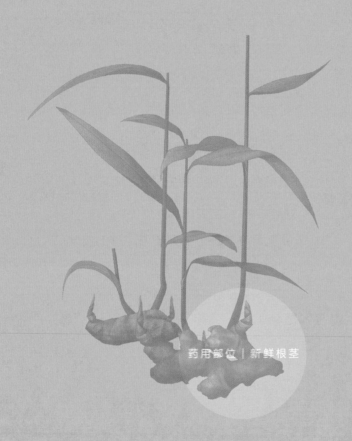

8

生姜

药用部位 | 新鲜根茎

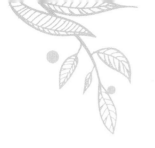

生姜为姜科植物姜的新鲜根茎。《神农本草经》谓"去臭气,通神明"。《伤寒论》入 39 方次,《金匮要略》入 51 方次。

原文考证

最简方(2 味):生姜半夏汤、小半夏汤、橘皮汤。

生姜半夏汤治"病人胸中似喘不喘,似呕不呕,似哕不哕,心中愦愦然无奈者"(十七)。

小半夏汤治"呕家……反不渴,心下有支饮"(十一)。

橘皮汤主治"干呕哕"(十七)。

以上三方用于呕逆。

最大量方(半斤):小半夏汤、小半夏加茯苓汤、橘皮汤、橘皮竹茹汤、厚朴生姜半夏甘草人参汤、当归四逆加吴茱萸生姜汤。

小半夏汤治呕家不渴。

小半夏加茯苓汤治"卒呕吐,心下痞,膈间有水,眩悸者"(十二)。

橘皮汤治"干呕,哕,若手足厥者"(十七)。橘皮竹茹汤治"哕逆者"(十七)。

以上四方均主治呕逆。

厚朴生姜半夏甘草人参汤治"发汗后,腹胀满者"(66)。本方中厚朴量最大,达半斤,则腹胀满,当属厚朴证。但方中用生姜、半夏,则推测本方证当有干呕、呃逆等。

当归四逆加吴茱萸生姜汤治"其人内有久寒者"(352)。寒者,必不渴,据小半夏汤证"呕家,反不渴,心下有支饮"的条文,则不渴者,呕吐者为多。

真武汤原方生姜用三两,但条下加减法中记载:"若呕者,去附子,加生姜,足前为半斤"。提示生姜用于呕吐。

次大量方(六两):吴茱萸汤、黄芪桂枝五物汤。

吴茱萸汤治"呕而胸满者"(十七),"食谷欲呕"(243),"少阴病,吐利,手足逆冷,烦躁欲死者""干呕,吐涎沫,头痛者"(378),均是剧烈的呕吐。

黄芪桂枝五物汤治"血痹""身体不仁"(六)。

再次大量方(五两):旋覆代赭汤、大柴胡汤、栀子生姜豉汤、厚朴七物汤、半夏厚朴汤。

旋覆代赭汤治"伤寒发汗,若吐,若下,解后,心下痞硬,噫气不除者"(161)。

大柴胡汤治"呕不止,心下急,郁郁微烦者"(103),"伤寒发热,汗出不解,心中痞硬,呕吐而下利者"(165)。

栀子生姜豉汤治"虚烦不得眠"而见"呕者"(76)。

以上三方主治均有呕吐。

厚朴七物汤治"病腹满,发热十日,脉浮而数,饮食如故"(十)。

半夏厚朴汤治"妇人咽中如有炙脔"(二十二)。

以上两方均配厚朴,前者治腹满,后者治咽喉异物感。

加味方:理中丸、通脉四逆汤。

理中丸条下有"吐多者,去术,加生姜三两"(386)。通脉四逆汤条下有"呕者,加生姜二两"(317)。

药证发挥

生姜主治恶心呕吐。

生姜、干姜同为一物,只是嫩老之别,故干姜主治的多涎唾而不渴,同样适用于生姜。生姜所主治的恶心呕吐,多伴有口内多稀涎,或吐出清水,患者口不干渴,甚至腹中有水声辘辘,就如《伤寒论》生姜泻心汤条下所谓的"胁下有水气,腹中雷鸣"。

恶心呕吐可出现在许多疾病过程中,能食者有之,不能食者也有之;腹痛者有之,心下痞者有之;发热者有之,往来寒热者有之;脉微下利者有之,脉弱悸动者有之;强壮者有之,柔弱者也有之。所以,生姜的使用,很少单独应用,仲景配伍很多。生姜配桂枝健胃止痛,心悸羸瘦而胸腹痛者多用之。配半夏止呕,吐水者多用之。配橘皮亦止呕,对噫气腹胀者宜之。配厚朴除满,恶心腹胀满者用之。配吴茱萸止痛,腹痛、头痛而吐涎沫者多用之。

配大枣理虚和胃，一可增加食欲，以恢复体力，如桂枝汤类方必用姜枣；二可防止苦药败胃，故仲景方中用之甚频，不仅含有黄连、黄芩的生姜泻心汤使用，就是泻下剂的大柴胡汤及厚朴七物汤，姜枣依然不忌。但是，胃中空虚以及机体缺乏津液的呕吐，是不适合使用生姜的。如治疗热病伤津的竹叶石膏汤和因反复呕吐不得食而有脱水的大半夏汤，用半夏而不用生姜。

生姜的用量，凡专用于呕吐者，量宜大，仲景常用五两至半斤，甚至1斤，方如生姜半夏汤、橘皮竹茹汤、大柴胡汤、吴茱萸汤、半夏厚朴汤；若用于和胃理虚，则常用2~3两，方如小建中汤、温经汤、炙甘草汤、桂枝汤、小柴胡汤；若用于治疗腹痛热利或黄疸，则仅用2两以下，如麻黄连轺赤小豆汤用2两，黄芩加半夏生姜汤用一两半。

生姜与干姜虽同属一物，但干姜为老姜之干燥品，故使用上稍有不同。生姜偏于呕吐，干姜偏于腹泻。生姜可发汗，如民间治冒雨受寒者，常饮用生姜汤，可一汗而解；干姜可化饮，如干姜配合五味子、细辛，治咳嗽气喘，痰多清稀如水者，也常取效甚速。

常用配方

(1)生姜一大块切片　红糖适量(民间经验方)

应用：此为民间流行的祛寒发汗方。凡感冒风寒，或涉冷水,或过食冰冷,导致腹部不适疼痛,腹鸣,大便稀,恶寒,鼻塞流清涕者,可趁热服用生姜红糖汤,然后避风睡觉,待汗出身热,诸症可解。

(2)生姜 10 片　大枣 20 枚(民间经验方)

应用：　消化道疾病见恶寒、恶心、食欲不振而不渴者多用之。汤药中加入本方,可以矫味,更不伤胃。

(3)生姜 5 片　白蜜 5 匙　人参 10g(《太平圣惠方》)

应用：　久呕不止,食欲不振者。妊娠呕吐、化疗呕吐、胃肠功能失调可用之。

(4)生姜 25g　橘皮 50g　枳实 15g(《金匮要略》橘枳姜汤)

应用：　多用于消化道疾病、心血管疾病见胸腹胀痛、恶心嗳气者。本方较少单独使用,多配合温胆汤或半夏厚朴汤或栀子厚朴汤同用。

(5)生姜 20g　黄连 5g　黄芩 15g　党参 15g　干姜 5g
半夏 15g　甘草 15g　大枣 12 枚(《伤寒论》生姜泻心汤)

应用：　可用于消化不良、胃炎、肠炎、神经症等消化道疾病见上腹部不适,恶心或呕吐,嗳气或有酸腐味,肠鸣,腹泻,舌苔白厚或白滑者。

文献摘录

《本经疏证》："曰寒者多用生姜,曰冷者多用干姜。干姜可代生姜,生姜不可代干姜。呕者多用生姜,间亦用干姜;咳则必用干姜,竟不得用生姜,盖咳为肺腑病,肺主敛不主散也。"

《药征续编》："生姜主治呕,兼治干呕噫哕逆。哕逆、噫气、干呕或干噫食臭皆呕吐轻证也。故如咳唾涎沫不止,似哕不哕亦生姜所兼治也。岂不呕之余证乎"。

9

细辛

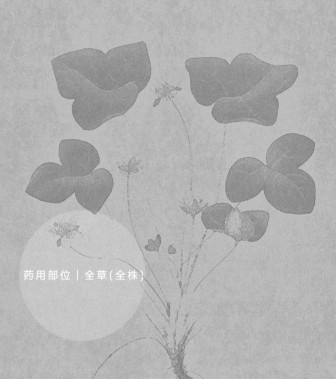

药用部位｜全草（全株）

细辛为马兜铃科植物北细辛或华细辛的全草,有北细辛与南细辛之分。北细辛主产于辽宁、吉林、黑龙江等地,根灰黄色,叶绿色,气甚芳香,味辛辣而麻舌,习惯以此为通用正品。《神农本草经》谓主"咳逆,头痛脑动,百节拘挛,风湿痹痛,死肌,明目,利九窍"。《伤寒论》入6方次,《金匮要略》入16方次。

原文考证

最大量方(3两):射干麻黄汤、小青龙汤、小青龙加石膏汤、苓甘五味姜辛汤、当归四逆汤、当归四逆加吴茱萸生姜汤。

射干麻黄汤治"咳而上气,喉中水鸡声"(七)。

小青龙汤治"伤寒表不解,心下有水气,干呕,发热而咳,或渴,或利,或噎,或小便不利,少腹满,或喘者"(40)。"伤寒,心下有水气,咳而微喘,发热不渴"(41),"咳逆倚息,不得卧"(十二)。

小青龙汤加石膏汤治"咳而上气,烦躁而喘,脉浮者"(七)。

苓甘五味姜辛汤治"咳、胸满"者(十二)。

当归四逆汤治"手足厥寒,脉细欲绝者"(351)。

当归四逆加吴茱萸生姜汤治"若其人内有久寒者"(352)。

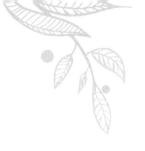

以上六方,"咳"者4方,"寒"者2方。凡治"咳"方,细辛配姜、五味子。治"寒"方,细辛配当归、桂枝、芍药、甘草。所谓"寒",除表示局部寒冷以外,尚是仲景对一种特定证候的概括,如"服汤(小青龙汤)已,渴者,此寒去欲解也"(41),"自利不渴者,属太阴,以其藏有寒故也"(277),"小便白者,以下焦虚有寒,不能制水,故令色白也"(282),"胁下偏痛,发热,其脉紧弦,此寒也"(十),提示"寒"必有口不渴、小便色清、大便自利、腹痛身痛或骨节冷痛等。而"口不渴"一证尤为重要。

最简方(3味):麻黄细辛附子汤、大黄附子汤。

麻黄细辛附子汤治"少阴病,始得之,反发热,脉沉者"(301)。所谓少阴病,即"脉微细,但欲寐"(281),"恶寒而踡"(289),"小便色白者"(282)。

大黄附子汤治"胁下偏痛,发热,其脉紧弦"(十)。据《金匮要略》"腹痛,脉弦而紧,弦则卫气不行,即恶寒;紧则不欲食"(十)之说,可见本证尚有"恶寒"和"不欲食"等。可见,"恶寒"也是细辛的主治。

次简方(4味):赤丸。

赤丸治"寒气厥逆"(十)。"厥者,手足逆冷者是也"(337)。所谓"寒气",是胸腹冷痛之谓。其理由有二:第一,赤丸中的细辛、乌头多用于疼痛,如治胁下偏痛的大黄附子汤中就有细辛、附子。第二,赤丸方后服法有"先食酒饮下三丸,日再夜一服,不知,稍增之,以知为度"(四),所谓的"知",就是疼痛缓解之谓。《金匮要略》中因"不知"而稍增加的方剂,尚有治"心痛彻背,背痛彻心"(九)的赤石脂丸与治疗"寒疝,腹中痛,逆冷,手足不仁"(十)的乌头桂枝汤,此两方的适应证都是疼痛。于此可以推测,赤丸所治之证除手足厥冷外,应有胸腹疼痛。同时提示细辛配附子乌头等可用于剧痛。

加味方:真武汤、桂苓五味甘草汤、白术散、防己黄芪汤。

真武汤条下有"若咳者,加五味子半升、细辛一两、干姜一两"(316)。桂苓五味甘草汤条下有"冲气即低,而反更咳,胸满者,用桂苓五味甘草汤,去桂加干姜、细辛,以治其咳满"(十二)。可见干姜、细辛、五味子用于"咳"。此与最大量方中的射干麻黄汤、小青龙汤、小青龙加石膏汤等方证用法相同。

白术散条下有"心烦吐痛不能食饮,加细辛一两,半夏大者二十枚"(二十)。吐为半夏主治,痛为细辛主治。

防己黄芪汤条下有"下有陈寒者加细辛三分"(二),陈寒,即久寒;下,指腰以下。下有陈寒,即腰以下经常冷痛的意思。

仲景方根

细辛附子:主治身体痛或腹痛见恶寒者。方如大黄附子汤治"胁下偏痛"(十),赤丸治"寒气厥逆"(十)。

细辛干姜五味子:主治咳逆上气而不渴者。方如小青龙汤治"心下有水气,咳而微喘,发热不渴"(41),"咳逆倚息,不得卧"(十二),"吐涎沫"(二十二),厚朴麻黄汤治"咳而脉浮"(七)。苓甘五味姜辛汤治"更咳、胸满者"(十二),真武汤条下有"若咳者,加五味子半升、细辛一两、干姜一两"(316)。

细辛桂枝当归芍药甘草:主治手足厥冷、脉细者。方如当归四逆汤治"手足厥寒,脉细欲绝者"(351)。

经方中含细辛的方剂见表9-1。

表9-1 组成含细辛的经方一览表

方名	细辛用量	原方配伍
麻黄细辛附子汤	2两	附子 麻黄
大黄附子汤	2两	附子 大黄
桂枝去芍药加麻黄细辛附子汤	2两	附子 麻黄 桂枝 生姜 甘草 大枣
赤丸	1两	乌头 茯苓 半夏
小青龙汤	3两	干姜 五味子 麻黄 半夏 芍药 桂枝 甘草
苓甘五味姜辛汤	3两	干姜 五味子 茯苓 甘草
射干麻黄汤	3两	生姜 五味子 麻黄 半夏 射干 紫菀 款冬花 大枣
厚朴麻黄汤	2两	干姜 五味子 麻黄 半夏 厚朴 石膏 杏仁 小麦

方名	细辛用量	原方配伍
真武汤(加减)	1两	干姜 五味子 生姜 茯苓 附子 芍药 白术
当归四逆汤	3两	桂枝 当归 芍药 甘草 通草 大枣
当归四逆加吴茱萸生姜汤	3两	桂枝 当归 芍药 甘草 通草 大枣 吴茱萸 生姜

药证发挥

细辛主治恶寒不渴,兼治咳、厥冷、疼痛者。

所谓恶寒,指患者恶寒喜暖,四肢厥冷。患者往往虽夏日而厚衣,或稍受风寒则冷气入骨、全身拘急不适。所谓不渴,指口不干渴,唾液清稀且量多,甚或自觉口内有冷气,唾液咽下也觉冰冷。凡恶寒不渴之人,多精神不振,喜卧懒言,小便清长,脉象或缓或迟。其舌质淡红,舌苔白滑,上罩一层稀滑黏液,著者称为"细辛涎"。以上为使用细辛的必见证。或咳者,痰液清稀量多,或多泡沫,或有清涕如水;或厥冷者,则四肢冷且痛,遇冷尤剧;或痛者,多为头痛、身痛、腹痛、胸背痛以及咽痛、齿痛、目痛等。

细辛治咳逆上气,多配干姜、五味子,其痰液必清稀。治疗四肢厥冷,多配当归、桂枝,其舌质必淡红。治疗疼痛,多配附子、乌头、肉桂、干姜等,其疼痛必剧。

细辛主治与附子相似,两者均用于恶寒而疼痛者,但附子能回阳救逆,用于脉伏不出时,而细辛只能化饮,不能救人于危难之际。细辛证必有水,如痰涕清稀,或舌苔水滑,精神状态较好;附子证则必有寒,如关节拘急疼痛、恶寒、精神状态较细辛更萎靡。

细辛与干姜均用于不渴而苔滑者,但细辛能止痛,干姜能止吐利,前者偏于神经系统,后者偏于消化系统。

细辛与芍药均能止痛。细辛主治寒痛,芍药主治挛急之痛。结合后世经验来看,细辛多用于牙痛、头痛等神经性疼痛;而芍药多用于肌肉性疼痛,如腰腿痛、腹痛等。

仲景用细辛,入汤剂量大,多用 2 至 3 两。入丸散剂量小,仅 1 两。后世有细辛不过钱的说法,源于宋代陈承著的《本草别说》,其所指者也是细辛末。但对此,后世许多医家也有不同意见,如陈修园说:"宋元祐陈承谓细辛单用末,不可过一钱,多则气闭不通而死。近医多以此语忌用,而不知辛香之药,岂能闭气?上品无毒之药,何不可多用?方书之言,类此者不少。学者不善详察而遵信之,伊黄之门,终身不能入矣"(《神农本草经读》)。但从仲景用药来看,细辛粉末不可大剂量,量大必须入汤药。另外,从仲景细辛配伍来看,配附子、乌头量小,多在 2 两以下,如真武汤仅 1 两;配干姜、桂枝等则量大,多为 3 两。

细辛适用于恶寒口不渴者,如身热汗出口渴者,舌红少苔者,干咳无痰咽痛者,四肢厥冷而心胸烦热者,细辛当慎用。

常用配方

(1)细辛 10g 干姜 15g 五味子 10g 茯苓 15g 甘草 10g(《金匮要略》苓甘五味姜辛汤)

应用： 支气管哮喘、喘息性气管炎、慢性气管炎等见恶寒不渴而咳喘、痰多清稀者。大便溏、舌苔白滑有齿痕者尤为适宜。

(2)细辛 10g 川芎 15g 麻黄 10g 附子 10g(《普济方》细辛散)

应用： 本方主治头痛如劈,无汗恶寒,脉沉紧者。一些神经性头痛、脑病可用之。

(3)细辛 10g 当归 15g 桂枝 15g 白芍 15g 甘草 10g 通草 10g 大枣 20 枚(《伤寒论》当归四逆汤)

应用： 头痛、关节病、冻疮、雷诺病、痛经、心血管病等见局部疼痛、遇寒冷加重、舌淡苔白、脉细者。

(4)细辛 10g 干姜 10g 五味子 10g 麻黄 10g 甘草 10g 桂枝 10g 半夏 10g 白芍 10g(《伤寒论》小青龙汤)

应用： 本方是散寒化饮方,主治咳而微喘,恶寒不渴,吐涎沫者。患者多恶寒,特别是背部怕冷,无汗或不易出汗;不思茶饮,毫无渴感;咳吐痰液清稀,痰涎较清稀而且量很多,形如泡沫或蛋清,黏稠度低,色较透明,落地如水;或鼻涕多如清水。其人舌苔多见白滑。本方多用于支气管哮喘、慢性支气管炎、过敏性鼻炎、花粉症等。本方证见有烦躁、口干者,可加石膏,名小青龙加石膏汤。如患者瘦弱、心悸者,可去麻黄。

文献摘录

《本经疏证》:"细辛能提出依附津液之风寒,不能使津液复其常,且不能使津液中气不随提曳以出。故其治咳每与五味子、干姜为耦。"

《药征》:"细辛主治宿饮停水也。故治水气在心下而咳满、或上逆、或胁痛。"

吴茱萸

药用部位｜小果实

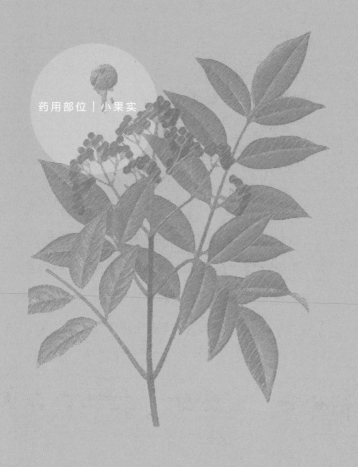

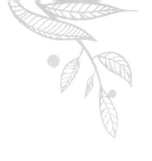

　　吴茱萸为芸香科植物吴茱萸的未成熟果实,主产于贵州、广西、湖南、云南、陕西、四川等地,以色绿、饱满、香气浓烈、味苦微辛辣者为佳。《神农本草经》吴茱萸主"温中下气,止痛,咳逆寒热,除湿血痹,逐风邪,开腠理"。《伤寒论》入 2 方次,《金匮要略》入 3 方次。

原文考证

最大量方(2 升):当归四逆加吴茱萸生姜汤。

　　当归四逆加吴茱萸生姜汤的吴茱萸用量最大,为 2 升。当归四逆汤治"手足厥寒,脉细欲绝者"(351),当归四逆加吴茱萸生姜汤则治"若其人内有久寒者"(352)。在仲景书中,寒都有痛义,用于"寒"病的方药大多有止痛作用,如治"寒气"的赤丸,治"陈寒"的防己黄芪汤加细辛,治"少腹寒"的温经汤等,由此推测,"内有久寒"为腹部经常反复发作性的疼痛,当归四逆加吴茱萸生姜汤主治经常发作的腹痛、头痛,并见干呕、手足厥冷、脉细欲绝者。

最简方(4 味):吴茱萸汤。

　　吴茱萸汤吴茱萸用量一升,但组成最简,且方以吴茱萸命名,则本方证对考证吴茱萸证最为重要。本方治"呕而胸满者"(十七),"食谷欲呕"(243),"少阴病,吐利,手足逆冷,烦躁欲死者"(309),"干呕,吐涎沫,头痛者"(378),可见吴茱萸汤证由干呕吐涎沫而胸满、厥冷、头痛组成。

其他方:温经汤、九痛丸。

温经汤治"妇人少腹寒,久不受胎,兼取崩中去血,或月水来过多,及至期不来"(二十二)。"少腹寒"即为少腹冷痛。

九痛丸治"九种心痛","兼治卒中恶,腹胀痛,口不能言。又治连年积冷,流注心胸痛,并治冷冲上气,落马坠车血疾"(九),也是胸腹痛的病症。

综上所述,以上含有吴茱萸的 4 方,均有疼痛,而以腹痛、头痛、胸痛为多,且伴有干呕、手足厥冷等。

仲景方根

吴茱萸生姜大枣:主治腹痛、头痛而厥冷、干呕、腹泻、烦躁者。方如吴茱萸汤治"呕而胸满者"(十七),"食谷欲呕"(243),"吐利,手足逆冷,烦躁欲死者"(309),"干呕,吐涎沫,头痛者"(378),当归四逆加吴茱萸生姜汤治"其人内有久寒者"(352)。

吴茱萸大枣:主治腹痛。吴茱萸汤用大枣 12 枚,当归四逆加吴茱萸生姜汤则用 25 枚,可见吴茱萸量越大,则大枣的用量就越大。

吴茱萸人参:主治吐利而烦躁欲死者。方如九痛丸治"九种心痛""兼治卒中恶,腹胀痛,口不能言"(九),吴茱萸汤治"吐利,手足逆冷,烦躁欲死者"(309)。

经方中含吴茱萸的方剂见表 10-1。

表 10-1　组成含吴茱萸的经方一览表

方名	吴茱萸用量	原方配伍		
当归四逆加吴茱萸生姜汤	2 升	生姜 甘草	桂枝 通草	芍药 细辛	当归 大枣
吴茱萸汤	1 升	生姜	人参	大枣	
温经汤	3 两	生姜 人参 甘草	桂枝 川芎 半夏	芍药 阿胶 麦冬	当归 牡丹皮
九痛丸	1 两	干姜 巴豆	人参	附子	生狼牙

药证发挥

吴茱萸主治腹痛、头痛而干呕、手足厥冷、脉细者。

其疼痛为主证,其中腹痛、头痛较多见,也有胸痛者。腹痛为一种持续性的胀痛或钝痛,部位以上腹部、下腹部多见。头痛常常出现在头顶,其疼痛程度较重,常常伴有恶心呕吐,有的吐出大量清稀的涎唾,或吐出酸水苦水,或进食后即刻吐出等。也有伴有腹泻者。由于疼痛剧烈,常常四肢冰冷。患者对寒冷敏感,寒冷刺激常常引起发作。脉细是其特征。"内有久寒",在病情上除了以疼痛为主要表现外,局部温度降低而表现为寒冷感也是不可忽视的。这种寒冷感既可以是患者主观感觉,也可以被医者客观探及。

吴茱萸与白芍均治疗腹痛,白芍所治的腹痛呈痉挛性,为阵发性,并多伴有便秘,舌苔一般不厚;而吴茱萸所治腹痛,为持续性的胀痛,甚至胀痛如锥刺,并多伴有干呕或吐涎沫、厥冷而舌苔白厚。

与吴茱萸一样,细辛亦治头痛,其人也多恶寒,但其头痛多伴咳吐清涎,或鼻流清涕,偏于呼吸道;而吴茱萸所治头痛,多伴有呕吐清涎、胸满腹痛,偏于消化道。

吴茱萸主治的干呕、手足厥冷、脉细,极似附子证。但附子证脉必沉微,而吴茱萸证则不然,脉象多细而弦。

凡用吴茱萸者,多配生姜、大枣。吴茱萸汤用吴茱萸 1 升,生姜 6 两,大枣 12 枚;当归四逆加吴茱萸生姜汤用吴茱萸 2 升,生姜半斤,大枣 25 枚,可见吴茱萸量越大,则生姜、大枣的用量就越大。

常用配方

（1）吴茱萸 5g　黄连 5g（《丹溪心法》左金丸）

应用：　脘痛嘈杂、呕吐吞酸、口苦舌红、脉弦数者适用之。

（2）吴茱萸 10~20g　党参 20g 或人参 15g　生姜 30g
大枣 12 枚（《伤寒论》吴茱萸汤）

应用：　消化道疾病、神经性呕吐、血管神经性头痛、颅脑
疾病等见腹痛、干呕、吐涎沫、头痛、吐利而手足厥逆者。

文献摘录

《本经疏证》："据仲景之用吴茱萸外则上至巅顶，下彻四肢；
内则上治呕，下治痢。其功几优于附子矣，不知附子功力各有所
在。附子之用以气，故能不假系属，于无阳处生阳；吴茱萸之用
以味，故仅能拨开阴霾使阳自伸阴自戢耳。"

《药征》："吴茱萸主治呕而胸满也。"

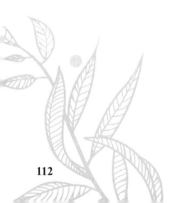

柴胡

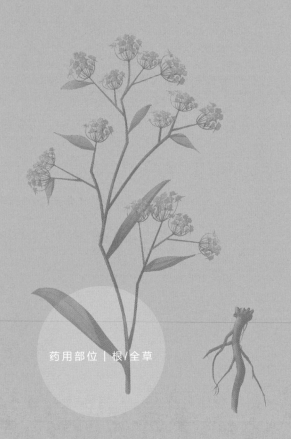

药用部位 | 根/全草

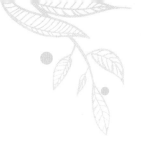

柴胡为伞形科植物北柴胡和狭叶柴胡的根或全草,饮片有北柴胡、南柴胡之分。北柴胡主产于辽宁、甘肃、河北、河南等北方地区,以根入药,常于秋季采集,又有秋柴胡之名;又其药材根头膨大,少弯曲而质较韧,不易折断,故称硬柴胡。《本草汇言》说:"如《伤寒》方有大、小柴胡汤,仲景氏用北柴胡也"。南柴胡主产于我国南方的四川、湖北、江苏等地,其根与北柴胡相比较细,多弯曲不直,质地较软,故称软柴胡、细柴胡。《神农本草经》谓柴胡"主心腹,去肠胃中结气,饮食积聚,寒热邪气,推陈致新"。《伤寒论》入 7 方次,《金匮要略》入 7 方次。

原文考证

最大量方(半斤):小柴胡汤、大柴胡汤、柴胡桂枝干姜汤、柴胡去半夏加栝楼汤(8 两)。

小柴胡汤治"往来寒热,胸胁苦满,默默不欲饮食,心烦喜呕"(96),"往来寒热,休作有时,默默不欲饮食",以及"呕"(97),"身热恶风,颈项强,胁下满,手足温而渴者"(99),"腹中急痛"(100),妇人寒热"如疟状,发作有时"(144),"呕而发热者"(379,149),"伤寒差以后,更发热者"(394),"胸满胁痛者"(37)，"阳明病，发潮热，大便溏，小便自可，胸胁满不去者"(230)，"脉弦浮大而短气，腹都满，胁下及心痛，久按之气不通，鼻干，不得汗，嗜卧，一身及目悉黄，小便难，有潮热，时时哕，耳前后肿"(231)，"胁下硬满，干呕不能食，往来寒热。尚无吐下，脉沉紧者"(266)，"胸胁满而呕，日晡所发潮热"(104)，"诸黄，腹痛而呕者"(十五)，"妇人在草蓐自发露得风，四肢苦烦热，头痛者"(二十一)，"产妇喜汗出者……大便坚，呕不能食"(二十一)。

大柴胡汤治"伤寒发热，汗出不解，心中痞硬，呕吐而下利者"(165)，"呕不止，心下急，郁郁微烦者"(103)，"热结在里，复往来寒热者"(136)，"按之心下满痛者"(十)。

柴胡桂枝干姜汤治"胸胁满微结，小便不利，渴而不呕，但头汗出，往来寒热，心烦者"(147)，"疟寒多微有热，或但寒不热"(四)。

柴胡去半夏加栝楼汤治"疟病发渴者，亦治劳疟"(四)。

以上23条中，有发热性症状者17条，或往来寒热、寒热如疟状、或疟病、或呕而发热、或潮热、或身热恶风，其中以往来寒热为特点。胸胁及上腹部症状13条，或胸胁苦满，或胸满胁痛，或胁下硬满，或心下满痛，或心中痞硬等，其中又以胸胁苦满为特点。呕者11条，或呕而发热，或呕不能食，或呕吐而下利，或腹痛而呕等。从上可见，柴胡类方主要用于往来寒热、胸胁苦满而呕者。而其中往来寒热与胸胁苦满为柴胡主治所特有。《伤寒论》中"往来寒热"见于6处，1处无方，5处分别为小柴胡汤(3处)、柴胡桂枝干姜汤(1处)、大柴胡汤(1处)。又《伤寒论》中发热恶寒并见者,属太阳病,为麻黄桂枝证;不恶寒反恶热,身热汗自出者,属阳明病,为石膏大黄证;唯独寒已而热,热已而寒的往来寒热,属少阳病,为柴胡证。

四逆散治"四逆,其人或咳,或悸,或小便不利,或腹中痛,或泄利下重者"(318)。四逆,即四肢发冷,特别是手冷,患者自觉明显冷感,而他人扪之则或明显或并不明显,患者心胸则觉烦热不安。这种情况可以看作是"往来寒热"的又一种类型。

需要指出,小柴胡汤药虽7味,但从条下加减法可见,方中黄芩、人参、半夏、生姜、大枣均可去,唯柴胡、甘草不可去,故也可将小柴胡汤作为最简方看。因半夏主治呕吐,黄芩主治烦热,则小柴胡汤证的"往来寒热""胸胁苦满"应视为柴胡甘草的主治。

仲景方根

柴胡甘草:主治往来寒热,胸胁苦满。小柴胡汤加减法甚多,但方中柴胡、甘草两味药不可去,可见此为小柴胡汤的核心。

柴胡人参甘草生姜大枣:主治柴胡证见虚羸少气、食欲不振者。方如小柴胡汤、柴胡加龙骨牡蛎汤、柴胡桂枝汤、柴胡加芒硝汤。

柴胡黄芩半夏人参甘草生姜大枣:主治胸胁苦满、往来寒热而心烦喜呕者。方如小柴胡汤。以此为中心的类方颇多,有柴胡加芒硝汤、柴胡桂枝汤等。后世的柴陷汤、柴平煎、柴苓汤、柴朴汤等。

柴胡芍药枳实:主治往来寒热、四肢冷、上腹部满痛,或腹中痛,或里急后重。方如四逆散、大柴胡汤。

柴胡黄芩甘草栝楼根:主治往来寒热而口干渴者。方如柴胡桂枝干姜汤、柴胡去半夏加栝楼汤。

柴胡桂枝甘草:主治发热或往来寒热、胸胁苦满、关节疼痛、四肢冷而悸者。方如柴胡桂枝汤、柴胡桂枝干姜汤、四逆散(加减)。参见桂枝条下。

经方中含柴胡的方剂见表 11-1。

表 11-1　组成含柴胡的经方一览表

方名	柴胡用量	原方配伍					
小柴胡汤	半斤	黄芩	半夏	人参	生姜	大枣	甘草
柴胡加龙骨牡蛎汤	4 两	黄芩	半夏	人参	生姜	大枣	桂枝
		茯苓	大黄	龙骨	牡蛎	铅丹	
柴胡桂枝汤	4 两	黄芩	半夏	人参	生姜	大枣	甘草
		桂枝	芍药				

方名	柴胡用量	原方配伍					
柴胡加芒硝汤	2两16铢	黄芩 芒硝	半夏	人参	生姜	大枣	甘草
鳖甲煎丸	6分	黄芩 芍药	半夏 大黄	人参 阿胶	甘草 蟅虫等	干姜	桂枝
大柴胡汤	半斤	芍药 大黄	枳实	黄芩	半夏	生姜	大枣
四逆散	等分	芍药	枳实	甘草			
柴胡桂枝干姜汤	半斤	黄芩	甘草	栝楼根	干姜	桂枝	牡蛎
柴胡去半夏加栝楼汤	8两	黄芩	甘草	栝楼根	人参	生姜	大枣

药证发挥

柴胡主治往来寒热而胸胁苦满者。

凡胸胁苦满、往来寒热而兼呕者,或兼四肢逆冷者,或兼默默不欲饮食者,均为柴胡主治范围。

所谓往来寒热,主要指患者的自我感觉,即一种寒热交替感。或忽而恶风怕冷,肌肤粟起,忽而身热而烦;或心胸热而四肢寒,或上部热而下体寒,或半身寒,半身热。这种寒热交替感还包括对温度变化的自我感觉过敏,如特别畏风、怕吹空调等。再推而广之,对湿度、气压、光照、气候、居住环境、声响、气味的变化过敏乃至心理的过敏都可以认为是往来寒热的延伸。所以,临床上可见许多病毒感染性疾病、精神神经系统疾病、免疫系统疾病、女性月经病等出现往来寒热的症状。需要说明，往来寒热与体温高低不成正相关，其中有体温高者，如感冒发热、疟疾，但也有体温正常者，所以，不能简单地将寒热理解为发热。

往来寒热中，"往来"也有特殊意义。第一，指疾病呈迁延性，病程慢性化。第二，是指有节律性，或日节律，或周节律，或月节律。比如失眠，常常到深夜则无睡意，都表现为日节律；目前城市常见的星期一综合征，则表现为周节律；如经前期紧张综合征、乳腺小叶增生症等，表现为月节律；而有些过敏性疾病的支气管哮喘、花粉症、过敏性鼻炎等，则表现为季节性，这也可以看作是一种节律性。第三，是指没有明显的节律，时发时止，不可捉摸，比如癫痫以及一些神经症、过敏性疾病等。这些疾病的发作往往与情绪相关或与过敏原相关。对以上所说的具有"往来""休作有时"特征的疾病，中医常使用柴胡类方。如清代名医费伯雄曾用含有柴胡的处方治疗1例隔日彻夜不眠的奇症（《医醇賸义》）；近代名中医岳美中先生用小柴胡汤治愈每日正午全身无力的小儿（《岳美中医案集》）；日本有报告用柴胡桂枝汤治疗癫痫，都是以"往来"与"休作有时"为辨证依据的。所以，临床上具有发病呈周期性或时发时止特征的疾病，经常使用柴胡类方。

所谓胸胁苦满，一指患者有自觉的胸膈间的气塞满闷感和胁肋下的气胀填满感，患者常常以"胸闷胸痛""无法呼吸""想要深呼吸""腹胀""心里不舒服"等为表述。患者常常伴有上腹部不适感、腹胀、嗳气等躯体症状。二指他觉指征，如沿肋骨弓的下端向胸腔内按压,医生指端有抵抗感,患者也诉说有胀痛不适感。日本学者细野史郎先生有一"捏诊法",即医生以大拇指与食指、中指轻轻提捏胁肋的皮肤,患者感到明显疼痛,医生用手指捻动时,指下有沙沙的摩擦感者,为胸胁苦满阳性。此外,胸胁部的肿块也属于胸胁苦满的范畴,如乳房的胀痛与结块、分泌异常,腋下的肿块等,均有使用柴胡剂的机会。

根据临床经验,胸胁苦满所谓胸胁的部位来说,还可作适当延伸,如头面肩颈身体两侧部位的疼痛、肿块等,也可归属于胸胁苦满的范畴。如偏头痛,耳部疾患,肩颈部的酸痛,胸锁乳突肌的疼痛,甲状腺的肿胀,腰胯部的疼痛以及腹股沟的肿块、疼痛等,临床可以考虑使用柴胡类方。所以,本人将胸胁部、身体的侧面、腹股沟等部位称为"柴胡带"。

需要指出,胸胁苦满的"苦"字,除表示患者胸胁部的不适感比较明显或持久化以外,还指患者的心理处在一种抑郁痛苦的状态。患者表现为情绪低落、神情漠然,可以出现食欲不振,《伤寒论》所谓的"默默不欲饮食";也可以出现烦躁、恶心、口干口苦、咽喉异物感等,所谓的"口苦咽干目眩""心烦喜呕"等。有的患者还有睡眠障碍、疑病心理等。

经常伴随往来寒热、胸胁苦满而出现的,是呕、四肢冷、默默不欲饮食、发黄等临床表现。《伤寒论》中有"伤寒中风,有柴胡证,但见一证便是,不必悉具"的经验之谈。这里的"柴胡证",即往来寒热而胸胁苦满,也就是说,在有往来寒热而胸胁苦满的同时,只要见有呕、四肢冷、默默不欲饮食、发黄中一症者,即可使用柴胡剂。

柴胡证的或然证较多。如小柴胡汤的"或胸中烦而不呕,或渴,或腹中痛,或胁下痞硬,或心下悸,或小便不利,或不渴、身有微热,或咳",四逆散"或咳,或悸,或小便不利,或腹中痛,或泄利下重"等,这提示柴胡证的覆盖面很大,其所主治的不仅仅是一个症状,而是一种体质状态。

本人发现以下的患者比较容易出现柴胡证,使用柴胡类方也比较有效。其特征如下:外观体型中等或偏瘦,面色微黯黄,或青黄色,或青白色,缺乏光泽。肌肉比较坚紧,舌质不淡胖,舌苔正常或偏干,脉象多弦细。主诉以自觉症状为多,对气温变化的反应敏感,或时有寒热感,情绪的波动较大,食欲易受情绪的影响,胸胁部时有气塞满闷感,或有触痛,四肢常冷。女性月经周期不齐,经前多见胸闷乳房胀痛结块,烦躁、腹痛腰酸、经血黯或有血块。本人将此类患者称为"柴胡体质"。

小柴胡汤中柴胡用半斤,现代许多报道用于退热,柴胡常使用30g以上。本人经验,柴胡用于治疗病毒性感冒发热以及类风湿关节炎,用量在20g以上方有显效。柴胡有南北之分,据报道,北柴胡所含的柴胡皂苷是南柴胡的7倍。所以,在使用南柴胡时,量要大于北柴胡。

中医界有"柴胡竭肝阴"的传言,但本人使用柴胡及其类方多年,尚未发现明显的不良反应,偶见有些患者服用柴胡复方后出现轻度腹泻。有人报道,过量服用柴胡可以导致血压升高、恶心呕吐、水肿、少尿或无尿。出于安全考虑,如有肾功能不全,或血压过高者,应避免长期大量使用柴胡。

常用配方

(1)柴胡 15g　芍药 15g　枳实 15g　甘草 15g(《伤寒论》四逆散)

应用：本方是解痉止痛升压剂,并能缓解心理压力所导致的躯体症状。适用于以往来寒热、胸胁苦满、四肢冷、腹痛为特征的疾病,如低血压、抑郁症、神经症、更年期综合征以及消化道疾病、泌尿道结石、月经不调等,用本方加味多有效果。四肢发冷,是四逆散的特征。四逆,本是指四肢发冷。四逆散所治疗的这类病人多半平时并无大病,但一到秋冬天凉,人未觉冷,而两手已先凉。或一旦紧张和疼痛都可以出现四肢凉、手心汗多的表现。这即是典型的柴胡体质。四逆散证大多有比较明显的腹证,即上腹部及两胁下腹肌比较紧张,按之比较硬。日本古代医家和田东郭也认为"其腹形专结于心下及两胁下,其凝及于胸中,而两胁亦甚拘急"。原书本方用散剂,临床多改用汤剂,药物配比也可适当调整。

(2)柴胡 40g　黄芩 15g　半夏 15g　甘草 15g　党参 15g 或人参 10g　生姜 15g　大枣 12 枚(《伤寒论》小柴胡汤)

应用：小柴胡汤是中医和法的代表方。本方所适应的患者,往往经过发汗、催吐、泻下的常规治疗,但发热持续不退,时低时高,病情或进或退,也有的病人虽然不发热,但依然怕冷怕热,对外界温度的变化十分不适应,有的病人变得消瘦。病人的临床表现也变得比较复杂,有的表现为食欲不振,或恶心呕吐,或口苦咽干,或目眩,或腹痛,或心悸,或咳嗽,或手足心热。有的病人在胁下出现肿大的脾脏,或在腋下或腹股沟出现肿大的淋巴结。这种情况表明疾病进入了迁延期和慢性期,后世的医家习惯用"半表半里"来概括这种状态,治疗的原则就是调和,代表方是小柴胡汤。

小柴胡汤的应用范围相当广泛,常用于以下疾病:病毒、细菌等造成的感染性发热以及肿瘤发热及功能性低热;慢性消化系统疾病的慢性肝炎、慢性胃炎、消化性溃疡、慢性胆囊炎等;过敏性疾病的过敏性皮炎、荨麻疹、异位性皮炎、过敏性鼻炎、支气管哮喘等;淋巴系统疾病的淋巴结肿大、淋巴结炎、淋巴结核、肿瘤的淋巴结转移、慢性淋巴细胞白血病、恶性淋巴瘤以及急性化脓性扁桃体炎、急性或慢性睾丸肿大等;精神神经系统疾病的抑郁症、神经症、更年期综合征、神经性厌食症、心因性阳痿等;胶原型疾病的类风湿关节炎、强直性脊柱炎、干燥综合征、红斑狼疮等;五官科疾病的耳鸣或耳聋、中耳炎、慢性鼻炎、虹膜炎、角膜炎等;以及艾滋病、甲状腺病、肿瘤等,均可使用。本方的疗效判定,据病而定。相关疾病的主要症状及其指标得到缓解。

小柴胡汤常合方应用。合小陷胸汤,名柴陷汤,治疗咳嗽痰黏,伴胸胁苦满及心下压痛者,多用于呼吸道感染伴消化道炎症者。合半夏厚朴汤,名柴朴汤,治疗胸闷胁痛、咽喉、食管异物感、精神不安定、食欲不振、恶心呕吐、苔白腻者,多用于支气管炎、哮喘及神经症患者。合五苓散,名柴苓汤,治疗小柴胡汤证伴见尿量减少、水肿、口渴者,多用于肿瘤放化疗以后、肾炎、急性胃肠炎、伤暑患者。合平胃散(苍术、厚朴、陈皮、甘草)方,名柴平煎,治疗小柴胡汤证见腹满、苔白腻者。

(3)柴胡 15g 桂枝 5g 芍药 5g 黄芩 5g 半夏 5g 甘草 5g 党参 10g 或人参 5g 生姜 5g 大枣 6 枚(《伤寒论》柴胡桂枝汤)

应用: 适用于以形体消瘦、自汗恶风、对风冷过敏为特征的疾病,如免疫功能低下性疾病、精神神经疾病、消化系统疾病、过敏性疾病等。

(4)柴胡 20g 桂枝 15g 干姜 10g 甘草 10g 黄芩 15g 栝楼根 20g 牡蛎 15g(《伤寒论》柴胡桂枝干姜汤)

应用: 本方是精神疲劳后的恢复剂。尤其适合于过度疲劳、大量出汗、胸闷、心悸、腹泻、饮食睡眠无规律的中青年患者。可用于焦虑症、多汗症、口吃、心律不齐、糖尿病、失眠等。

(5)柴胡 20g 黄芩 15g 半夏 15g 枳壳 20g 芍药 15g 大黄 10g 生姜 15g 大枣 12 枚(《伤寒论》大柴胡汤)

应用: 本方功能泻下,适用于以胸胁苦满、腹痛为特征的疾病,如胆囊炎、胆结石、胰腺炎、胆汁反流性胃炎、支气管哮喘等均可使用。某些高血压、高脂血症、肥胖症等,本方也有效果。其人体型偏胖或中等,但体格壮实,按之上腹部硬或胀痛,大多伴有胆胰疾病，食欲差，伴有恶心呕吐，便秘，并有情绪抑郁、紧张、睡眠障碍等。按之心下满痛，是大柴胡汤证的重要客观指征。医生在按压上腹部以及右肋下，常常有比较明显的抵抗感和压痛。本方多与泻心汤、桂枝茯苓丸、半夏厚朴汤等方同用。

(6) 柴胡 10g　当归 10g　芍药 15g　白术 10g　茯苓 15g　甘草 5g　薄荷 5g　生姜 3 片（《太平惠民和剂局方》逍遥散）

应用：　本方是女性调经方。适用于各种与月经相关的疾病，如经前乳房胀痛、经前水肿、经前头痛、经前发热、经前期紧张综合征。逍遥散证的特点是胸胁苦满、往来寒热而有腹痛、腹泻、水肿者。有些男性的泌尿道结石也可使用本方，但当归、白芍的量要加大。

(7) 柴胡 15g　黄芩 10g　半夏 10g　人参 10g　大黄 10g　龙骨 15g　牡蛎 15g　桂枝 10g　茯苓 15g　大枣 6 枚　生姜 15g　铅丹（药房无售可不用）（《伤寒论》柴胡加龙骨牡蛎汤）

应用：　本方是调神安神方。清代医家徐灵胎说："此方能下肝胆之惊痰，以之治癫痫必效"。本方证的特点是患者具有明显的精神症状，如动悸感、幻觉、失眠、易于惊吓等。除癫痫以外，抑郁症、精神分裂症、焦虑症、惊恐发作、创伤后应激障碍、脑损伤、高血压、帕金森病、老年性痴呆等也可用。

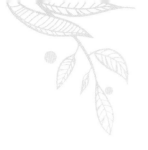

文献摘录

《本经疏证》:"仲景著小柴胡汤之效曰:上焦得通,津液得下,胃气因和,身濈然而汗出解。以是知柴胡证皆由于上焦不通,上焦不通则气阻,气阻则饮停,饮停则生火,火炎则呕吐。半夏生姜能止吐蠲饮,然不能彻热,黄芩能彻热,然不能通上焦,能通上焦者,其惟柴胡也。"

《药征》:"柴胡主治胸胁苦满也。旁治寒热往来,腹中痛,胁下痞硬。仲景之用柴胡也,无不有胸胁苦满之证。今乃施诸胸胁苦满而寒热往来者,其应犹响之于声。非直疟也,百疾皆然。无胸胁苦满证者,则用之无效焉。"

半夏

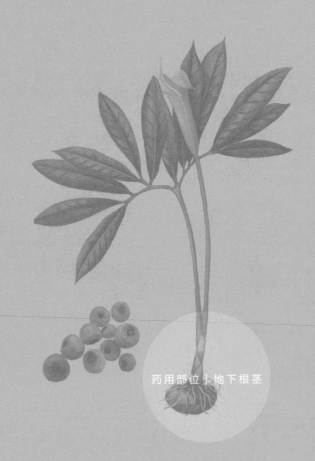

药用部位 | 地下根茎

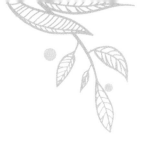

半夏为天南星科植物半夏的地下根茎,主产于四川、湖北、安徽、江苏、河南、浙江等地,以四川所产者质量为好。半夏药材以个大、皮净、色白、质坚实,粉性足者为佳。《神农本草经》谓半夏主"伤寒、寒热心下坚,下气,喉咽肿痛,头眩胸张,咳逆肠鸣,止汗"。《伤寒论》入18方次,《金匮要略》入36方次。

原文考证

最大量方(2升):大半夏汤。

大半夏汤治"胃反呕吐者"(十七)。

次大量方(1升):麦门冬汤、小半夏汤、小半夏加茯苓汤、半夏厚朴汤。

麦门冬汤治"大逆上气,咽喉不利"者(七)。

小半夏汤治"呕家……不渴"(十二)。

小半夏加茯苓汤治"卒呕吐,心下痞,膈间有水,眩悸者"(十二)。

半夏厚朴汤治"妇人咽中如有炙脔""胸满心下坚,咽中帖帖如有炙脔,吐之不出,吞之不下"(《备急千金要方》)。

从上可见,大剂量半夏用于治疗呕吐以及咽喉部症状。

最简方(2味):小半夏汤、半夏干姜散、生姜半夏汤、半夏麻黄丸。

小半夏汤治"呕家……不渴"(十二),"诸呕吐,谷不得下者"(十七)。

半夏干姜散治"干呕吐逆,吐涎沫"(十七)。

生姜半夏汤治"病人胸中似喘不喘,似呕不呕,似哕不哕,彻心中愦愦然无奈者"(十七)。

以上3方均为半夏配姜,用于治疗呕吐而不渴或吐涎沫者。

半夏麻黄丸主治"心下悸者"(十六)。

次简方(3味):苦酒汤、半夏汤。

苦酒汤为半夏与苦酒、鸡子白同用,治"咽中伤,生疮,不能语言,声不出者"(312)。

半夏汤为半夏与桂枝、甘草同用,治"少阴病,咽中痛"(313)。

以上两方均治咽痛。

加半夏方:葛根加半夏汤、黄芩加半夏生姜汤、茯苓甘草五味姜辛加半夏汤、越婢加半夏汤。

葛根加半夏汤治"太阳与阳明合病,不下利,但呕者"(33)。

黄芩加半夏生姜汤治"太阳与少阳合病……若呕者"(172)。

茯苓甘草五味姜辛加半夏汤治"支饮者,法当冒,冒者必呕,呕者复内半夏"(十二)。

以上3方因呕加半夏。

越婢加半夏汤治"咳而上气……其人喘,目如脱状,脉浮大者"(七),而无半夏的越婢汤则治"恶风,一身悉肿,脉浮,不渴,续自汗出,无大热"(十六)。可见,因咳喘而加半夏。考仲景治咳喘的小青龙汤、厚朴麻黄汤、射干麻黄汤中均有麻黄半夏,则提示半夏配麻黄治咳喘。

去半夏方:柴胡去半夏加栝楼汤。

柴胡去半夏加栝楼汤治"疟病发渴者"(四)。因渴,而去半夏,则适用半夏的患者必无口干舌燥这一点就能明确了。

加味方:厚朴七物汤、竹叶汤、白术散。

厚朴七物汤条下有"呕者加半夏五合"(十)。竹叶汤条下有"呕者,加半夏半升"(二十一)。白术散条下有"心烦吐痛不能食饮,加细辛一两,半夏大者二十枚"(二十)。3方均因呕吐加半夏。

仲景方根

半夏生姜或干姜:主治恶心呕吐而不渴者。方如生姜半夏汤、小半夏汤、半夏干姜散。半夏与姜的主治相似,两者同用,不仅可以增效,而且能解半夏毒。现药房所售制半夏,多为姜制。

半夏茯苓:主治恶心呕吐而眩悸者。方如小半夏加茯苓汤、半夏厚朴汤。所谓眩悸者,即为眩晕、恍惚感、心悸、肉跳动,易惊恐,失眠等精神神经系统症状。

半夏栝楼实:主治胸闷胸痛者。方如小陷胸汤治"小结胸病,正在心下,按之则痛,脉浮滑者"(138),栝楼薤白半夏汤治"胸痹,不得卧,心痛彻背者"(九)。如此配合,多用于肺部感染、心脏病以及上消化道疾病。

半夏附子(乌头):主治腹大痛而呕吐者。方如附子粳米汤治"腹中寒气,雷鸣切痛,胸胁逆满,呕吐"(十),赤丸治"寒气厥逆"的腹痛(十)。半夏附子(乌头)有止痛作用。

半夏麻黄:主治咳喘而呕者。方如半夏麻黄丸、小青龙汤、射干麻黄汤、厚朴麻黄汤、越婢加麻黄汤等。

半夏厚朴生姜:主治腹满而呕或咽喉异物感。方如厚朴生姜半夏甘草人参汤治"发汗后,腹胀满者"(66),半夏厚朴汤治"妇人咽中如有炙脔",厚朴七物汤主治"病腹满"而呕者(十)。

半夏人参：主治呕吐或噫气不止，心下痞硬者。方如干姜人参半夏丸治"妇人呕吐不止"（二十），旋覆代赭汤治"伤寒发汗，若吐若下，解后，心下痞硬，噫气不除者"（161），大半夏汤治"胃反呕吐"（十七），"呕，心下痞硬者"（《外台秘要》）。

半夏麦冬人参甘草：主治咳逆呕恶而虚羸少气者。方如竹叶石膏汤主治"伤寒解后，虚羸少气，气逆欲吐"（397）。麦门冬汤主治"大逆上气，咽喉不利"（七）

经方中含半夏的方剂见表12-1。

表 12-1　组成含半夏的经方一览表

方名	半夏用量	原方配伍
生姜半夏汤	半升	生姜汁
小半夏汤	1升	生姜
半夏干姜散	等分	干姜
小半夏加茯苓汤	1升	茯苓　生姜
半夏厚朴汤	1升	茯苓　生姜　厚朴　干苏叶
小陷胸汤	半升	栝楼实　黄连
栝楼薤白半夏汤	半斤	栝楼实　薤白　白酒
附子粳米汤	半升	附子　甘草　大枣　粳米
赤丸	4两	乌头　茯苓　细辛
半夏麻黄丸	等分	麻黄
射干麻黄汤	8枚	麻黄　生姜　细辛　五味子　紫菀　款冬花　射干
小青龙汤	半升	麻黄　干姜　细辛　五味子　甘草　桂枝　芍药

方名	半夏用量	原方配伍				
厚朴麻黄汤	半升	麻黄 石膏	干姜 杏仁	细辛 小麦	五味子	厚朴
越婢加半夏汤	半升	麻黄	石膏	生姜	大枣	甘草
葛根加半夏汤	半升	麻黄 生姜	葛根 大枣	甘草	芍药	桂枝
厚朴生姜半夏甘草人参汤	半升	厚朴	生姜	甘草	人参	
厚朴七物汤(加减)	5合	厚朴 桂枝	生姜 大枣	大黄	甘草	枳实
大半夏汤	2升	人参	白蜜			
旋覆代赭汤	半升	人参 甘草	生姜 大枣	旋覆花	代赭石	
干姜人参半夏丸	2两	人参	干姜			
竹叶石膏汤	半升	麦冬 粳米	人参	甘草	竹叶	石膏
麦门冬汤	1升	麦冬	人参	甘草	粳米	大枣
半夏泻心汤	半升	黄连 大枣	黄芩	干姜	甘草	人参
生姜泻心汤	半升	黄连 大枣	黄芩 生姜	干姜	甘草	人参
甘草泻心汤	半升	黄连 人参	黄芩	干姜	甘草	大枣

药证发挥

半夏主治呕而不渴者,兼治咽痛、失音、咽喉异物感、咳喘、心下悸等。

呕有恶心、干呕、喜呕、胃反之分,均为半夏主治,但患者大多不渴。所谓的不渴,为口腔无明显干燥感,也没有明显的口渴感,甚至经常泛吐清稀的唾液或胃内水液,其舌面也可见湿润、黏腻的舌苔。相反,如果患者有严重的口渴感,或者舌面干燥无津,虽然有呕吐,也不宜使用半夏。

呕,不仅是即时性的症状,应当将其看作是一种体质状态。仲景有"呕家"的提法,是指某种经常出现恶心、呕吐等症状的体质。可见呕家易于出现半夏证。呕家的具体特征,张仲景没有详细解释,本人试述如下:营养状况较好,目睛有光彩,肤色滋润或油腻,或黄黯,或有水肿貌,但缺乏正常的光泽;形体并不羸瘦,肥胖者居多。主诉较多而怪异,多疑多虑,易于精神紧张,情感丰富而变化起伏大,易于出现恶心感、咽喉异物感、黏痰等。脉象大多正常,或滑利。舌象多数正常,或舌苔偏厚,或干腻,或滑苔黏腻,或舌边有两条由细小唾液泡沫堆积而成的白线,或有齿痕舌。这种体质,著者称之为"半夏体质"。

凡半夏体质患者的咽痛、失音、咽喉异物感、咳喘、心下悸等,均可使用半夏。其中咽喉异物感最有特点。"妇人咽中如有炙脔",这是对咽喉异物感的形象描述。此外,胸闷、压迫感、堵塞感、痰黏感等,也可归于咽喉异物感。咽喉异物感常常导致恶心呕吐。这成为使用半夏的重要特征。

从半夏主治及兼治的病症来看,具有两个特点:一是感觉异常样症状。半夏所主治的呕吐,本是一种异常的反射。半夏厚朴汤主治咽中如有炙脔,实无炙脔,纯属一种感觉异常。此外,还有麻木感、冷感、热感、堵塞感、重压感、痛感、痒感、悸动感,失去平衡感、恐怖感、音响感。由感觉异常导致的异常的反射和行为,如恶心、呕吐、食欲异常、性欲异常、语言异常、睡眠异常、情感异常等,都有使用半夏的可能。二是咽喉部症状。恶心、呕吐、咽痛、失音、咽中如有炙脔等,均为咽喉部的症状。在精神紧张、抑郁、焦虑、恐惧时,以上症状极易出现。

半夏与甘草均治咽痛,但甘草所治的咽痛以红肿干痛为主,而半夏所治的咽痛,咽喉常有异物感或黏痰、多恶心。

半夏与干姜均治不渴而呕吐,舌苔多腻,但两者主治有上下之别,半夏主治以咽喉部的异物感,胸部的重压感为主,而干姜主治以呕吐涎水、腹泻呈水样便为主。

半夏与生姜均能止呕,但生姜长于发散,用于外感风寒之呕吐,既治呕又发汗解表;半夏长于降逆散结,胃之瘫缓而痞满壅塞者多用。

张仲景用半夏有 3 个剂量段,大量(2 升)主治反胃等严重呕吐,方如大半夏汤。中量(半升~1 升)主治恶心喜呕、咳喘、失音、心悸等,或配麦冬。小量(两合半)主治微呕,方如柴胡桂枝汤。

需要指出,张仲景当年使用的是生半夏,与当今习用的经姜、矾等反复炮制后的制半夏不同,两者的用量和用法可能也有一定差异。

常用配方

(1) 半夏 25g　生姜 40g(《金匮要略》小半夏汤)

　应用：本方是止呕专方。凡呕吐而不渴者多用之。

(2) 半夏 50g　人参 15g　白蜜 200ml(《金匮要略》大半夏汤)

　应用：多见于体质虚弱消耗明显的患者。或反复呕吐，或长期禁食，或屡用苦寒攻下药物，体内津液丢失殆尽。患者大多消瘦枯槁，腹扁平无弹性，或舌光无苔，或大便干结难出，或气短乏力。

(3) 半夏 25g　生姜 40g　茯苓 20g(《金匮要略》小半夏加茯苓汤)

　应用：以恶心呕吐为主诉的疾病，如神经性呕吐、肠粘连、幽门梗阻、贲门失弛缓症、胃及食管反流症、十二指肠壅积症、胃炎、妊娠呕吐、抗生素呕吐、肿瘤化疗不良反应等。对于恶心吐水者，以及呕吐、心下悸、失眠多梦者，本方最为适宜。

(4) 半夏 15g　陈皮 15g　茯苓 15g　甘草 5g　生姜 3 片(《太平惠民和剂局方》二陈汤)

　应用：适用于恶心呕吐、嗳气、呃逆、咳嗽、胀满、头眩心悸者。广泛用于精神神经疾病、消化系统疾病、呼吸系统疾病。

(5)半夏 25g　厚朴 15g　茯苓 20g　紫苏叶 10g　生姜 15g（《金匮要略》半夏厚朴汤）

应用：以咽喉异物感、恶心呕吐、胸闷腹胀为特征的疾病，广泛用于精神神经疾病、消化系统疾病、呼吸系统疾病等。本人经验，在全身体征无明显病理改变，各种检查排除器质性病变的情况下，患者出现的以上异常感觉，可以使用本方。梅核气、舌觉异常、抑郁症、焦虑症、强迫症、恐惧症、胃神经症、心脏神经症、神经性呕吐、神经性尿频、神经性皮炎、肠易激综合征、心因性勃起功能障碍、慢性咽喉炎、声带疾病、哮喘、气管炎、厌食症、化疗后呕吐、食管痉挛、急性或慢性胃炎、胃下垂、功能性消化不良、帕金森病、胃肠型感冒等，均有使用本方的机会。本方可能是通过抑制咽喉部过强的神经反射来发挥作用。

(6)半夏 10-20g　茯苓 20g　陈皮 10g　甘草 5g　枳实 20g　竹茹 10g　生姜 15g　大枣 10 枚（《三因极一病证方论》温胆汤）

应用：以恶心呕吐、眩晕、心悸、失眠、易惊为特点的疾病，如内耳眩晕症、偏头痛、高血压、心脑血管疾病、神经症、恐惧症、心理创伤后应激障碍等。临床对有强烈精神刺激诱因，见失眠多梦，且多噩梦者，本方最有效果。如果面红、口苦者，可加黄连，名黄连温胆汤。心胆虚怯，触事易惊，四肢水肿，饮食无味，心悸烦闷，坐卧不安等，加酸枣仁、远志、五味子、地黄、人参，去竹茹，名十味温胆汤。

（7）半夏 15g　白术 15g　天麻 10g　茯苓 52g　陈皮 15g　甘草 5g　生姜 15g　大枣 10 枚（《医学心悟》半夏白术天麻汤）

应用：以眩晕头痛、腹胀呕吐、腹泻为特征的疾病，如内耳眩晕、脑血管疾病。

（8）半夏 20g　黄连 5g　黄芩 15g　干姜 15g　党参 15g　甘草 10g　大枣 12 枚（《伤寒论》半夏泻心汤）

应用：本方是胃病专方。尤其适用于慢性浅表性胃炎见黏膜水肿、糜烂、有斑点状出血者。消化性溃疡伴有幽门螺杆菌感染者。本人观察，本方适用于体质较好的中青年男子的胃病，其特征有唇红、咽红、舌红，舌苔多见黄腻，多伴有睡眠障碍及腹泻倾向。本方还可用于伴有恶心呕吐、心下痞、烦热、腹泻等症状的食道炎、口腔溃疡、神经症患者。

文献摘录

《本经疏证》："半夏之用惟心下满及呕吐为最多，然心下满而烦者不用，呕吐而渴者不用。半夏所治之咽痛必有痰、有气阻于其间，呼吸食欲有所格阂，非如甘草汤、桔梗汤、猪肤汤徒治喉痛者可比矣。"

《药征》："半夏主治痰饮呕吐也。旁治心痛、逆满、咽中痛、咳悸、腹中雷鸣。妊娠呕吐不止者,仲景氏用干姜人参半夏丸,余亦尝治孕妇留饮掣痛者,与十枣汤数剂,及期而娩,母子无害也。古语所谓有故无损者,诚然,孕妇忌半夏,徒虚语耳。"

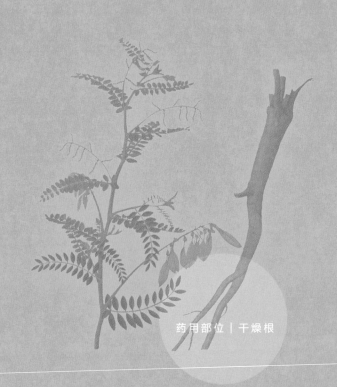

13

黄芪

药用部位 | 干燥根

黄芪为豆科植物黄芪或内蒙黄芪等的干燥根，主产于山西绵山者，条短质柔而富有粉性，称为绵黄芪，奉为道地药材。以山西浑源为中心的阳高、天镇、山阴等县出产者，称西黄芪，品质亦佳。此外，产于黑龙江、内蒙古者，皮松肉紧，味甘香，亦为佳品。《神农本草经》谓黄芪"主痈疽，久败疮，排脓止痛，大风癞疾，五痔，鼠瘘"。《金匮要略》入8方次。

原文考证

最大量方(5两)：黄芪芍药桂枝苦酒汤、防己黄芪汤。

黄芪芍药桂枝苦酒汤治"黄汗之为病，身体肿，发热汗出而渴，状如风水，汗沾衣，色正黄如柏汁，脉自沉"(十四)。本方既是黄芪的最大量方，又是配伍最简方，故分析黄芪证的可靠性较大。从原文可见，其证之一为身体肿，从"状如风水"句，可见其水肿是全身性的，因风水为"一身悉肿"。其证之二为汗出，且汗出的量较多，汗出可以使衣服沾在身上，汗或黄色。所以，黄芪主治汗出而肿者。

《金匮要略》防己黄芪汤的用量较其他经方明显不同，黄芪仅一两一分。日本医家丹波元简认为《金匮要略》上的用量是

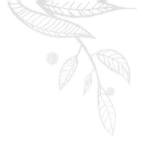

后人改动，而《千金方》所载的却是原方。《千金方》卷八风痹门载："治风湿脉浮身重，汗出恶风方：汉防己四两，甘草二两，黄芪五两，生姜、白术各三两，大枣十二枚。右六味，咬咀，以水六升，煮取三升，分三服，服了坐被中，欲解如虫行皮中，卧取汗"。方后无加减法。学者多认为此方当是《金匮要略》原方。《金匮要略》记载本方治"风湿脉浮，身重汗出恶风"（二）。《外台秘要》记载本方"治风水，脉浮为在表，其人或头汗出，表无他病，病者但下重，从腰以上为和，腰以下当肿及阴，难以屈伸"。从两书记载来看，本方也是用于汗出而水肿的，尤其腰以下肿为特点。

加黄芪方：桂枝加黄芪汤。

桂枝加黄芪汤治黄汗，原文为"黄汗之病，两胫自冷，假令发热，此属历节；食已汗出，又身常暮卧盗汗出者，此荣气也；若汗出已，反发热者，久久其身必甲错；发热不止者，必生恶疮；若身重汗出已，辄轻者，久久必身。即胸中痛，又从腰以上必汗出，下无汗，腰髋弛痛，如有物在皮中状，剧者不能食，身疼重，烦躁，小便不利，此为黄汗，桂枝加黄芪汤主之"（十四）。本条文字较多，但其所述的症状有：①出汗，以腰以上为多，或进食后出汗，或盗汗，汗色发黄；②身重，甚至疼痛，尤其是腰髋部疼痛；③小便不利；④皮肤粗糙如鱼鳞，或易生恶疮。桂枝汤本可治疗自汗，汗出程度较严重者，故加黄芪；自汗、小便不利而身体重者，故加黄芪。另外，有皮肤粗糙、有痈疽败疮者，故加黄芪。这与《神农本草经》黄芪"主痈疽久败疮"的记载相似。

"诸病黄家……桂枝加黄芪汤主之"（十五），提示本方治皮肤发黄。发黄，当为虚劳病的特征之一。《金匮要略》有"男子黄，小便自利，当与虚劳小建中汤"（十五）的记载，而小建中汤加黄芪，名黄芪建中汤，就是治疗虚劳的方剂。

其他方：黄芪桂枝五物汤、乌头汤、防己茯苓汤、黄芪建中汤。

黄芪桂枝五物汤治"血痹……外证身体不仁，如风痹状"（六），"血痹病从何得之？师曰：夫尊荣人骨弱肌肤盛，重因疲劳汗出，卧不时动摇，加被微风遂得之"。尊荣人骨弱，指其人养尊处优，缺少运动，肌肉松软无力，故称骨弱；肌肤盛，即是指肥胖。可见黄芪用于体型偏胖、肌肉松软无力者。

乌头汤方中有黄芪、麻黄、白芍、甘草、川乌等，主治"病历节不可屈伸，疼痛"（五）。《金匮要略》中黄芪与麻黄同用者尚有《千金》三黄汤，主治"中风手足拘急，百节疼痛，烦热心乱，恶寒，经日不欲饮食"（五），也是手足拘急，骨节疼痛。可见黄芪可与麻黄同用，治疗关节疼痛。

防己茯苓汤治"皮水为病四肢肿，水气在皮肤中，四肢聂聂动者"（十四）。水在皮肤中，故四肢肿，为黄芪主治；聂聂动者，属动悸类，为茯苓主治。

黄芪建中汤治"虚劳里急，诸不足"（六）。

仲景方根

黄芪桂枝芍药：主治汗出而肿,关节疼痛者。方如黄芪桂枝五物汤治血痹、身体不仁,黄芪芍药桂枝苦酒汤治黄汗、身肿,桂枝加黄芪汤治黄汗出而小便不利、身体重及恶疮。

黄芪防己：主治下肢肿。方如防己黄芪汤、防己茯苓汤。

黄芪白术：主治汗出而肿,肌肉无力。方如防己黄芪汤。加防风,即为后世名方玉屏风散。可用于虚人感冒、恶风自汗等。

黄芪麻黄：主治身体重汗出而喘,或关节疼痛。方如防己黄芪汤(加减)、乌头汤、《千金》三黄汤。

经方中含黄芪的方剂见表13-1。

表 13-1　组成含黄芪的经方一览表

方名	黄芪用量	原方配伍				
黄芪芍药桂枝苦酒汤	5两	桂枝	芍药	苦酒		
黄芪桂枝五物汤	3两	桂枝	芍药	生姜	大枣	
桂枝加黄芪汤	2两	桂枝	芍药	生姜	大枣	甘草
黄芪建中汤	1两半	桂枝 芍药 胶饴	生姜	大枣	甘草	

方名	黄芪用量	原方配伍
防己茯苓汤	3 两	防己　桂枝　茯苓　甘草
防己黄芪汤	5 两	防己　白术　甘草
防己黄芪汤(加减)	5 两	麻黄　防己　白术　甘草
乌头汤	3 两	麻黄　芍药　甘草　川乌
《千金》三黄汤	2 分	麻黄　独活　细辛　黄芩

药证发挥

黄芪主治汗出而肿,肌无力者。

黄芪主治的汗出,程度比较严重,常常衣被尽湿,有的可以见到汗渍发黄,有的进餐时出汗甚多,以上半身为显著。有的除白天自汗以外,入夜也出汗,表现为一觉醒来,周身如浸在水中。临床上有些患者并不以汗出为主诉,但通过问诊,可以了解到患者平时汗出比较多,稍有体力活动就容易出汗。

黄芪主治的肿,主要为全身性的水肿,但以下肢为明显。由于体位的变化,早晨面部有水肿,而下午则下肢水肿。有些人虽无明显的水肿,但肌肉松软,犹如水肿貌。由于水肿,患者常常自觉身体沉重,活动不灵活,关节重痛。

肌无力,既是一种症状,更是一种体质状态。《金匮要略》中的"尊荣人"就是肌肉松软无力、比较适用黄芪的体质类型。其外观特征为：面色黄白或黄红隐隐，或黄黯，都缺乏光泽。肌肉松软，水肿貌，目无精彩。腹壁软弱无力。舌质淡胖，舌苔润。平时易于出汗，畏风，遇风冷易于过敏，或鼻塞，或咳喘，或感冒。大便稀溏，不成形，或先干后溏。易于水肿，特别是足肿，手足易麻木，皮肤黄黯，易于感染或溃疡。另外，此类患者多能食、贪食，但依然无力。这种患者，著者称之为"黄芪体质"。缺乏运动、营养不良、疾病、衰老，均是导致"黄芪体质"多见的原因。

对成人黄芪证的鉴别关键，在于腹证。其腹部松软，腹肌萎缩而脂肪堆积，肚脐深陷，按之无抵抗感以及痛胀感，可称之为"黄芪肚"。

黄芪证反映在脉象上并无特异性。《金匮要略》中防己黄芪汤用于脉浮者，而黄芪芍药桂枝苦酒汤则主治脉沉者，所以，对黄芪证的脉象浮沉不作明确的规定。但根据后世应用经验，脉象当以弱为多。近代名医张锡纯说："黄芪之性，又善治肢体痿废，然须细审其脉之强弱。其脉之甚弱而痿废者，西人所谓脑贫血证也。其脉弱者……方中皆重用黄芪……若其脉强有力而痿废者，西人所谓脑充血证……如此等证，初起最忌黄芪，误用之即凶危立见。"（《医学衷中参西录》）

黄芪证与桂枝证都有汗出，但黄芪证是汗出而肿，常有身困重，而桂枝证是汗出而不肿且气上冲，常有关节冷痛。如汗出而肿、肢体麻木疼痛者，黄芪桂枝可同用，方如黄芪桂枝五物汤。麻黄证与黄芪证均有肿，区别在于有汗与无汗的不同。治疗关节疼痛而水肿者，两者也可同用，方如乌头汤。

仲景使用黄芪有三个剂量段,大量治疗水气、黄汗、水肿(5两),中量治疗风痹、身体不仁(3两),小量治疗虚劳不足(1两半)。现代应用可以根据张仲景的用药经验适当变化。如用于治疗水肿,量可达60~100g;治疗半身不遂,骨质增生疼痛等,可用30~60g;用于上消化道溃疡,可用15~30g。此外,《伤寒论》不用黄芪,《金匮要略》罕见四逆,黄芪是内伤杂病的用药,须久服方能见效。

面白形瘦、肌肉坚紧、平时咽喉易于红肿疼痛、大便秘结者,黄芪慎用,尤其不可大剂量使用,使用不当,可有胸闷腹胀、不欲食等不良反应。

常用配方

(1)黄芪30~120g　糯米30~50g(民间经验方)

应用: 此为民间药粥,多用于治疗全身性水肿,也可以治疗脱力多汗等。现代多用于慢性肾病的水肿、蛋白尿。其制作方法是,先煎黄芪,取汁,后入糯米,熬粥,每日食用。

(2)黄芪15~30g　白术15g　防风10g(《丹溪心法》玉屏风散)

应用: 以自汗恶风为特征的呼吸道疾病、糖尿病、心脑血管疾病、慢性肾病等常用本方加味。如过敏性鼻炎(变态反应性鼻炎)、老年人感冒、支气管炎、哮喘等。

（3）黄芪 15~30g　防己 15g　白术 15g　甘草 5g　生姜 15g　大枣 12 枚（《金匮要略》防己黄芪汤）

应用：　适用于以下肢疼痛水肿、肌肉松软无力为特征的慢性疾病，如中老年人的变形性膝关节炎、肾炎水肿、皮肤病、肥胖症等，常合用越婢加术汤。

（4）黄芪 15~30g　桂枝 15g　赤芍药 15g　生姜 30g　大枣 12 枚（《金匮要略》黄芪桂枝五物汤）

应用：　适用于以肢体麻木、自汗而水肿为特征的疾病。如缺血性心脏病、缺血性脑血管病、消化道溃疡、腰椎病、颈椎病、糖尿病并发症、皮肤病、外科感染性疾病等。本人经验，治疗高血压水肿，可重用黄芪 30g 以上，并配相同剂量的葛根。糖尿病肾病可加石斛、赤芍、怀牛膝。脑梗死可加葛根、丹参、川芎。舌质紫黯者，芍药用赤芍。

（5）黄芪 10g　桂枝 15g　芍药 30g　甘草 10g　饴糖 30~60g　生姜 15g　大枣 12 枚（《金匮要略》黄芪建中汤）

应用：　适用于以慢性腹痛为特征的疾病，如慢性胃炎、胃及十二指肠溃疡等，也可用于手术后创口久不愈合，慢性肝炎、肝硬化见消瘦、脚挛急者。

（6）黄芪 30~60g　当归 10g　赤芍 15~30g　川芎 20g　桃仁 15g　红花 10g　地龙 10g（《医林改错》补阳还五汤）

应用： 本方是治疗中风半身不遂的专方。肌肉松软无力、四肢麻木、活动不利、下肢水肿、自汗、舌质紫黯、面色黄黯者最为适合。不仅卒中后遗症可用，糖尿病、缺血性心脑血管疾病、脑血栓形成、肾病综合征、皮肤病、眼底病等也可使用。

文献摘录

《本经疏证》："仲景《伤寒论》绝不用黄芪，即如汗出亡阳似与黄芪之强卫固表相宜，亦终不及。何也？盖阳加于阴谓之汗，其系卫阳盛，蒸逼营阴，阴气泄为汗者，用黄芪则既能促营阴充，不受阳蒸逼，又能使卫阳不蒸逼营阴可矣。若伤寒汗多阳亡，则系阴气逼阳外泄，必以附子振其阳，阴霾始散，汗乃得止，与黄芪之止汗，适相反也。"

《药征》："黄芪主治肌表之水也。故能治黄汗、盗汗、皮水。又旁治身体肿或不仁者。审仲景之处方，皆以黄芪治皮肤水气，未尝言补虚实表也。夫张仲景者，盖古疾医之流也。后世之喜医方者，皆眩其俊杰，而不知其有害于疾医也。"

白术

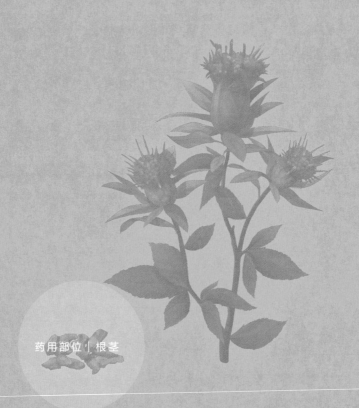

药用部位 | 根茎

白术为菊科植物白术的根茎，主产于浙江、安徽。白术原以浙江于潜天目山的野生术品质最佳，其外皮红润光泽，味极清，视为道地正品，但目前市场上几乎绝见。现售之于术，系将新昌的白术种子播种于于潜山区的栽培品，折断面黄白色，有黄色放射状纹理，气清香，甜味强而辣味少。《神农本草经》谓白术主"风寒湿痹，死肌，痉，疸，止汗，除热消食"。《伤寒论》入 10 方次，《金匮要略》入 25 方次。

原文考证

最简方(2 味)：枳术汤、泽泻汤。

枳术汤治"心下坚，大如盘，边如旋盘，水饮所作"（十四）。

泽泻汤治"心下有支饮，其人苦冒眩"（十二）。

两方所主均有心下及水饮有关。根据《金匮要略》"水在心，心下坚筑，短气，恶水，不欲饮""咳逆倚息，气短不得卧，其形如肿，谓之支饮"（十二）的记载，提示白术可治短气、咳逆不得卧、水肿等。配枳实治心下坚，配泽泻，治冒眩。所谓冒，指眼前发黑；眩，指眩晕。

次简方(3 味)：茯苓戎盐汤、猪苓散。

茯苓戎盐汤治"小便不利"（十三）。

猪苓散治"呕吐而病在膈上……思水者"(十七),思水,即口渴的互词。

以上两方均有白术、茯苓。

再简方(4味):茯苓桂枝白术甘草汤、理中汤、甘姜苓术汤、防己黄芪汤。

茯苓桂枝白术甘草汤治"心下逆满,气上冲胸,起则头眩,脉沉紧……身为振振摇者"(67),"胸胁支满,目眩"(十二)。

理中汤治"大病差后喜唾"(396)。

甘姜苓术汤治"腰以下冷痛,腹重如带五千钱"(十一)。

防己黄芪汤治"身重汗出恶风"(二),"从腰以上为和,腰以下当肿及阴,难以屈伸"(十四)。

以上4方治心下逆满、眩、喜唾、多汗、身重、水肿等。

最大量方(5两):桂枝芍药知母汤。

桂枝芍药知母汤治"诸肢节疼痛,身体尪羸,脚肿如脱,头眩短气,温温欲吐"(五)。提示大剂量白术配附子、麻黄、桂枝可治脚肿、关节疼痛。

加白术方:麻黄加术汤、越婢加术汤、桂枝去桂加茯苓白术汤。

麻黄加术汤治"湿家,身烦疼"(二)。

越婢加术汤治"一身面目黄肿,其脉沉,小便不利"的"里水"（十四）以及"肉极,热则身体津脱,腠理开,汗大泄,厉风气,下焦脚弱"（五）。下焦脚弱,即下肢肿痛之谓。厉风气,则为痛引肩背不可动转。

以上2方提示白术配麻黄治全身水肿、多汗、身体疼痛。

桂枝去桂加茯苓白术汤治"服桂枝汤,或下之,仍头项强痛,翕翕发热,无汗,心下满微痛,小便不利者"（28）。提示白术、茯苓治小便不利。

加减方:理中汤。

《伤寒论》理中汤（386）条下白术的加减最多,其指征最为重要。有"渴欲得水者,加术,足前成四两半",可见白术治渴欲饮水。"若脐上筑者,肾气动也,去术加桂四两;吐多者,去术加生姜三两……腹满者,去术,加附子一枚"。脐上跳动不安者、呕吐剧烈者、腹胀满者,要慎用白术。

其他方:五苓散、真武汤、附子汤、桂枝人参汤。

五苓散治"脉浮,小便不利,微热消渴者"（71）,"脉浮数,烦渴者"（72）,"汗出而渴者"（73）,"中风发热,六七日不解而烦,有表里证,渴欲饮水,水入则吐者"（74）,"痞不解,其人渴而口燥,烦,小便不利者"（156）,"霍乱,头痛发热,身疼痛,热多欲饮水者"（386）,以上6条,均不离"渴"。五苓散去猪苓,加甘草、生姜,名茯苓泽泻汤,治"胃反,吐而渴,欲饮水者"（十七）也治渴。而没有白术的茯苓甘草汤则用于"不渴者",所谓"伤寒,汗出而渴者,五苓散主之;不渴者,茯苓甘草汤主之"(73)。提示白术配桂枝、泽泻、茯苓、猪苓治渴。

真武汤治"太阳病,发汗,汗出不解,其人仍发热,心下悸,头眩,身瞤动,振振欲擗地者"(82),"腹痛,小便不利,四肢沉重疼痛,自下利者"(316)。

附子汤治"少阴病,身体痛,手足寒,骨节痛,脉沉者"(305),本方与真武汤的组成大致相似,但白术、附子的用量则倍于真武汤,本方白术四两、附子二枚,而真武汤为白术二两、附子一枚。可见,大量白术配附子主治关节疼痛。

桂枝人参汤治"利下不止,心下痞硬"(163)。

以上4方,主治口渴、小便不利、下利、多汗、身体痛等。提示白术配桂枝治口渴、小便不利、下利;配附子治身体沉重而骨节痛。

仲景方根

白术泽泻:主治冒眩。方如泽泻汤、五苓散、茯苓泽泻汤等。泽泻汤所治的"苦冒眩",可能是一种慢性眩晕症,多表现为头晕眼花,经常眼前发黑。

白术枳实:主治心下坚、口渴而不欲饮水,或上腹部有振水音,或下利。方如枳术汤、《外台秘要》茯苓饮。

白术黄芪:主治汗出而肿、口渴而下利。配防己、甘草,为防己黄芪汤,配防风,为后世玉屏风散。

白术附子:主治骨节疼痛不得屈伸以及头重眩。方如术附汤、甘草附子汤、黄土汤等。

白术茯苓:主治口渴、小便不利、目眩、心下胀满者。方如五苓散、茯苓泽泻汤、苓桂术甘汤等。渴甚配泽泻、猪苓,悸加桂枝、甘草。

白术川芎:主治妊娠期的腹痛、胎动。方如当归芍药散治"妇人怀妊腹中痛"(二十),当归散妊娠宜常服,白术散能养胎(二十一),多配当归、芍药。

白术麻黄甘草:主治水肿而身体疼痛。方如麻黄加术汤、越婢加术汤、桂枝芍药知母汤。有汗配石膏,痛剧配附子、桂枝。

白术附子茯苓芍药:主治四肢沉重疼痛、头眩、小便不利、大便溏泄者。方如附子汤、真武汤。

白术人参干姜甘草:主治下利不止,心下痞硬,喜唾。方如理中汤、桂枝加人参汤。

经方中含白术的方剂见表 14-1。

表 14-1 组成含白术的经方一览表

方名	白术用量	原方配伍				
泽泻汤	2两	泽泻				
五苓散	18铢	泽泻	茯苓	桂枝	猪苓	
枳术汤	2两	枳实				
茯苓饮	3两	枳实	人参	茯苓	橘皮	生姜
《近效方》术附汤	2两	附子	甘草	生姜	大枣	
甘草附子汤	2两	附子	甘草	桂枝		
去桂加白术汤	4两	附子	甘草	生姜	大枣	
黄土汤	3两	附子 甘草 干地黄 阿胶 黄芩 灶中黄土				
附子汤	4两	附子	茯苓	芍药	人参	
真武汤	2两	附子	茯苓	芍药	生姜	
桂枝去桂加茯苓白术汤	3两	茯苓	芍药	甘草	生姜	大枣
猪苓散	等分	茯苓	猪苓			
茯苓桂枝白术甘草汤	2两	茯苓	桂枝	甘草		
茯苓泽泻汤	3两	茯苓	桂枝	泽泻	甘草	生姜
甘姜苓术汤	2两	茯苓	干姜	甘草		
当归芍药散	4两	芍药	川芎	当归	茯苓	泽泻
当归散	半斤	芍药	川芎	当归	黄芩	
白术散	3分	川芎	蜀椒	牡蛎		
麻黄加术汤	4两	麻黄	甘草	桂枝	杏仁	
越婢加术汤	4两	麻黄	甘草	石膏	生姜	
桂枝芍药知母汤	5两	麻黄 甘草 桂枝 芍药 附子 生姜 知母 防风				
理中丸	3两	人参	干姜	甘草		
桂枝人参汤	3两	人参	干姜	甘草	桂枝	

药证发挥

白术主治渴而下利者,兼治冒眩、四肢沉重疼痛、短气、心下逆满、汗出、小便不利。

所谓渴,指自觉的渴感,想饮水,想饮热水,但喝不多,或漱口而已。心下部常常痞满不适,喝水后更难受,胃内发胀,有水声,甚至吐水,或多喝水以后出现面部轻度水肿。舌面并不像白虎加人参汤证那样干燥无津或苔糙舌裂,而是舌面常有薄白苔,舌质也不红,舌体较大而且胖,常常舌边有齿痕。下利,即腹泻,大便呈水样,或大便溏薄不成形、粪体松散而不黏臭,或先干后溏。渴而下利,是使用白术的必见证。如口渴而大便干结如栗,或烦渴引饮,均非白术主治。

冒眩,即身体困重,头晕眼花,视物昏暗,或如坐舟车,或呕吐清水,或腰腹沉重,或有关节疼痛。患者肌肉松软,常诉说身体困重,懒于活动,动则易出汗。

短气,即气短无力,易疲乏,稍动则气喘吁吁。

心下逆满,指上腹部发胀,尤其是在喝水以后,食欲不振,甚至吐水或清涎。

汗出,是易于出汗,汗出如水。

小便不利,是指小便量少及排泄不畅,多伴有浮肿。

白术与黄芪的主治相似,均能利水,均可治疗水肿、小便不利、多汗、口渴、眩晕等症。其区别在于:黄芪主治在表之水,故水肿、汗出比较明显,而白术主治在里之水,故以口渴、眩晕、身重、大便性状改变较为明显。

使用白术不论体形胖瘦,患者多呈黄肿貌,肌肉松软,容易水肿,特别是早晨尤为明显。另外,多见舌体胖大而淡,或有齿痕,或舌面白苔,或舌面水滑。

与白术相似的有苍术。苍术为菊科植物南苍术或北苍术等的根茎,以江苏茅山所产者质量最好,称茅术。主治与白术大致相同,但苍术对消除腹胀肿满、关节肿痛、舌苔厚腻者,效果较白术为佳。如后世平胃散一方,就用苍术与厚朴等同用,治疗腹胀苔白腻,心下有水声者。《本草崇原》谓:白术苍术"品虽有二,实则一也。《神农本草经》未分苍、白,而仲景《伤寒论》方中,皆用白术,《金匮要略》方中,又用赤术……赤术,即是苍术"。

常用配方

(1)白术 10g 茯苓 10g 猪苓 10g 泽泻 20g 肉桂 6g(《伤寒论》五苓散)

应用: 本方是水液代谢及脂质代谢的调节方。古代多用于口渴、腹泻、头晕、水肿者。现代临床上慢性肝炎、肝硬化、急性或慢性肠炎、脂肪肝、尿崩症、垂体肿瘤、库欣综合征、干燥综合征、醉酒、急性青光眼、中心性浆液性视网膜炎、视神经盘水肿、青少年假性近视等均有机会使用本方。本人较多用于慢性肝炎、肝硬化见大便不成形或腹泻,下肢有水肿并有明显口渴感者。对夏季潮湿地区常见的急性肠炎、夏季感冒、空调病也有效果。本人还用本方治疗欧美人来华以后的水土不服或过量服用味精饮食以后出现的口渴、头痛、腹胀等。本方的客观应用指征是患者大多舌体胖大而有明显齿痕。本方原为散剂,吐水者,宜用散剂,热粥调服为好。

(2)苍术 20g　厚朴 15g　陈橘皮 10g　甘草 5g(《简要济众方》平胃散)

应用：腹胀、吐水、食欲不振、舌苔白腻者。

(3)白术 10g　茯苓 10g　党参 10g　甘草 5g　葛根 15g　藿香 10g　木香 5g(《小儿药证直诀》七味白术散)

应用：本方多用于泄泻而口渴、小便不利者。急性或慢性肠炎、消化不良、小儿泄泻、酒积等可用之。

(4)麻黄 10~30g　石膏 15~40g　生姜 15g　甘草 10g　大枣 30g　白术或苍术 20g(《金匮要略》越婢加术汤)

应用：本方是古代治疗水气病的专方,传统的清热利水止痛方,有退肿、止汗、止关节痛等的功效,适用于一身面目黄肿,小便不利,汗出、口渴、关节肿痛者。变形性膝关节炎、风湿性关节炎、类风湿关节炎、痛风、高血脂症、单纯性肥胖症、肾炎、特发性水肿、皮炎、湿疹等有应用的机会。关节痛剧者,加附子。

文献摘录

《本经疏证》:"用术治渴,为呕吐者言之耳,术究非治渴之物也;白术治眩,非治眩也,治痰与水耳;伤寒汗出而渴者,用五苓散,风湿风水身重汗出恶风者,用防己黄芪汤,风湿相搏,骨节烦疼,汗出短气者,用甘草附子汤。方中皆有术,是白术止汗除热之明验也。"

《药征》:"白术主利水也。故能治小便自利、不利,旁治身烦疼、痰饮、失精、眩冒、下利、喜唾。"

茯苓

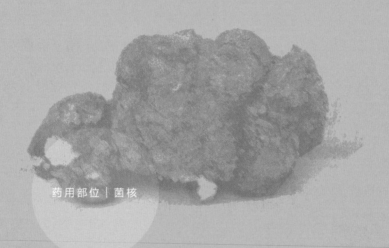

药用部位｜菌核

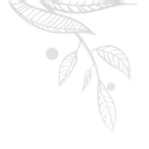

茯苓为多孔菌科植物茯苓的干燥菌核,产地颇广,以云南所产者质量较佳,视为道地药材,称为云茯苓。《神农本草经》谓茯苓主"胸胁逆气,忧恚惊邪恐悸,心下结痛,寒热烦满,咳逆,口焦舌干,利小便"。《伤寒论》入 15 方次,《金匮要略》入 30 方次。

原文考证

最大量方(半斤):茯苓桂枝甘草大枣汤、茯苓泽泻汤、茯苓戎盐汤。

茯苓桂枝甘草大枣汤治"发汗后,其人脐下悸者,欲作奔豚"(65)。桂枝甘草本治"心下悸"(64),此条系脐下悸动,并有严重的上冲感,则需要大剂量的茯苓、大枣与之相配。

茯苓泽泻汤治"胃反,吐而渴,欲饮水者"(十七)。

茯苓戎盐汤治"小便不利"(十三)。

最简方(2 味):葵子茯苓散。

葵子茯苓散治"妊娠有水气,身重,小便不利,洒淅恶寒,起即头眩"(二十)。水气,即水肿之谓,故身重、小便不利,并有头眩。

次简方(3味):小半夏加茯苓汤、茯苓杏仁甘草汤、猪苓散、茯苓戎盐汤。

小半夏加茯苓汤治"卒呕吐,心下痞,膈间有水,眩悸者"(十一)及"先渴后呕"(十二)。

茯苓杏仁甘草汤治"胸痹,胸中气塞,短气"(九)。短气,为气不相续,似喘非喘。凡胸胁满、短气者,多伴有小便不利、目眩等。如"短气有微饮,当从小便去之,苓桂术甘汤主之"(十二),"心下有痰饮,胸胁支满,目眩,苓桂术甘汤主之"(十二),"水停心下,甚者则悸,微者短气"(十二)。可见本方证当有小便不利、眩悸。

茯苓戎盐汤为茯苓、白术同用,治"小便不利"(十三)。猪苓散为茯苓、白术加猪苓,治"呕吐而病在膈上……思水者"(十七)。可见茯苓、白术同用,治小便不利而渴。

加减方:小柴胡汤、小青龙汤、四逆散、理中丸、黄芪建中汤、真武汤。

小柴胡汤条下(96)有"若心下悸,小便不利者,去黄芩,加茯苓四两"。小青龙汤条下(40)有"若小便不利,少腹满者,去麻黄,加茯苓四两"。四逆散条下(318)有"小便不利者,加茯苓五分"。理中丸条下(386)有"悸者,加茯苓二两"。黄芪建中汤条下(五)有"腹满者去枣,加茯苓一两半"。可见有悸而小便不利时,加茯苓。另外,真武汤条下有"若小便利者,去茯苓"。亦证明悸、小便不利是使用茯苓的主要指征。

仲景方根

茯苓甘草：主治动悸不安。此配伍甚多，配桂枝治疗心下悸、脐下悸等，配酸枣仁治疗不得眠，配知母除烦，配杏仁治短气。

茯苓白术：主治口渴、小便不利、目眩、心下胀满者。方如五苓散、茯苓泽泻汤、苓桂术甘汤等。渴甚配泽泻、猪苓，悸加桂枝、甘草。参见白术条下。

茯苓半夏：主治眩悸、小便不利而恶心呕吐者。方如小半夏加茯苓汤、半夏厚朴汤。参见半夏条下。

茯苓泽泻：主治口渴而小便不利。如茯苓泽泻汤治"胃反，吐而渴，欲饮水者"（十七），肾气丸治妇人转胞，不得溺（二十二）。猪苓汤、五苓散治口渴而小便不利。

茯苓猪苓泽泻：主治渴欲饮水，小便不利。方如猪苓汤治"脉浮发热，渴欲饮水，小便不利者"（223）；五苓散治"脉浮，小便不利，微热消渴者"（71），"脉浮数，烦渴者"（72），"汗出而渴者"（73），"中风发热，六七日不解而烦，有表里证，渴欲饮水，水入则吐者"（74），"痞不解，其人渴而口燥，烦，小便不利者"（156），"霍乱，头痛发热，身疼痛，热多欲饮水者"（386）。大便不成形者，加桂枝、白术；尿频、尿急、尿痛者，则加滑石、阿胶、栀子。

茯苓桂枝甘草：主治脐下悸、心下悸、气从小腹上冲胸、气冲、四肢聂聂动、呕吐等。方如茯苓桂枝甘草大枣汤、茯苓桂枝白术甘草汤、茯苓甘草汤、桂苓五味甘草汤、防己茯苓汤。参见桂枝条下。

经方中含茯苓的方剂见表 15-1。

表 15-1　组成含茯苓的经方一览表

方名	茯苓用量	原方配伍
小半夏加茯苓汤	3 两	半夏　生姜
半夏厚朴汤	4 两	半夏　生姜　厚朴　苏叶
茯苓泽泻汤	半斤	泽泻　白术　桂枝　甘草　生姜
当归芍药散	4 两	泽泻　白术　芍药　当归　川芎
肾气丸	3 两	泽泻　干地黄　薯蓣　山茱萸　牡丹皮　桂枝　附子
猪苓汤	1 两	泽泻　猪苓　阿胶　滑石
猪苓散	等分	猪苓　白术
五苓散	18 铢	猪苓　泽泻　桂枝　白术
茯苓桂枝白术甘草汤	4 两	桂枝　甘草　白术
茯苓甘草汤	2 两	桂枝　甘草　生姜
防己茯苓汤	6 两	桂枝　甘草　防己　黄芪
桂苓五味甘草汤	4 两	桂枝　甘草　五味子
真武汤	3 两	白术　芍药　生姜　附子

药证发挥

茯苓主治眩悸、口渴而小便不利者。

眩，其义有二，一为眩晕，指患者出现旋转感、上下或左右晃动感、倾斜感、地动感、如坐舟中感等，多伴有恶心呕吐；一为幻觉，因眩古时候又读作"huàn"，通"幻"，所以目眩还有视物怪异感、恐怖感、恍惚感等，多伴有惊悸、多噩梦等。悸，指跳动，如心慌、心悸、脐腹动悸、肌肉跳动等。眩悸者，常常伴有心神不安、多梦易惊、恍惚健忘等精神神经症状。

茯苓尚治口渴及小便不利。其渴感并不严重，唯口内少津而思饮，虽饮而不多，多饮则觉得胸腹胀满而短气。或口渴与呕吐并见。所谓小便不利，即小便的量、排尿次数等发生异常，如小便量少，尿次减少或小便不畅，出现尿痛、尿急等症状，并可伴有水肿。小便次数不多且量少，同时大便多溏薄或如水样，或虽便秘而先干后溏。患者常见水肿，或浮肿貌。

使用茯苓，可不问体型胖瘦，但须察舌。其人舌体多胖大，边有齿痕，舌面较湿润，著者称之为"茯苓舌"，胖人舌体大，固然多茯苓证，瘦人见舌体胖大者，茯苓证更多见。其舌有齿痕，舌体胖大伴有水肿、腹泻者多为五苓散证、苓桂术甘汤证；舌体瘦小而有齿痕，伴有腹胀、失眠、咽喉异物感者，多为半夏厚朴汤证。

仲景使用茯苓多入复方。配半夏治眩悸，配白术治疗口渴，配猪苓泽泻治疗小便不利，配桂枝甘草治疗脐下悸。

仲景使用茯苓,汤剂量较大,尤其是用于悸、口渴吐水以及四肢肿等,如茯苓桂枝甘草大枣汤用至半斤,茯苓泽泻汤也用至半斤,防己茯苓汤则用至6两。而用于散剂,则用量甚小。

茯苓证与白术证颇多相似之处,故仲景使用茯苓多与白术同用。所不同之处是:白术重在治渴,茯苓重在治悸,故前人称白术能健脾生津,而茯苓能安神利水;腹满者用茯苓而不用白术,关节肿痛用白术而少用茯苓,故茯苓能治水饮停心下,白术能治水气在肌表。

常用配方

(1)茯苓20g 半夏25g 生姜40g(《金匮要略》小半夏加茯苓汤)

应用: 精神神经疾病、消化道疾病、内耳眩晕见呕吐清水而眩悸者多用之。

(2)茯苓20g 桂枝15g 白术10g 甘草10g(《伤寒论》茯苓桂枝白术甘草汤)

应用: 以眩悸为特征的疾病,如眩晕症、心脏病、心律失常、神经症、眼疾等。苓桂术甘汤证有发作无定时、时好时坏的特征,即发作时各种症状甚剧,来势颇猛,但去后则相安无事,精神刺激、身心疲惫常常是诱发本证的诱因。如伴有呕吐者,可配小半夏加茯苓汤。

(3)茯苓 15g　党参 10g　白术 15g　生姜 20g　枳实
10g　橘皮 10g(《外台秘要》茯苓饮)

应用： 适用于腹胀、心下痞、食欲不振、吐水、胃内有停水
为表现的疾病。如胃下垂、胃动力不足、慢性胃炎、胃溃疡、厌食
症、幼儿腹泻、肠易激综合征、习惯性便秘、心功能不全、晕车、湿
疹等。吐水者、胃内停水者、苔腻者或血糖偏高者可以用苍术。
便秘用生白术,量可达 30g 以上。

文献摘录

《本经疏证》:"其所以用茯苓者,仍不离乎悸眩,是悸眩究系
用茯苓之眉目矣。"

《药征》:"茯苓主治悸及肉筋惕也。旁治小便不利、头眩
烦躁。"

16

猪苓

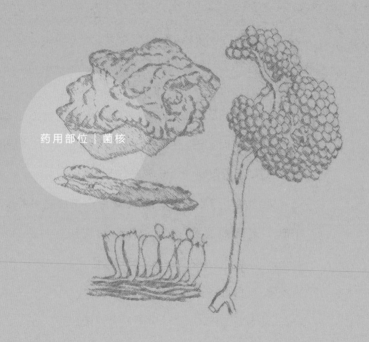

药用部位 | 菌核

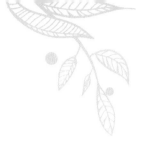

猪苓为多孔菌科植物猪苓的干燥菌核,产地较多,以陕西产者质量较佳。《神农本草经》谓猪苓主"疟、解毒蛊注不祥,利水道"。《伤寒论》入2方次,《金匮要略》入3方次。

原文考证

猪苓汤治"脉浮发热,渴欲饮水,小便不利者"(223),"下利六七日,咳而呕渴,心烦不得眠者"(319)。口渴、小便不利、腹泻、心烦不得眠、呕吐、咳嗽是猪苓汤的主治。

从《伤寒论》原文来看,猪苓汤主治与白虎加人参汤证极为相似,"若渴欲饮水,口干舌燥者,白虎加人参汤主之;若脉浮发热,渴欲饮水,小便不利者,猪苓汤主之"(223)。两者皆有渴欲饮水,但白虎加人参汤证为"口干舌燥",猪苓汤证为"小便不利"。前者是津液不足,舌面干燥少津液;后者是湿热内蕴,口渴而小便不利,伴有浮肿、或呕或腹泻等,性质相反,不可误用。此外,仲景有"阳明病,汗出多而渴者,不可与猪苓汤"(224)的说法,由此可见,无汗而渴,或无汗而小便不利者,方可用猪苓汤。

猪苓散治"呕吐而病在膈上……思水者"。思水,即口渴。

五苓散治"脉浮,小便不利,微热,消渴者"(71),"伤寒,汗出而渴者"(73),"发汗已,脉浮数,烦渴者"(72),"中风,发热六七日,不解而烦,有表里证,渴欲饮水"(74),"心下痞,与泻心汤,痞不解,其人渴而口燥烦,小便不利者"(156)。以上 5 条,口渴者 5 条,发热者 3 条(伤寒也属发热之列),脉浮者 2 条,汗出者 2 条,小便不利者 2 条。则可见口渴发热、汗出、脉浮、小便不利是五苓散的主治。

仲景方根

猪苓茯苓:主治小便不利。方如猪苓汤、猪苓散、五苓散。

经方中含猪苓的方剂见表 16-1。

表 16-1　组成含猪苓的经方一览表

方名	猪苓用量	原方配伍			
猪苓汤	1 两	茯苓	泽泻	阿胶	滑石
猪苓散	等分	茯苓	白术		
五苓散	18 铢	茯苓	泽泻	桂枝	白术

药证发挥

猪苓主治口渴而小便不利者。

猪苓所主治的小便不利,指小便量少,次数或多或少,颜色或浓或淡,大多伴有排尿涩痛,或尿血,或水肿等。这种病症,亦称为"淋"。后世《小品方》用单味猪苓治子淋,《子母秘录》用单味猪苓治妊娠从脚上至腹肿,小便不利,微渴引饮。猪苓所治的口渴,为能饮水,但舌面不干燥。

仲景猪苓方仅三方,三方均有猪苓、茯苓,主治小便不利。区别在于,茯苓能治眩悸,猪苓独治热淋。

茯苓配伍面较广,可与黄芪、白术、桂枝、附子、半夏、厚朴、柴胡、猪苓、泽泻、人参、甘草、干姜、芍药等药物同用,可治眩悸、呕吐、下利;但猪苓配伍面窄,仅与茯苓、泽泻、滑石、阿胶、桂枝、白术同用,多用于治疗口渴、小便不利。

猪苓治发热、小便不利而短黄,多配滑石;尿血配阿胶;口渴、小便不利,配茯苓、泽泻。

常用配方

猪苓5g 茯苓5g 泽泻5g 滑石5g 阿胶5g(《伤寒论》猪苓汤)

应用: 本方主治小便不利、涩痛、尿血而渴欲饮水者。现多用于治疗急性或慢性膀胱炎、肾盂肾炎、肾盂积水、泌尿道结石、前列腺炎、阴道炎、宫颈糜烂等。也可用于特发性水肿、急性肠炎、尿崩症、放射性肠炎等。对尿黄、带下色黄者,应加山栀子、黄柏、连翘等。原方用量偏小,现临床多放大 3~5 倍使用。

文献摘录

《本经疏证》:"茯苓可利水道,猪苓亦利水道,则凡木之苓皆能利水道;茯苓属阳,治停蓄之水不从阳化者;猪苓属阴,治鼓汤之水不从阴化者。"

《药征》:"猪苓主治渴而小便不利也。"

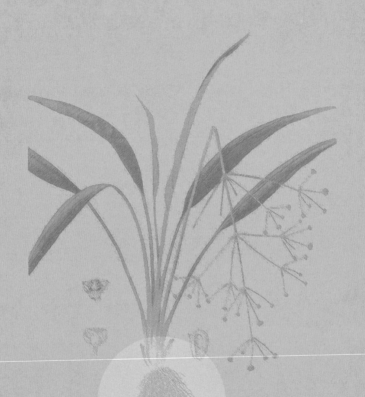

17

泽泻

药用部位 | 块茎

泽泻为泽泻科植物泽泻的块茎,主产于福建、四川、江西、贵州、云南等地,产于福建、江西者称福泽泻或建泽泻,其个大,形圆而光滑,奉为道地药材。《神农本草经》谓泽泻主"风寒湿痹,乳难,消水,养五脏,益气力,肥健"。《伤寒论》入 3 方次,《金匮要略》入 7 方次。

原文考证

最简方(2 味):泽泻汤。

泽泻汤治"心下有支饮,其人苦冒眩"(十二)。冒,指若布蒙蔽;眩,指眼花目不明。冒眩,即头目眩晕冒明,眼前发黑,或视物模糊,或不能站立。又根据"咳逆倚息,气短不得卧,其形如肿,谓之支饮""水停心下,甚者则悸,微者短气"(十二)的原文,可见泽泻汤证除冒眩以外,当有水肿、心悸、身体困重、气短等症。

最大量方(半斤):当归芍药散。

当归芍药散治"妇人怀妊腹中疠痛"(二十),"妇人腹中诸疾痛"(二十二)。原文中泽泻证不明。

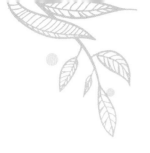

"伤寒，汗出而渴者，五苓散主之；不渴者，茯苓甘草汤主之"（73）。两方均能治疗汗出，但区别是在渴与不渴上。两方均有桂枝、茯苓，但茯苓甘草汤无泽泻、白术。按方证相应的原则，则泽泻、白术能治口渴。

茯苓泽泻汤治"胃反，吐而渴，欲饮水者"（十七）。

以上两方，均有泽泻、白术，均治疗口渴。

牡蛎泽泻散治"大病差后，从腰以下有水气者"（395）。方后有"小便利，止后服"，可见能利小便。

肾气丸治"小便不利"（六），"转胞，不得溺"（二十二）。

以上 2 方，治小便不利。

仲景方根

泽泻白术：主治冒眩、身重、口渴而小便不利，方如泽泻汤。如口渴、动悸者，合茯苓、桂枝同用，方如茯苓泽泻汤、五苓散。腹痛者，配当归、芍药、川芎，方如当归芍药散。

泽泻茯苓猪苓：主治渴欲饮水而小便不利。方如猪苓汤、五苓散。参见"茯苓"条下。

经方中含泽泻的方剂见表 17-1。

表 17-1　组成含泽泻的经方一览表

方名	泽泻用量	原方配伍				
泽泻汤	5 两	白术				
当归芍药散	半斤	白术	茯苓	当归	芍药	川芎
茯苓泽泻汤	4 两	白术	茯苓	甘草	桂枝	生姜
猪苓汤	1 两	茯苓	猪苓	滑石	阿胶	
五苓散	1 两 6 铢	茯苓	猪苓	桂枝	白术	
肾气丸	3 两	茯苓 干地黄 薯蓣 山茱萸 牡丹皮 桂枝 附子				
牡蛎泽泻散	等分	牡蛎 蜀漆 葶苈子 商陆根 海藻 栝楼根				

药证发挥

泽泻主治冒眩而口渴、小便不利者。

冒,为帽的古字,有戴、覆、盖、罩、蒙等意义在内。眩冒,即头晕目眩,并觉有帽在头,有重压感、沉重感,也有如物蒙罩,眼前发黑等。口渴,即有渴感,但不能多饮水,或只能饮热水,否则上腹部发胀。小便不利,为小便量少,患者多见面目虚浮,或下肢水肿。其人面色多黄黯,肌肉松软,体型肥胖,动则气短。其舌体多偏大,舌质淡红。

仲景用泽泻,多与白术、茯苓、猪苓合用,主治小便不利。四药的区别在于:泽泻主冒眩,白术主渴,茯苓主悸,猪苓主淋。泽泻配白术主治眩冒而渴,配茯苓治冒眩而悸,配茯苓猪苓治小便不利、眩悸而渴。

常用配方

泽泻 25g　白术 10g(《金匮要略》泽泻汤)

应用：高脂血症、心脑血管疾病、内耳眩晕症、单纯性肥胖、脑水肿等见眩晕、视物模糊、身体困重、自汗、少气、口渴而小便不利者。

文献摘录

《本经疏证》:"腰以下有水气,水底之病也,冒眩,极上之病也,举此两端,泽泻之功可明矣。"

《药征》:"泽泻主治小便不利冒眩也,旁治渴。"

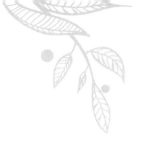

　　滑石为硅酸盐类矿物滑石的块状体。《神农本草经》谓滑石主"身热泄澼,女子乳难,癃闭,利小便,荡胃中积聚寒热,益精气"。《伤寒论》入 1 方次,《金匮要略》入 6 方次。

原文考证

　　最简方(2 味):蒲灰散、滑石白鱼散、百合滑石散。

　　蒲灰散治"小便不利"(十三)。

　　滑石白鱼散中乱发不入药,故可作最简方考,其主治亦为"小便不利"(十三)。

　　百合滑石散治"百合病变发热者"(十三),其主治不明。根据《金匮要略》原文,百合病表现复杂,"意欲食复不能食,常默默,欲卧不能卧,欲行不能行,饮食或有美时,或有不用闻食臭时,如寒无寒,如热无热,口苦,小便赤……"(十三)其中"小便赤"一证为客观指征。

　　最大量方(3 两):滑石代赭汤。

　　滑石代赭汤治"百合病下之后者"(二)。其考与百合滑石散同。风引汤中滑石虽用 6 两,但实际应用易汤为散,故不作最大量方论。

加减方:当归贝母苦参丸。

当归贝母苦参丸治"妊娠小便难,饮食如故",其条下有"男子加滑石半两"(二十),其证不明。

其他方:猪苓汤。

猪苓汤治"脉浮发热,渴欲饮水,小便不利者"(223)。

仲景方根

经方中含滑石的方剂见表 18-1。

表 18-1　组成含滑石的经方一览表

方名	滑石用量	原方配伍
蒲灰散	3 分	蒲灰
滑石白鱼散	2 分	白鱼　乱发
百合滑石散	3 两	百合
滑石代赭汤	3 两	百合　代赭石
风引汤	6 两	大黄　干姜　龙骨　桂枝　甘草　牡蛎 寒水石　赤石脂　白石脂　紫石英　石膏
当归贝母苦参丸(加味)	半两	当归　贝母　苦参
猪苓汤	1 两	猪苓　茯苓　泽泻　阿胶

药证发挥

滑石主治小便不利而赤者。

小便不利而赤,即小便不爽、量少、涩痛,尿色黄或深黄。《圣济总录》以单味滑石治热淋,小便赤涩热痛;《贞元集要广利方》以单味滑石治小便淋结,脐下兼痛;《产乳集验方》以单味滑石治小便不通。《伤寒标本》以滑石、甘草治身热吐痢泄泻、下痢赤白、癃闭、石淋以及烦热心躁、腹胀痛闷、口疮、牙齿疳蚀、中暑、伤寒、疫疠等病证。近代名医张锡纯说:"因热小便不利者,滑石最为要药",其常用滑石与生山药煎汤,治发热、泄泻以致小便不利黄短者(《医学衷中参西录》)。

常用配方

(1)滑石 30g 甘草 5g(《伤寒标本》六一散)

应用: 本方是通淋利尿方。泌尿系感染、泌尿道结石、暑天的发热性疾病见小便黄赤涩痛者多用之。加薄荷,为鸡苏散,治发热头昏头痛者;加青黛,为碧玉散,治心烦出血者;加干姜,为温六散,治大便如水,舌苔白者。本人治疗急性泌尿道感染,多用六一散加栀子、连翘、黄柏,能较快消除尿路刺激症状。

（2）滑石 5g　猪苓 5g　茯苓 5g　泽泻 5g　阿胶 5g（《伤寒论》猪苓汤）

应用：　小便不利、涩痛、尿血而渴欲饮水者。参见猪苓条下。

（3）茯苓 20g　泽泻 12g　猪苓 15g　白术 12g　肉桂 5g　滑石 12g　甘草 3g　石膏 15g　寒水石 15g（《宣明论方》桂苓甘露饮）

应用：　本方是五苓散加味方。可用于头痛、烦渴、汗出而小便黄短者。发热性疾病、夏天感冒、中暑等常用。

文献摘录

《本经疏证》："滑石非治身热也，以身热而神其用耳，故为烦为渴，皆可以当热。滑石非止泄澼也，水气因小溲利，自不入大肠耳，故咳者呕者，亦得以水气下趋而遂止。"

《药征》："滑石主治小便不利也，旁治渴也。余尝治淋家，痛不可忍而渴者，用滑石矾甘散，其痛立息。屡试屡效，不可不知也。"

19

防己

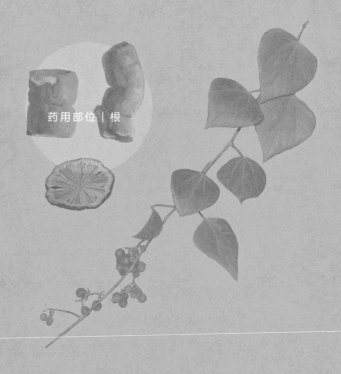

药用部位 | 根

防己为防己科植物粉防己(汉防己)或马兜铃科植物广防己(木防己)等的根。汉防己主产于安徽、浙江、江西、湖北等地,旧时多集散于汉口。因药材质坚体重,粉性较大,故有粉防己之称。木防己主产于广西、广东等地,故又称广防己。《神农本草经》谓防己主"风寒温疟热气诸痫,除邪,利大小便"。《金匮要略》入 6 方次。

原文考证

最大量方(4 两):防己黄芪汤。

《金匮要略》防己黄芪汤的用量较其他经方明显不同,黄芪仅一两一分。日本医家丹波元简认为《金匮要略》上的用量是后人改动,而《备急千金要方》所载的却是原方。据《备急千金要方》卷八风痹门载,防己为汉防己四两,则防己黄芪汤为防己的最大量方。治"风湿脉浮,身重汗出恶风"(二)。《外台秘要》记载本方"治风水……腰以下当肿及阴,难以屈伸"(十四)。从两书记载来看,本方也是用于汗出而水肿的,尤其腰以下肿为特点。

次大量方(3 两):防己茯苓汤。

防己茯苓汤治"皮水为病,四肢肿,水气在皮肤中,四肢聂聂

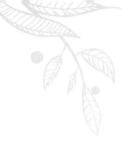

动者"(二十四)。《金匮要略》谓:"皮水,其脉亦浮,外证胕肿,按之没指。"可见以水肿为主证,且以下肢凹陷性水肿为特征。

以上2方均为防己黄芪的组合,则提示防己黄芪同用可治疗下肢凹陷性水肿。

最简方(4味):己椒苈黄丸、木防己汤。

己椒苈黄丸治"腹满,口舌干燥,此肠间有水气"。(十二)

木防己汤治"膈间支饮,其人喘满,心下痞坚,面色黧黑,其脉沉紧,得之数十日,医吐下之不愈"。(十二)

以上2方主治均与水有关。

其他方:防己地黄汤。

防己地黄汤治"病如狂状,妄行,独语不休,无寒热,其脉浮"(五),"治言语狂错,眼目霍霍,或言见鬼,精神昏乱。"(《备急千金要方》)两方治风病,防己证不明。

仲景方根

防己黄芪:主治下肢水肿者,方如防己黄芪汤、防己茯苓汤。

防己防风:主治中风,方如防己地黄汤。

防己桂枝：主治支饮水气，方如木防己汤、己椒苈黄丸。

经方中含防己的方剂见表 19-1。

表 19-1　组成含防己的经方一览表

方名	防己用量	原方配伍				
防己黄芪汤	4 两	黄芪	白术	甘草	生姜	大枣
防己茯苓汤	3 两	黄芪	桂枝	茯苓	甘草	
防己地黄汤	1 分	桂枝	地黄	防风	甘草	
己椒苈黄丸	1 两	椒目	大黄	葶苈子		
木防己汤	3 两	桂枝	石膏	人参		
木防己加茯苓芒硝汤	2 两	桂枝	芒硝	人参	茯苓	

药证发挥

防己主治下肢水肿。

其肿多为按之如泥，并可伴有腰痛腰重、膝关节疼痛或活动不利、身体困重乃至腹满、喘促等。水肿如为一身悉肿，则多为麻黄证，方如越婢汤证或麻黄加术汤证；如独足肿，多有足屈伸不利，为芍药证，方如芍药甘草汤。两下肢水肿，则多为防己证，方如防己黄芪汤、防己茯苓汤等。水停胸膈，配桂枝；水停腹腔，配大黄。

防己与泽泻都可治疗水肿、小便不利，但泽泻治眩冒，防己治关节疼痛，主治有上下之别。防己与黄芪均可治疗水肿，两者常配合使用，其区别在于，黄芪治汗出而肿，范围较广，防己主治面较窄，仅为下肢肿而关节疼痛。

传统上认为汉防己治水，多用于水肿；木防己治风，多用于关节痛。传统认为防己苦寒，不宜大量使用。近来发现马兜铃科植物的广防己有导致肾功能损害的可能。

常用配方

(1)汉防己 20g　黄芪 15~30g　白术 15g　甘草 10g　生姜 15g　大枣 12 枚(《金匮要略》防己黄芪汤)

应用：　关节疼痛、下肢水肿、口渴、汗出而黄肿者。脑血管疾病、高血压、关节病、糖尿病、肾病、水肿多用之。

(2)防己 20g　黄柏 10g　苍术 15g　牛膝 20g(《全国中药成药处方集》四妙丸)

应用：　两足水肿麻木，下肢痿弱，身热黄汗、小便不利而黄赤者。关节炎、皮肤病、泌尿生殖系统疾病多用之。

文献摘录

《本经疏证》:"防己之为物,有黑纹贯于黄肉中,其用为治水侵于脾,无惑矣。然仲景治风水皮水,所谓身重,汗出恶风,水气在皮肤中,四肢肿,聂聂动者,均与此合。"

《药征》:"防己主治水也。防己有汉木二种,余家用所谓汉防己者也。"

葛根

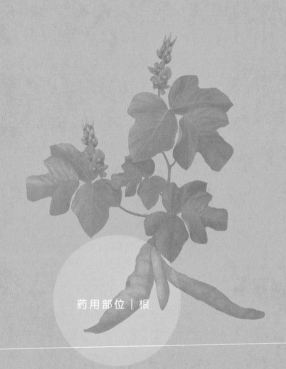

药用部位｜根

葛根为豆科植物葛的块根,以春季采集,块肥质硬,切面粗糙,充满粉状者为质佳《神农本草经》谓葛根主"消渴,身大热,呕吐,诸痹"。《伤寒论》入 4 方次,《金匮要略》入 3 方次。

原文考证

最大量方(半斤):葛根黄芩黄连汤。

葛根芩连汤也是最简方,原文:"太阳病,桂枝证,医反下之,利遂不止;脉促者,表未解也;喘而汗出者,葛根黄连黄芩汤主之"(34)。利遂不止,是一种严重的腹泻;脉促、喘而汗出,提示本方所治腹泻的性质属热。可见大剂量葛根治下利。葛根方中另一治疗下利的方是葛根汤,其主治"太阳与阳明合病者,必自下利"(32)。自下利,为未经攻下而大便自然溏薄者,其程度要比葛根黄芩黄连汤证的"利遂不止"为轻,故用量仅为 4 两。可见,下利属葛根无疑。

加葛根汤:桂枝加葛根汤。

从组成看,桂枝加葛根汤为桂枝汤加葛根,治"太阳病,项背强几几,反汗出恶风者"(14),汗出恶风,本属桂枝汤证,而此处的"反"字,是与葛根汤证相鉴别而言。葛根汤为本方加

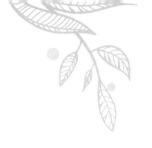

麻黄而成,故主治"太阳病,项背强几几,无汗,恶风"(31),"太阳病,无汗,而小便反少,气上冲胸,口噤不得语,欲作刚痉"(二)者。可见桂枝加葛根汤"汗出恶风"和葛根汤证的"无汗恶风",是与麻黄的有无相对应的。而"项背强几几",为两方共有证,则葛根主治于此可见。"几几"(shū,一说为jǐn)是古语,意为紧固拘急貌。项背强几几,即项背部有疼痛拘急不适感。

《伤寒论》中桂枝加葛根汤组成与葛根汤相同,宋代林亿等认为有误。查《外台秘要》有桂枝加葛根汤方:"疗中风身体烦疼,恶寒而自汗出,头项痛急。桂枝五两,生姜八两,甘草二两炙,葛根八两,芍药三两,大枣十二枚,右六味切,以水七升,煮取二升半,服八合,日三,温覆取汗"。此方葛根量至 8 两,可见大剂量葛根治疗项背强急。

其他方:葛根汤、竹叶汤、奔豚汤。

葛根汤治"太阳病,项背强几几,无汗,恶风"(31),"太阳病,无汗,而小便反少,气上冲胸,口噤不得语,欲作刚痉"(二)。竹叶汤治"产后中风"的"发热,面正赤,喘而头痛"(二十一),奔豚汤治"奔豚,气上冲胸,腹痛,往来寒热"(八)。3 方所治的头痛、气上冲胸、腹痛,也可视为葛根证。

仲景方根

葛根芍药甘草：主治项背强、头痛、痉挛、气上冲胸、腹痛、下利。方如葛根汤治"太阳病，项背强几几"（31），"自下利"（32），"口噤不得语，欲作刚痉"（二）。桂枝加葛根汤治"中风身体烦疼，恶寒而自汗出，头项痛急"（《外台秘要》）。竹叶汤治"喘而头痛"（二十一）。奔豚汤治"奔豚气上冲胸，腹痛，往来寒热"（八）。

经方中含葛根的方剂见表20-1。

表20-1　组成含葛根的经方一览表

方名	葛根用量	原方配伍					
葛根黄芩黄连汤	半斤	甘草	黄芩	黄连			
葛根汤	4两	甘草	芍药	麻黄	桂枝	生姜	大枣
葛根加半夏汤	4两	甘草 半夏	芍药	麻黄	桂枝	生姜	大枣
桂枝加葛根汤	8两	甘草	芍药	桂枝	生姜	大枣	
竹叶汤	3两	甘草 人参	芍药 附子	桂枝 大枣	竹叶 生姜	防风	桔梗
奔豚汤	5两	甘草 生姜	芍药 甘李根白皮	川芎	当归	半夏	黄芩

药证发挥

葛根主治项背强、下利而渴者。

项背强是一种从后头部至后背的僵硬感、凝重感、酸痛感、无力感,有时范围可达到腰骶部,同时多伴有肩背部或腰腿活动受限。作为客观指证,是局部肌肉(斜方肌、背阔肌、头颈夹肌、提肩胛肌、菱形肌等)僵硬、隆起,医生用手按压肩背部及脊柱两侧,有凝结挛急感,同时病者可诉疼痛。除上述情况以外,头面部肌肉的痉挛麻痹,项背部皮肤的改变,如粗糙厚实、皮肤角化、色素沉着、痤疮、毛囊炎、扁平疣等,也是"项背强"的延伸。另外,由于头项胸背相连,患者出现的头晕、头痛、头重、思维迟钝、吐词不清、疲劳、嗜睡、视力听力减退、重影、鼻塞以及胸闷痛、气上冲胸、腹痛等,也可以看作是"项背强"的延伸。

下利,即腹泻。《伤寒论》中治疗太阳与阳明合病的"自下利",用葛根汤,葛根量为 4 两,但用于"利遂不止"的葛根黄芩黄连汤,葛根则用至 8 两。可见下利的程度越严重,葛根的用量越大,所以,葛根证的识别必须看下利的有无。下利有轻重之分,轻者,仅为大便溏薄,次数增多;重者,为泄泻不止。

葛根治渴,古代经验甚多。《太平圣惠方》单用葛根捣汁饮服,治疗消渴烦躁,皮肤干燥。又方取葛根粉同粟米煮粥食,治疗胸中热闷,渴而烦躁。《古今医统》用葛根配天花粉等治疗消渴肾渴,日饮石水者。《普济方》单用葛根煮散频服,治小儿热渴不止。张元素认为"脾虚作渴者,非此不除"。《医学衷中参西录》

以本品配生黄芪、生山药、生鸡内金等,治疗消渴。

以上的项背强痛、下利以及口渴,并不是割裂的,而是相合一体,只是三者的程度各有偏重而已。例如,或仅头痛项强而下利,或仅下利而渴,而头项强痛不明显,或口渴而项背强痛等。

仲景使用葛根必配甘草,主治头项腰背强痛拘挛。如有烦热下利者,配黄连、黄芩;如有恶寒无汗,则配麻黄、桂枝,如有肌肉痉挛拘急疼痛,则配芍药。

葛根用量较大,通常在 4~8 两。后世应用有 120g 以上者。大量时,需先煎取水,再入其他药物。

传统经验,葛根均有升发的功效,如误用或过大剂量服用,可能出现头痛头晕、烘热、牙痛、便秘、胸闷、心慌等。

常用配方

(1)葛根 30g 黄芪 30g 川芎 15g 桂枝 20g 赤芍 20g
生姜 3 片 红枣 12 枚(本人经验方)

应用: 本方多用于中老年患者的心脑血管疾病,其证多见头痛头晕,舌质紫黯,下肢水肿、肌肉松软者。不少糖尿病患者、颈椎病、椎-基底动脉供血不足、腰椎病、突发性耳聋、神经性耳聋耳鸣、视网膜动脉阻塞、血管神经性头痛等患者也有使用本方的机会。

（2）葛根 20g　桂枝 10g　芍药 10g　麻黄 10g　甘草 10g
生姜 15g　大枣 12 枚（《伤寒论》葛根汤）

应用：　本方是温和的发汗剂。对项背强痛而无汗恶寒、大便溏薄者尤为适合。流行性感冒、呼吸道感染、胃肠炎、痢疾、咀嚼肌痉挛症、颞颌关节症、颈肌风湿症、肩凝症、梨状肌综合征、周围性面瘫、颈椎病、鼻炎、中耳炎、牙痛、皮肤病有应用机会。本方还具有轻微的兴奋作用，对于感冒等导致的精神不振、思睡等有效。

（3）葛根 40g　黄连 15g　黄芩 15g　甘草 10g（《伤寒论》葛根黄芩黄连汤）

应用：　本方多用于治疗糖尿病、急性肠炎、痢疾等。加大黄，可治疗血压增高引起的头痛、期前收缩、颈椎病等，也可用于牙周脓肿、口腔溃疡等。本人尚用于醉酒酗酒后出现的腹泻、头昏、口苦口渴等。本方的应用以体格壮实而头昏痛、项背强、面红、烦躁、失眠、脉滑数、舌黯红苔黄者。此外，大多患者伴有腹泻或大便不成形。

文献摘录

《本经疏证》："葛根之用，妙在非徒如栝楼但滋阴津，亦非徒如升麻但升阳气，而能兼擅二者之长。故太阳阳明合病，自下利

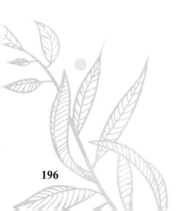

者（葛根汤证）；太阳被下，利遂不止，脉促喘汗者（葛根芩连汤证）咸用之，盖两者之利，随胃阳鼓荡而散矣。"

《药征》："葛根主治项背强也。旁治喘而汗出。葛根主治项背强急也。葛根汤及桂枝加葛根汤，皆足以征焉。"

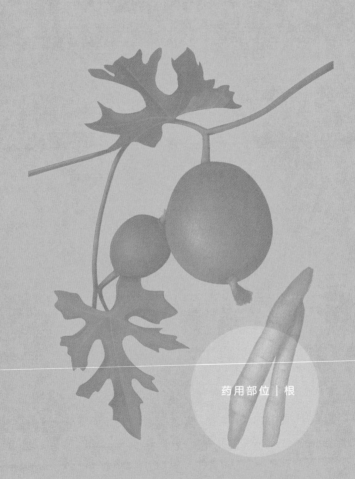

21

栝楼根

药用部位丨根

栝楼根为葫芦科植物栝楼的根,现代处方名为天花粉。《神农本草经》谓主"消渴,身热烦满,大热"。《伤寒论》入 4 方次,《金匮要略》入 6 方次。

原文考证

最大量方(4 两):柴胡桂枝干姜汤、柴胡去半夏加栝楼汤。

柴胡桂枝干姜汤治"胸胁满微结,小便不利,渴而不呕,但头汗出,往来寒热,心烦者"(147),"疟寒多微有热,或但寒不热"(四)。

柴胡去半夏加栝楼汤治"疟病发渴者,亦治劳疟"(四)。

最简方(2 味):栝楼牡蛎散。

栝楼牡蛎散治"百合病渴不差者"(三)。

次简方(5 味):栝楼瞿麦丸。

栝楼瞿麦丸治"小便不利者,有水气,其人苦渴"(十三),方中瞿麦、茯苓主治小便不利,则"苦渴"为栝楼根主治可知。

加味方:小青龙汤条下有"若渴,去半夏,加栝楼根三两"(40),三黄汤条下有"渴加栝楼根三分"(五),小柴胡汤条下有

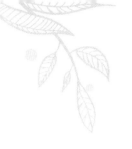

"若渴,去半夏,加人参,合前成四两半,栝楼根四两"(96)。

以上诸方证均有"渴",明示栝楼根治渴。

其他方:栝楼桂枝汤、牡蛎泽泻散。

栝楼桂枝汤治"太阳病,其证备,身体强,几几然,脉反沉迟"(二)的"痉病"。痉病的特点,《金匮要略》说:"身热足寒,颈项强急,恶寒,时头热,面赤目赤,独头动摇,卒口噤,背反张者"(二)。另外,痉病与疮相关,如"痉病有灸疮,难治""疮家虽身疼痛,不可发汗,汗出则痉"(二)。提示栝楼根可用于疮家。

牡蛎泽泻散治"大病差后,从腰以下有水气者"(395)。栝楼证不明。

仲景方根

栝楼根桂枝芍药甘草:主治疮家,方如栝楼桂枝汤。

栝楼根牡蛎:主治胁下痞硬、口渴、多汗。方如柴胡桂枝干姜汤、栝楼牡蛎散。

经方中含栝楼根的方剂见表21-1。

表 21-1 组成含栝楼根的经方一览表

方名	栝楼根用量	原方配伍				
小柴胡汤(加减)	4两	柴胡 大枣	黄芩	甘草	人参	生姜
柴胡去半夏加栝楼汤	4两	柴胡 大枣	黄芩	甘草	人参	生姜
柴胡桂枝干姜汤	4两	柴胡 牡蛎	桂枝	黄芩	甘草	干姜
小青龙汤(加减)	3两	桂枝 细辛	芍药 五味子	甘草	麻黄	干姜
栝楼桂枝汤	2两	桂枝	芍药	甘草	生姜	大枣
栝楼瞿麦丸	2两	瞿麦	猪苓	薯蓣	附子	
栝楼牡蛎散	等分	牡蛎				
牡蛎泽泻散	等分	牡蛎 海藻	泽泻	蜀漆	葶苈子	商陆根
《千金》三黄汤(加减)	3分	麻黄	独活	细辛	黄芪	黄芩

药证发挥

栝楼根主治渴者。

其渴感明显而难愈,口干粘,喝水不解渴,而且食欲好,大便多干结。患者肌肉较紧,甚或拘紧疼痛,或生疮疖痈疽。其舌面必干燥或干腻。

经方中治疗"渴"的药物不止栝楼根一味,石膏、人参和白术也都治疗"渴"。栝楼根证的渴与石膏证的渴相似,但石膏证是烦躁而渴,且有自汗出;栝楼根证是苦渴,即口干舌燥呈慢性化,且饮水不解渴。人参也治渴,如"渴欲饮水,口干舌燥者,白虎加人参汤主之"(222),仲景也将栝楼根与人参同用以治渴者(96),但人参证渴而心下痞硬,还有呕吐不止等,而栝楼根证多为渴而不呕,无心下痞硬。白术所主之渴为心下停水,影响正常水液吸收入血而导致津液不足。其渴乃水饮病之结果。白术除水饮而渴自消失。在外证方面,胃内振水音是重要佐证。

栝楼根证与半夏证正相反,仲景常常用栝楼根即去半夏,半夏证是口不干渴而呕,栝楼根证是口干渴而不呕。所以,两者不能同用。

后世用栝楼根多用于糖尿病以及外科的痈疽疔疮。《千金》疗消渴栝楼粉散,用单味大栝楼根,加工成粉服用。《千金》加减六物丸方用栝楼根配麦冬、知母、人参、苦参、土瓜根等为丸,治疗消渴。还有用黄连、麦冬捣筛,以生地黄汁、栝楼根汁、牛乳合为丸服用,也治疗消渴。明代《普济方》用栝楼根配黄芪、甘草等治疗痈疽疮毒,内附筋骨。此外,外科名方仙方活命饮中也用栝楼根(天花粉)。

常用配方

(1)栝楼根 10g 桂枝 15g 芍药 15g 甘草 10g 生姜 15g 大枣 12 枚(《金匮要略》栝楼桂枝汤)

本方可用于痤疮、毛囊炎以及糖尿病引起的皮肤感染等，但原方栝楼根的用量应加大。

(2)栝楼根 10g　茯苓 15g　薯蓣 15g　附子 10g　瞿麦 5g（《金匮要略》栝楼瞿麦丸）

应用： 本方多用于水肿伴有严重口渴者，有人用于糖尿病肾病的治疗。

文献摘录

《本经疏证》："栝楼根亦非能治虚也。观小青龙汤、小柴胡汤、柴胡桂枝干姜汤中，用之皆不过以渴，不得用半夏而为之代耳，半夏非治虚者也。虽然，渴不得用半夏，何物不可用，乃处处代以栝楼根？呕哕者，用半夏以止逆，使寒与湿不与中气久混而难解；烦渴者，用栝楼根以滋液，使热与燥不与中气相烁而难复。所以栝楼根与半夏，虽非相畏相忌相反，而始终不相并，此其旨在伤寒论、金匮要略中，可寻绎而知者也。"

《药征续编》："栝楼根主治渴。凡渴有二证；烦渴者，石膏主之。但渴者，栝楼根主之，是宜分别而治之。按栝楼根者，盖兼治口中燥渴及粘者。"

黄连

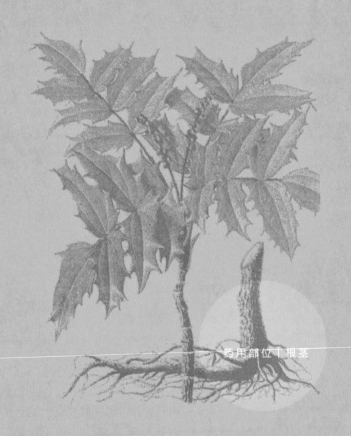

药用部位 | 根茎

黄连为毛茛科植物黄连、三角叶黄连、峨嵋野连或云连的根茎。主产于四川东部者品质最佳,称川连。因其根茎多分枝,形似鸡爪,故又称为鸡爪连。产于云南省德钦、维西、腾冲等地者,品质稍次于川连,称云连。《神农本草经》谓黄连主"热气,目痛,眦伤,泣出,明目,肠澼,腹痛,下利,妇人阴中肿痛,久服令人不忘"。《伤寒论》入 12 方次,《金匮要略》入 7 方次。

原文考证

最大量方(4 两):黄连阿胶汤。

黄连阿胶汤治"少阴病,得之二三日以上,心中烦,不得卧"(303)。心中烦,即心中烦乱不宁,欲起不安,欲睡不稳,欲吐不得吐,即所谓"心烦意乱,不能自主,病人自知其苦,外无形象可见也"(吴坤安《伤寒指掌》)。

次大量方(3 两):葛根黄芩黄连汤、黄连汤、干姜黄芩黄连人参汤、白头翁汤。

葛根黄芩黄连汤治"太阳病,桂枝证,医反下之,利遂不止,脉促者,表未解也;喘而汗出者"(34)。脉促,一说脉来急促,与

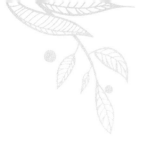

脉数同义,如徐灵胎说:"促为数意,邪犹在外"(《伤寒论类方》卷一);王邦傅说:"促者,阳也,指下寻之极数,并居寸口"(《脉诀乳海》卷四)。另一说为数中有歇止,王叔和:"促脉,来去数,时一止复来"(《脉经》卷一)。这里的促脉,两种情况均有。根据附子、干姜条下原文考证,若利不止时,脉本不应促而应沉微,今反促者,则非干姜、附子证可知。

黄连汤治"伤寒,胸中有热,胃中有邪气,腹中痛,欲呕吐者"(173)。干姜黄芩黄连人参汤治"伤寒本自寒下,医复吐下之,寒格,更逆吐下,若食入口即吐"者(359),以上两方皆有黄连、干姜、人参,所治亦大致相似,以腹痛、呕吐为主。黄连汤证的"胸中有热",即为心中烦热、起卧不安的互词。

白头翁汤治"热利下重者"(371),"下利欲饮水者"(373)。热利,即身热而下利。下重,即里急后重,大便时腹痛窘迫,急不可待,但又肛门重坠,努责难出。欲饮水,为口干渴。

最简方(2味):大黄黄连泻心汤。

大黄黄连泻心汤治"心下痞,按之濡,其脉关上浮者"(154)。心下,指胃脘部;心下痞,是指胃脘部如物填塞,胀闷不舒。按之濡,是指以手按压,腹肌尚柔软不硬。痞证,《伤寒论》中论之颇详,所列之方尚有附子泻心汤、生姜泻心汤、半夏泻心汤、甘草泻心汤等,方证各别,但方中均有黄连,可见黄连治痞。

次简方(3味):小陷胸汤、泻心汤。

小陷胸汤治"正在心下,按之则痛,脉浮滑者"(138)。

泻心汤治"心气不足,吐血、衄血"(十六)。心气不足,疑为心气不定之误。心气不定,指心中烦躁,不得安宁;亦指心悸亢进、跳动不安等,如敦煌遗书《辅行诀脏腑用药法要》"小泻心汤,治胸腹支满,心中跳动不安者方。黄连、黄芩、大黄各三两。"吐血、衄血,多为身体上部的出血。

仲景方根

黄连黄芩:主治烦热而心下痞,亦治热利。此为黄连最主要的配伍,也是诸泻心汤之祖方。方如半夏泻心汤、生姜泻心汤、甘草泻心汤治疗烦热而心下痞并见或干呕,或下利,或干噫食臭,或腹中雷鸣,或喉舌阴部糜烂者。方如葛根芩连汤治疗"利遂不止"(34)者。方如黄连阿胶汤,治"心中烦,不得卧"(303)。

黄连黄芩大黄:主治烦热而出血者。泻心汤再加附子,即为附子泻心汤,治疗心下痞而恶寒汗出者。

黄连桂枝:主治烦热而腹痛者。方如黄连汤治"伤寒,胸中有热,胃中有邪气,腹中痛,欲呕吐者"(173)。乌梅丸治"蛔厥"(338)。

黄连黄柏:主治热利。方如白头翁汤、乌梅丸。

黄连阿胶:主治烦热而便血者。方如黄连阿胶汤。

黄连半夏:主治烦热而心下痞痛者,方如小陷胸汤。

经方中含黄连的方剂见表22-1。

表22-1　组成含黄连的经方一览表

方名	黄连用量	原方配伍					
黄连阿胶汤	4两	黄芩	阿胶	芍药	鸡子黄		
葛根黄芩黄连汤	3两	黄芩	葛根	甘草			
干姜黄芩黄连人参汤	3两	黄芩	干姜	人参			
半夏泻心汤	1两	黄芩	干姜	甘草	半夏	人参	大枣
生姜泻心汤	1两	黄芩	干姜	甘草	半夏	人参	生姜 大枣
甘草泻心汤	1两	黄芩	干姜	甘草	半夏	人参	大枣
泻心汤	1两	黄芩	大黄				
附子泻心汤	1两	黄芩	大黄	附子			
黄连汤	3两	桂枝	干姜	人参	甘草	半夏	大枣
乌梅丸	16两	桂枝	黄柏	干姜	人参	乌梅	细辛 当归 附子 蜀椒
白头翁汤	3两	黄柏	白头翁	秦皮			
小陷胸汤	1两	半夏	栝楼实				
大黄黄连泻心汤	1两	大黄					

药证发挥

黄连主治心中烦,兼治心下痞、下利。

心中烦,主要是指精神障碍,如烦躁不安、焦虑、紧张、强迫症状、注意力不能集中,头昏头痛,甚至出现神志错乱和昏迷等,同时,患者有身体的燥热感、胸中苦闷感、心脏悸动感等,即所谓的烦热、烦闷和烦悸。与心中烦相伴的是"不得卧",即严重的睡眠障碍。或为入睡困难,或为多梦易醒,或为过早觉醒等。心中烦,是黄连证的关键。

心下痞,指上腹部的不适感,似痛非痛,似胀非胀,按压上腹部可有轻度弥漫性压痛,但无肌紧张或肌卫现象。即所谓的"心下痞,按之濡"(154)。常伴有口苦、嗳气、恶心、呕吐,甚至便血、吐血等。

所谓下利,即腹泻,或腹中痛,或里急后重,或肛门灼热,大便黏腻臭秽,或有便下黏液或血液。《伤寒论》葛根黄芩黄连汤,就是治疗"利遂不止"的方,黄连与黄柏、秦皮、白头翁配伍的白头翁汤,主治"热利下重"。《外台秘要》《备急千金要方》等古代方书中,治疗痢疾方中多有黄连。但是,并不是所有的下利均用黄连,黄连所治疗的是"热利",其表现在,葛根黄芩黄连汤证是"喘而汗出""脉促"(34),白头翁汤证是"下利欲饮水者"(373),均有热证可凭。

综上所述,黄连主治烦,兼治痞、利。烦是全身症状,痞与利是局部症状,但三者往往相兼而现。心中烦,不得卧者,多有心下痞和下利;痞、利者,多有卧不安而烦热。临床上凡发热者、失眠者、出血者、腹痛者、心悸者,只要见有烦而痞,烦而利者,都可使用黄连。

作为黄连证的客观指征,舌象与脉象十分重要。舌质坚老,舌色红或黯红、舌苔黄腻而厚。所谓坚老,为其质地苍老坚敛,舌边无光泽。著者称此为"黄连舌"。相反,若舌质淡红胖嫩,舌苔薄白或无苔者,黄连就应慎用了。要用也需配肉桂、附子、干姜、甘草等。用黄连者,脉多滑数或数促,如脉迟者,黄连应慎用。

仲景使用黄连有3个剂量段,大剂量除烦(4两),方如黄连阿胶汤;中等剂量(2两)清胃肠热,方如葛根芩连汤、黄连汤、白头翁汤;小剂量除痞(1两),方如五泻心汤。

黄连极苦,所以,应掌握中病即止的原则,如服药后烦热消失,心下舒适,舌苔净者即可减药。如果口感极苦,难以下咽者,也应减量或停药,多服久服容易导致食欲下降。

常用配方

(1)黄连15g 黄芩10g 黄柏10g 栀子10g(《外台秘要》黄连解毒汤)

应用: 本方是经典的清热解毒剂。虽非仲景方,但其配伍严谨,也是千古良方。《肘后方》用黄连解毒汤治疗伤寒温病"若已六、七日,热极,心下烦闷,狂言见鬼,欲起走",又治"烦呕不得眠"。《外台秘要》用黄连解毒汤治疗"时疾三日已汗解,因饮酒复剧,苦烦闷、干呕、口燥、呻吟错语、不得卧"。均为急性传染病的极期并见中毒性脑病者。现代本方依然是各种急性传染病、感染性疾病常用的处方。目前在慢性疾病中也常常使用本方,如高血压、脑出血、卒中后遗症、脑血管性痴呆以及出血性疾病等,黄连解毒汤证出现的机会也较多。本方的应用以烦热、心下痞、吐血衄血及热甚发斑出血者为指征。

(2)黄连 15g 黄芩 15g 葛根 40g 甘草 10g(《伤寒论》葛根黄芩黄连汤)

应用: 本方多用于治疗糖尿病、急性肠炎、痢疾等。加大黄,可治疗血压增高引起的头痛、期前收缩、颈椎病等,也可用于牙周脓肿、口腔溃疡等。本人尚用于醉酒酗酒后出现的腹泻、头昏、口苦口渴等。本方的应用以体格壮实而头昏痛、项背强、面红、烦躁、失眠、脉滑数、舌黯红苔黄者。此外,大多患者伴有腹泻或大便不成形。

(3)黄连 15g 甘草 15g 干姜 15g 桂枝 15g 党参 10g 姜制半夏 15g 大枣 12 枚(《伤寒论》黄连汤)

应用: 本方是痛呕专方,适用于腹痛、恶心呕吐、心下痞而烦悸、舌红苔厚者。一些慢性胃炎、消化性溃疡、糖尿病胃肠病,以及心肌炎、感冒发热等有可能出现本方证。

（4）黄连10-20g　黄芩10g　阿胶15g　芍药10g　鸡子黄2枚（《伤寒论》黄连阿胶汤）

应用： 本方用于心烦不得眠，心下痞、腹痛、舌红，或下利便脓血者。以下利便血为特征的痢疾便血、伤寒肠穿孔出血、出血性肠炎、溃疡性结肠炎等；以心烦失眠为特征的更年期综合征、神经症、老年性痴呆、精神病、口腔黏膜溃疡等；以心下痞、腹痛为特征的上消化道溃疡、胃炎等；以心悸为特征的心律失常、心肌炎及其后遗症等；以出血为特征的先兆流产、多囊卵巢综合征、月经过多等，均可出现本方证。

文献摘录

《本经疏证》："伤寒胸中有热，胃中有邪气，腹中痛，欲呕吐者，黄连汤主之。少阴病，二三日以上，心中烦，不得卧，黄连阿胶汤主之。二方缘以黄连为君，二证皆发于心，可见黄连为泻心火之剂矣。黄连能除湿热，即是厚肠胃，然黄芩亦除湿热，何以不然？惟黄连苦寒而燥，黄芩虽苦寒而不燥矣，是以不得以厚肠胃属之。"

《药征》："黄连主治心中烦悸也。旁治心下痞、吐下、腹中痛。张仲景用焉，而治心下痞。呕吐下利之证也，是性之所枝而岐也。故无心烦之状者，试之无效。加心烦者，其应如响。"

黄芩

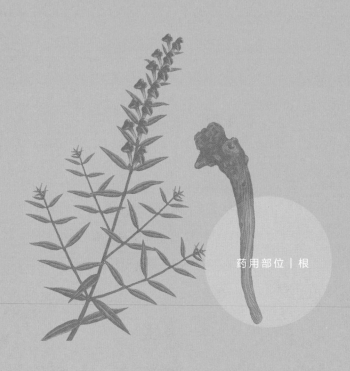

药用部位｜根

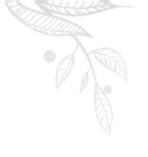

黄芩为唇形科植物黄芩的根。主产于河北、内蒙古、山西、山东等地,以粗长、质坚实、色黄、除尽外皮者为佳。《神农本草经》谓主"诸热黄疸,肠澼,泄利,逐水,下血闭,恶疮、疽蚀、火疡"。《伤寒论》入 16 方次,《金匮要略》入 20 方次。

原文考证

最简方(3 味):黄芩汤、三物黄芩汤、泻心汤。

黄芩汤治"太阳与少阳合病,自下利者"(172)。又据"伤寒,脉迟六七日,而反与黄芩汤彻其热""今于黄芩汤复除其热,腹中应冷"(333),可见,黄芩汤证除腹泻外,当见脉数、腹中热。

三物黄芩汤治"妇人在草蓐自发露得风,四肢苦烦热……头不痛但烦者"(二十一)。

泻心汤治"心气不足,吐血、衄血"(十七)。

综上所述,黄芩主治烦热、下利、出血、脉数者。

最大量方(3 两):小柴胡汤、大柴胡汤、柴胡桂枝干姜汤、半夏泻心汤、生姜泻心汤、甘草泻心汤、附子泻心汤、干姜黄芩黄连人参汤、葛根黄芩黄连汤、黄芩汤、黄土汤。

小柴胡汤治往来寒热,胸胁苦满,默默不欲饮食,心烦喜呕等;大柴胡汤治发热、呕吐、下利而心下按之满痛等;柴胡桂枝干姜汤治胸胁满微结,往来寒热,心烦。大多以往来寒热、胸胁苦满、心烦、呕吐为主治,黄芩配柴胡、半夏等。详见"柴胡"条下。

半夏泻心汤治心下"满而不痛者"(149),生姜泻心汤治"胃中不和,心下痞硬,干噫食臭,胁下有水气,腹中雷鸣,下利者"(157),甘草泻心汤治"其人下利日数十行,谷不化,腹中雷鸣,心下痞硬而满,干呕,心烦不得安"(158),附子泻心汤治"心下痞"(155),干姜黄芩黄连人参汤治"食入口即吐"者(359)。

以上诸方以心下痞、呕吐、下利而心烦为主治,黄芩配黄连、干姜、人参等。

葛根黄芩黄连汤治"利遂不止,脉促者"(34)。

黄芩汤治"自下利"(172)。

黄土汤治"先便后血"(十六)。

次大量方(2两):黄连阿胶汤、《外台秘要》黄芩汤。

黄连阿胶汤治"心中烦,不得卧"(303)。

《外台秘要》黄芩汤治"干呕下利"(十七)。

加减方:小柴胡汤。

小柴胡汤条下有"若腹中痛者,去黄芩,加芍药三两",黄芩、芍药本治下利腹痛,此条腹中痛而去黄芩者,想必无下利。"若心下悸,小便不利者,去黄芩,加茯苓四两"(96),茯苓主治眩悸、口渴而小便不利,其人必面虚浮,舌体胖大淡红且脉不数,今加茯苓而去黄芩,则可推测黄芩证必无上述诸证,相反,其人必面红、肌肉坚紧、舌红脉数。

其他方:当归散。

"妇人妊娠,宜常服当归散主之"(二十),并谓"妊娠常服,即易产,胎无苦疾,产后百病悉主之"。提示黄芩与白芍、当归、白术、川芎同用可用于妊娠保胎。

仲景方根

黄芩芍药甘草:主治腹痛、下利而脉数者。方如黄芩汤治下利而脉数者,黄芩加半夏生姜汤"干呕而利者"(十七),奔豚汤治"气上冲胸,腹痛,往来寒热"(八)。

黄芩阿胶:主治吐血、衄血、便血而心烦不得眠者。方如黄土汤治"下血""吐血、衄血"(十六),黄连阿胶汤治"心中烦,不得卧"(303)。腹痛加芍药,便血崩漏加地黄。

黄芩白术:主治便血及胎动不安。方如黄土汤。多配合当归、芍药。

黄芩黄连半夏干姜人参甘草:主治心下痞满、下利而心烦者。参见"黄连"条下。

黄芩柴胡半夏生姜人参大枣:主治往来寒热、胸胁苦满、心烦喜呕。参见"柴胡"条下。

经方中含黄芩的方剂见表23-1。

表23-1　组成含黄芩的经方一览表

方名	黄芩用量	原方配伍					
小柴胡汤	3两	柴胡	半夏	甘草	人参	生姜	大枣
柴胡桂枝汤	1两半	柴胡 桂枝	半夏 芍药	甘草	人参	生姜	大枣
柴胡加芒硝汤	1两	柴胡 芒硝	半夏	甘草	人参	生姜	大枣
柴胡加龙骨牡蛎汤	1两半	柴胡 桂枝	半夏 茯苓	人参 大黄	龙骨 牡蛎	生姜 大枣	铅丹
大柴胡汤	3两	柴胡 大枣	半夏	芍药	生姜	枳实	大黄
柴胡桂枝干姜汤	3两	柴胡 甘草	桂枝	干姜	牡蛎	栝楼根	
柴胡去半夏加栝楼汤	3两	柴胡 大枣	人参	甘草	栝楼根	生姜	
半夏泻心汤	3两	半夏 大枣	干姜	人参	甘草	黄连	
生姜泻心汤	3两	半夏 大枣	干姜	人参	甘草	黄连	
甘草泻心汤	3两	半夏 生姜	干姜 大枣	人参	甘草	黄连	

方名	黄芩用量	原方配伍				
黄芩汤	3两	芍药	甘草	大枣		
黄芩加半夏生姜汤	3两	芍药	甘草	大枣	半夏	生姜
奔豚汤	2两	芍药 甘草 生姜 川芎 当归 半夏 生葛 甘李根白皮				
当归散	1斤	芍药	当归	川芎	白术	
葛根黄芩黄连汤	3两	黄连	葛根	甘草		
干姜黄芩黄连人参汤	3两	黄连	干姜	人参		
黄连阿胶汤	2两	阿胶	黄连	芍药	鸡子黄	
黄土汤	3两	阿胶 甘草 干地黄 白术 附子 灶中黄土				
《外台秘要》黄芩汤	2两	半夏	人参	桂枝	干姜	大枣
泽漆汤	3两	半夏 人参 桂枝 生姜 紫参 泽漆 白前 甘草				
《千金》三物黄芩汤	1两	苦参	干地黄			
泻心汤	1两	大黄	黄连			
附子泻心汤	1两	大黄	黄连	附子		
麻黄升麻汤	18铢	麻黄 升麻 当归 知母 萎蕤 芍药 天冬 桂枝 茯苓 甘草 石膏 白术 干姜				
侯氏黑散	5分	菊花 白术 细辛 茯苓 牡蛎 桔梗 防风 人参 矾石 当归 干姜 川芎 桂枝				

药证发挥

黄芩主治烦热而出血者,兼治热利、热痞、热痹等。

所谓烦热,是一种难以解除的发热或发热感。患者胸闷不安、躁动、焦虑、睡眠障碍乃至精神障碍,同时具有身体的热感,或汗出,或心悸,或胸闷呼吸不畅感,或小便灼热感,或口干苦,或舌红脉滑数等。黄芩证中烦热极为重要,张仲景书中有明文,后世方书也有记载。如三物黄芩汤主治"妇人在草蓐自发露得风,四肢苦烦热……头不痛但烦者"(二十一),黄连阿胶汤中黄芩配伍黄连,治疗"心中烦,不得卧"。后世《圣济总录》的黄芩散,以黄芩与人参相配,竹叶汤调下,不拘时服,治小儿心热惊啼。《伤寒总病论》黄芩栀子汤,治伤寒头痛壮热,心烦不安。尤其应当注意的是,李时珍二十岁时患咳嗽,"骨蒸发热,服如火燎,每日吐痰碗许,暑月烦渴,寝食俱废",后其父亲嘱用黄芩一两,水二盅煎一盅,顿服,"次日身热尽退而痰嗽皆愈"(《本草纲目》),也以烦热为特征。综上所述,烦热是使用黄芩的重要指征。黄芩所主的烦热,与黄连证大致相似,不同之处是,黄芩证的烦热为手足心烦热、胸中闷热为明显。

黄芩本是止血良药。张仲景用黄芩、大黄、黄连治疗"吐血、衄血",后世则用单味黄芩治疗出血。如《太平圣惠方》黄芩散,即以黄芩捣细为散,内服治吐血衄血,或发或止。《圣济总录》独圣汤,将黄芩为粗末,水煎温服,治鼻衄或汗孔出血。《普济本事方》单用黄芩为末,治崩中下血。《伤寒总病论》黄芩汤,治鼻衄、吐血、下血，及妇人漏下血不止。《瑞竹堂经验方》芩心丸，治妇人49岁以后，天癸却行，或过多不止。以上5方均是单味黄芩。黄芩所主的出血，除有烦热外，尚多血块。《经方例释》有黄连黄芩汤一方，治"暴赤白痢，如鹅鸭肝者，痛不可忍"。"如鹅鸭肝"就是指血块。著者经验，黄芩所主的出血，有吐血、衄血、崩漏、便血等，适用面较宽。不过，其血色多黯红，质黏稠或有血块，应是黄芩证的特点。

黄芩所治的下利，以热利为主。所谓热利，多为腹泻的同时，伴有身热烦躁，或便下脓血，或腹痛如绞，或肛门如灼，或见舌红唇红，或见脉滑数等。许多肠道、盆腔的感染及炎症多见此证。对此，黄芩是首选之药。《伤寒论》黄芩汤是治疗热利的祖方，后世治疗腹痛下利的处方，大都从此方演变而来。

所谓热痞，即心下痞而伴有烦热或出血者。其人多唇舌红、口干腻，上消化道的炎症、溃疡等多见此证。治疗热痞，黄芩可与黄连同用，《伤寒论》中凡治疗痞证的处方，大多如此配伍，如半夏泻心汤、甘草泻心汤、生姜泻心汤、附子泻心汤、泻心汤等。张仲景治疗心下痞，有黄连、黄芩、大黄等，然对心下痞而吐血衄血者，则非黄芩不可。如《伤寒论》中大黄黄连泻心汤（黄连、大黄）仅仅用于心下痞，方中无黄芩，但《金匮要略》治吐血衄血的泻心汤（大黄、黄连、黄芩），则非黄芩不可。目前临床上泻心汤可用于治疗各种出血，包括上消化道出血、蛛网膜下腔出血、血小板减少性紫癜。包括脑外伤导致的颅内出血等，其中黄芩是必不可少的。

所谓热痹,为烦热而关节疼痛,《金匮要略》所谓的四肢烦热。患者多见关节肿痛入夜尤甚,并见晨僵、盗汗、小便黄短等。所以,如类风湿关节炎、强直性脊柱炎、干燥综合征等免疫系统疾病,可以使用黄芩,方如小柴胡汤等。

张仲景应用黄芩,随配伍的不同而其主治范围发生变化。同样用于止血,黄芩、黄连、大黄用于治疗心下痞而吐血衄血,黄芩、生地、阿胶用于便血及子宫出血,其部位有上下的不同。同样用于止利,黄芩、黄连、葛根、甘草用于脉促而利不止,黄芩、黄连、阿胶、白芍用于腹痛而便血,其病种是泄泻和痢疾的不同。同样用于治疗烦热,黄芩、黄连、甘草用于治疗心下痞的烦热,黄芩、柴胡、甘草则用于治疗往来寒热、胸胁苦满的烦热,两者有内外之别。

著者经验,凡适用于黄芩者,其人亦必肌肉坚紧,面红唇深红,舌质坚老,脉象滑数。如女性必见月经色黯红黏稠,并有血块,可以此鉴别。

常用配方

(1)黄芩 15g 芍药 10g 甘草 10g 大枣 12 枚(《伤寒论》黄芩汤)

应用: 腹痛、大便黏液脓血为特征的疾病,如痢疾、溃疡性结肠炎、直肠炎、结肠癌、宫颈癌等。也可用于治疗痛经而伴有月经量多、色黯红而有血块者。腹痛如绞,舌质红者,最为有效。

(2) 黄芩 5g　黄连 5g　大黄 10g(《金匮要略》泻心汤)

应用: 参见"黄连"条下。

文献摘录

《本经疏证》:"黄芩主诸热,黄疸肠澼泄利逐水,仲景用黄芩有三耦焉。气分热结者,与柴胡为耦(小柴胡汤、大柴胡汤、柴胡桂枝干姜汤、柴胡桂枝汤);血分热结者,与芍药为耦(桂枝柴胡汤、黄芩汤、大柴胡汤、黄连阿胶汤、鳖甲煎丸、大黄䗪虫丸、奔豚汤、王不留行散、当归散);湿热阻中者,与黄连为耦……盖《伤寒》《金匮》两书,仅有腹痛去黄芩之以文,大率黄芩所治之小腹绞痛,必烦热,必口渴,必小便有异于常,舍此则非所宜矣。"

《药征》:"黄芩治心下痞也,旁治胸胁满、呕吐、下利也。世医笃信本草,以芩、连为寒药,其畏之也如虎狼焉,不思之甚矣。张仲景用黄芩也,治心下痞而已,无有他能。故心下痞,而呕吐下利,则用之即治矣。"

黄柏

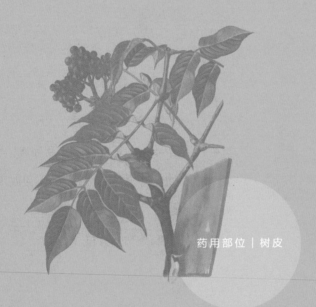

药用部位｜树皮

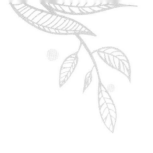

黄柏为芸香科落叶乔木黄柏的树皮。四川所产者皮厚、色鲜黄,药效较佳,视为道地药材。《神农本草经》谓黄柏"主五脏肠胃中热结,黄疸,肠痔,止泻痢"。《伤寒论》入3方次;《金匮要略》入4方次。

原文考证

栀子柏皮汤治"伤寒,身黄,发热"(261)。

大黄硝石汤治"黄疸,腹满,小便不利而赤,自汗出"(十五)。

白头翁汤治"热利下重者"(371),"下利欲饮水者"(373)。

乌梅丸治"蛔厥""久利"(338)。

从以上原文可见,黄柏治黄疸、热利。

仲景方根

黄柏栀子:主治身热、黄疸、小便黄短者。方如栀子柏皮汤。

黄柏黄连:主治热利。方如白头翁汤、乌梅丸等。

经方中含黄柏的方剂见表24-1。

表 24-1　组成含黄柏的经方一览表

方名	黄柏用量	原方配伍
白头翁汤	3两	黄连　白头翁　秦皮
白头翁汤加甘草阿胶汤	3两	黄连　白头翁　秦皮　甘草　阿胶
乌梅丸	6两	黄连　乌梅　细辛　干姜　当归 附子　蜀椒　桂枝　人参
栀子柏皮汤	2两	栀子　甘草
大黄硝石汤	4两	栀子　大黄　硝石

药证发挥

黄柏主治身黄、发热而小便不利且赤者,兼治热利。

身黄首先是指皮肤、黏膜、巩膜黄染之类。发黄有阴阳两类,阴黄者黄色晦黯如烟熏,并有恶寒身冷,舌淡苔白腻;阳黄者黄色鲜明如橘色,并有身热汗出、舌红苔黄腻,黄柏所主者,显是后者。临床也有无身体发黄而汗出衫黄者,或小便不利而黄者,或妇人带下淋漓色黄者,或下肢皮肤溃烂或脚癣而流黄水者,或下肢水肿,舌苔黄腻者,也可视作黄柏主治。

发热者,主要指身体恶热,汗多,或皮肤红肿热痛。小便不利,指小便量少黄短,甚至如红茶色,常有尿频尿急尿痛,或尿道分泌物色黄等表现;小便不利常伴口渴、水肿等。后世凡身体下部之病,如阳痿、遗精、淋浊、带下、经漏、痿痹、便血、泻痢、痔瘘、丹毒流火、湿疹等病见上述诸证者,使用黄柏很多。

所谓热利,是身体热而下利,必有烦躁、便下脓血、里急后重、口干欲饮、脉数等。

常用配方

(1)黄柏 10g　栀子 10g　甘草 5g(《伤寒论》栀子柏皮汤)

应用:　本方是清利湿热的基本方,适用于身热、黄疸、小便不利者。胆道感染、尿路感染、肝炎、关节炎、皮肤病等多用本方加味。胆道感染,多配大柴胡汤。尿路感染、盆腔炎等,多配猪苓汤,再加连翘。急性黄疸性肝炎,多配茵陈蒿汤。痛风,多配五苓散。风湿性关节炎、强直性脊柱炎,多配小柴胡汤、黄芩汤等。

(2)黄柏 15g　黄连 15g　白头翁 10g　秦皮 15g(《伤寒论》白科头翁汤)

应用:　本方是热利专方,用于里急后重、腹痛下血、肛门灼热、口干舌燥者,可用于细菌性痢疾、阿米巴性痢疾、急性肠炎、肠癌、宫颈癌、盆腔炎等的治疗。

(3)黄柏 10g　苍术 10g(《丹溪心法》二妙散)

应用:　本方可用于治疗下肢关节肿痛,不能步履。也可治疗黄疸、皮肤湿疮。本人常配五苓散治疗痛风。

文献摘录

《本经疏证》:"下利之虚者寒热参半,其寒多而参用湿者,皆用柏皮,则柏皮之用,正在五脏间有以和其热,使其热不移于肠胃而已。要之九窍之病,无不本于肠胃,肠胃之热,有不系五脏所移者,则非柏皮所主,统观黄疸下痢二证之用柏皮者,皆于虚,则蘗之治热,必虚而挟湿者始为当耳。"

栀子

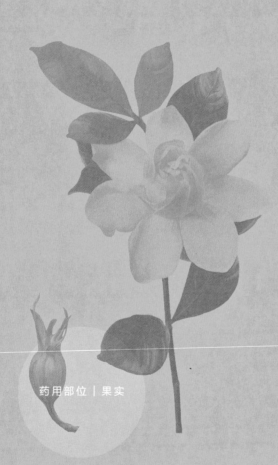

药用部位｜果实

栀子为茜草科植物栀子的成熟果实,产地较广,一般以江西所产者为通用正品,饮片以个小完整、仁饱满、内外色红者为佳。干燥果实长椭圆形或椭圆形,表面深红色或红黄色。果实薄而脆,内有多数种子,黏结成团。栀子浸水后可使水染成鲜黄色。《神农本草经》谓栀子"主五内邪气,胃中热气,面赤,酒疱皶鼻,白癞、赤癞、疮疡"。《伤寒论》入 8 方次;《金匮要略》入 4 方次。

原文考证

最简方(2 味):栀子豉汤、栀子干姜汤。

栀子豉汤治"发汗吐下后,虚烦不得眠,若剧者,必反复颠倒,心中懊侬"(76),"发汗,若下之,而烦热,胸中窒者"(77),"伤寒五六日,大下之后,身热不去,心中结痛者"(78),"阳明病,脉浮而紧,咽燥,口苦,腹满而喘,发热汗出,不恶寒反恶热,身重……若下之……心中懊侬,舌上苔者……"(221),"阳明病下之,其外有热,手足温,不结胸,心中懊侬,饥不能食,但头汗出者"(228),"下利后,更烦,按之心下濡者"(375)。以上原文,心中懊侬 3 条,更烦、虚烦、烦热各 1 条,胸中窒 1 条,心中结痛 1 条,身热 1 条。可见栀子豉汤证的部位以心胸中为主,懊侬、

窒痛是其特点,伴有烦热。

栀子干姜汤治"伤寒,医以丸药大下之,身热不去,微烦者"(80)。

次简方(3味):栀子生姜豉汤、栀子甘草豉汤、栀子厚朴汤、枳实栀子豉汤、栀子柏皮汤、茵陈蒿汤。

栀子生姜豉汤治栀子豉汤证见"呕者"(76)。

栀子甘草豉汤治栀子豉汤证见"少气"者(76)。

栀子厚朴汤治"伤寒下后,心烦腹满,卧起不安者"(79)。

枳实栀子豉汤治"大病后差后劳复者",条下有"有宿食者,内大黄如博棋子五六枚"语(393),可见当有腹痛便秘等。

以上均为栀子豉汤的加味方,除栀子厚朴汤外,其余3方的主治主要为加味药证。

栀子柏皮汤治"伤寒身黄,发热"(261)。

茵陈蒿汤治"阳明病,发热……但头汗出,身无汗,剂颈而还,小便不利,渴引水浆者,此为瘀热在里,身必发黄"(236),"伤寒七八日,身黄如橘子色,小便不利,腹微满者"(260)。"寒热不食,食即头眩,心胸不安,久久发黄,为谷疸"(十五)。

以上2方提示,栀子配黄柏用于身热发黄,配大黄、茵陈治发黄而心胸不安者。

4味方:栀子大黄汤、大黄硝石汤。

栀子大黄汤治"酒黄疸,心中懊侬,或热痛"(十五)。

大黄硝石汤治"黄疸,腹满,小便不利而赤,自汗出"(十五)。

以上 2 方提示栀子配大黄治黄疸,并兼见心中懊侬或热痛、小便不利而赤等症者。

仲景方根

栀子豆豉:主治烦热而胸中窒,不得眠等。方如栀子豉汤、栀子甘草豉汤、栀子生姜豉汤等。

栀子厚朴:主治心烦腹满,方如栀子厚朴汤。

栀子枳实:主治心烦腹痛。方如栀子大黄汤、枳实栀子豉汤。

栀子大黄:主治发黄、心烦热、腹满痛。方如栀子大黄汤、茵陈蒿汤、大黄硝石汤。

栀子黄柏:主治身热发黄。方如栀子柏皮汤。

栀子干姜:主治腹泻以后烦热胸闷者。方如栀子干姜汤。

经方中含栀子的方剂见表25-1。

表 25-1　组成含栀子的经方一览表

方名	栀子用量	原方配伍		
栀子柏皮汤	15个	黄柏	甘草	
栀子干姜汤	14个	干姜		
栀子豉汤	14个	豆豉		
栀子甘草豉汤	14个	豆豉	甘草	
栀子生姜豉汤	14个	豆豉	生姜	
栀子厚朴汤	14个	枳实	厚朴	
枳实栀子豉汤	14枚	枳实	豆豉	
栀子大黄汤	14枚	枳实	豆豉	大黄
茵陈蒿汤	14枚	大黄	茵陈	
大黄硝石汤	15枚	大黄	黄柏	硝石

药证发挥

栀子主治烦热而胸中窒者,兼治黄疸、腹痛、咽喉疼痛、衄血、血淋、目赤。

"心中懊恼"一词,各家解释不一,有谓"心中欲吐不吐,烦扰不宁之象"(吴谦);有谓"烦心,热燥,闷乱不宁也"(刘完素),有谓"比之烦闷而甚者"(成无己),有谓"若有所忧闷悔恨然"(钱潢),其实,各家的解释都不如仲景的原话"烦热、胸中窒"明了。烦热,烦,是心里苦闷、急躁;热,是身体热。《伤寒论考注》"烦是内热,热是外热。烦是病人所觉知,热是医者所诊得也"(森立之)。胸中窒,即胸部有重压感、窒塞感、呼吸不畅感甚至疼痛感等,如短气,如气喘,如重压感,但按压心下濡软。欲嗳不得,欲吐不得。如《名医类案》记载江应宿治都事靳相庄伤寒十余日,身热无汗,怫郁不得卧,非躁非烦,非寒非痛,时发一声,如叹息之状,医者不知何证,江诊视曰:懊恼怫郁证也。投以栀子豉汤一剂,十减二三,再以大柴胡汤下燥屎,怫郁除而安卧,调理数日而起。《伤寒论诠释》记载,有一董姓妇女,心烦懊恼,昼轻夜重,夜间常欲跑到野外空旷之处,方觉舒适,并有脘腹胀,如有物阻塞感,用栀子、厚朴、枳实煎汤服后而愈。

所以,烦热、胸中窒以及心中懊恼等症状均为一种自觉症状,相当于胸闷、抑郁、焦虑、强迫、失眠等,与此相伴的症状为身体的热感、出汗等。

临床所见,烦热而胸中窒者,多易出现咽痛咽红、目赤、鼻衄、小便短赤涩痛、舌红等,其舌苔黏腻较厚满布,故221条提及"舌上苔"。可注意询问和观察。

栀子兼治黄疸、腹痛、咽喉疼痛、衄血、血淋、目赤。

其黄疸多色鲜明如橘子色,多配伍茵陈、大黄、黄柏等。

其腹痛多为上腹部或剑突下持续性的胀痛或灼痛,多配黄连、连翘等。

其咽喉疼痛多局部充血或肿大,可配伍桔梗、甘草。

山栀子治疗鼻衄尤为擅长。《鸡峰普济方》有柏皮汤,即伤寒栀子柏皮汤,治疗衄血,或从口出,或从鼻出,暴出而色鲜,衄至一二斗,闷绝者《医林纂要》有栀连四物汤,为四物汤加栀子、黄连,治血逆上出。

对尿血、血淋,或小便黄短气味重者,栀子可配滑石、甘草、阿胶。

目赤,多指结膜充血、疼痛等,《圣济总录》栀子汤,用栀子七枚,钻透入塘灰火煨透,水煎,去滓,入大黄末三钱,食后旋旋温服,治目赤。《仁斋直指》泻肝散,以栀子、大黄、甘草、荆芥各等分,每服五钱,治疗眼目红肿疼痛。

栀子、黄连、连翘均可治烦,黄连之烦是烦悸,栀子之烦是烦闷、连翘之烦是烦而汗。黄连烦悸而心下痞,栀子烦闷而胸中窒,连翘烦汗而咽中痛。此为鉴别点。不过,临床三药常常合用。

常用配方

(1)栀子 20g　豆豉 20g(《伤寒论》栀子豉汤)

应用：本方具有清热除烦的功效,适用于心烦、胸中窒闷为表现的疾病。以睡眠障碍为表现的疾病,如焦虑症、抑郁症、强迫症、躁狂症等。以胸闷为主诉的疾病,如支气管炎、支气管哮喘、支气管扩张、肺炎、咽炎等。以胸骨后灼热疼痛为表现的疾病,如食管炎、食道黏膜损伤、胃炎等。以鼻衄、牙龈出血为表现的疾病,如鼻炎、牙龈炎等。以尿血为表现的疾病,如肾炎、膀胱炎、尿路感染等。本方久服,可能导致眼圈发黑或面色发青,停服后可消退。

（2）栀子 20g　厚朴 20g　枳实 20g（《伤寒论》栀子厚朴汤）

> **应用：** 本方多用于焦虑症、强迫症、更年期综合征、胃炎、食管炎、胆囊炎、结肠炎、支气管哮喘等见烦热、腹满而痛者。服药以后能明显改善患者的烦躁、胸闷、腹胀等症状，同时，有利于睡眠。临床上见服用大量的养心安神药无效的情况下，可改用本方加味。本人常常与半夏厚朴汤、大柴胡汤等同用。另外，连翘、黄芩等清热除烦，也是常用配伍。

（3）栀子 15g　大黄 10g　茵陈蒿 30g（《伤寒论》茵陈蒿汤）

> **应用：** 本方是利胆退黄的专方，适用于阳黄。多用于急性病毒性肝炎、黄疸型肝炎、重症肝炎、新生儿溶血、钩端螺旋体病，肝损伤性黄疸、过敏性皮炎、银屑病、荨麻疹、蚕豆黄、急性化脓性胆囊炎、小儿胆汁黏稠症、胆石症等。本人用本方配大柴胡汤治疗急性胆道感染屡效。

文献摘录

《本经疏证》："仲景用栀子，实具此二义，于热邪烦懊证，取其于土中收清肃之气以胜之，则栀子豉汤、栀子甘草豉汤、栀子生姜豉汤、枳实栀子豉汤，皆是也；于湿热成黄证，取其于郁中鼓畅发之气而开之,则茵陈蒿汤、栀子大黄汤、大黄硝石汤,皆是也。若夫汗吐下后,有干呕烦者,有脉浮数烦渴者,有胸满烦惊者,又非栀子所宜,则栀子所治之烦,必系误治以后,胸中烦,满而不硬,不下痢者,方为合剂也。"

《药征》:"栀子主治心烦也,旁治发黄。故无心烦之证者,而用之则未见其效矣。"

大黄

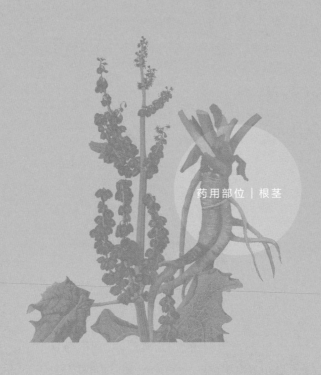

药用部位 | 根茎

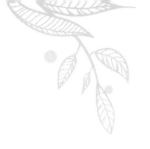

　　大黄为蓼科植物掌叶大黄、唐古特大黄及南大黄的根茎。四川的南大黄产量较大,为通用正品,故有川大黄之称。但道地药材应推青海所产的西宁大黄。其表面呈黄棕红色,可见到类白色菱形的网状纹理,有灰白色薄壁组织与棕红色射线交错而成,内部花纹排列整齐,极似缎面的织锦,故名锦纹大黄。本品疗效特佳而少不良反应,为大黄中的珍品。《神农本草经》谓大黄主"下瘀血,血闭,寒热、破癥瘕积聚,留饮宿食"。《伤寒论》入 14 方次,《金匮要略》入 23 方次。

原文考证

最大量方(6 两):大陷胸汤、厚朴大黄汤。

　　大陷胸汤治"结胸热实,脉沉而紧,心下痛,按之石硬者"(135),"不大便五六日,舌上燥而渴,日晡所小有潮热,从心下至少腹硬满而痛不可近者"(137),"心下满而硬痛者"(149)。大黄、芒硝、甘遂治全腹部高度胀满,而且按之极度充实,患者并数日不便,口干舌燥。

　　厚朴大黄汤治"支饮胸满者"(十二)。支饮,为咳喘类疾病,《金匮要略》所谓"咳逆倚息,气短不得卧,其形如肿,谓之支饮"(十二)。

次大量方(4两):大黄甘草汤、调胃承气汤、大承气汤、小承气汤、桃核承气汤、大柴胡汤、大黄硝石汤、大黄牡丹皮汤、大黄甘遂汤、厚朴三物汤。

大黄甘草汤治"食已即吐者"(十七)。

调胃承气汤治"伤寒吐后,腹胀满者"(249),"发汗不解,蒸蒸发热者"(248),"胃气不和,谵语者"(29),"阳明病,不吐不下,心烦者"(207),"发汗后……不恶寒,但热者"(70)。调胃承气汤主治的是"实"(70)和"内实"(105),其功效是泻下,"若欲下之,宜调胃承气汤"(94)。可见,芒硝配大黄、甘草主治谵语、腹胀满、出汗后身热、午后潮热、大便不通者。

小承气汤治"阳明病,其人多汗……大便必硬,硬则谵语"(213),"阳明病,谵语,发潮热,脉滑而疾者"(214),"下利谵语者"(374),"腹大满不通者"(208),"太阳病,若吐,若下,若发汗后,微烦,小便数,大便因硬者"(250),"得病二三日,脉弱,无太阳、柴胡证,烦躁、心下硬,至四五日"(251 条)。以上原文提示,大黄配枳实、厚朴治烦躁、多汗、谵语、腹大满、心下硬、脉滑数疾者。考栀子厚朴汤,为本方大黄易栀子,治"心烦腹满,卧起不安者"(79),栀子主治烦热而胸中窒,则可见腹满为枳实、厚朴证。以此推之,小承气汤主治中大黄证当为"谵语""心下硬"。

大承气汤治"伤寒,若吐若下后,不解,不大便五六日,上至十余日,日晡发潮热,不恶寒,独语如见鬼状"(212),"阳明病,谵语,有潮热"(215),"汗出谵语者"(217),"二阳并病,太阳证罢,但发潮热,手足汗出,大便难而谵语者"(220)。"心中懊恼而烦,胃中有燥屎者"(238),"六七日不大便,烦不解,腹满痛者"(241),"病人小便不利,大便乍难乍易,时有微热,喘冒不能卧者"(242),"伤寒六七日,目中不了了,睛不和,无表里证,大便难,身微热者"(252),"阳明病,发热汗多者"(253),"发汗不解,腹满痛者"(254),"腹满不减,减不足言"(255),"阳明少阳合病,必下利……脉滑而数者"(256),"少阴病,得之二三日,口燥咽干者"(320),"少阴病,自利清水,色纯青,心下必痛,口干燥者"(321),"腹胀不大便者"(322),"伤寒,不大便六七日,头痛有热者"(56),"病人烦热,汗出则解,又如疟状,日晡发热……脉实者"(240)。"脉数而滑者""下利不欲食者"(十),"痉为病,胸满口噤,卧不着席,脚挛急"(二),"下利三部脉皆平,按之心下坚"(十七),"下利脉迟而滑者"(十七),"下利脉反滑者"(十七),"下利已差,至其年月日时复发者"(十七),"病解能食,七八日更发热者"(二十一),"产后……恶露不尽,不大便,烦躁发热,切脉微实"(二十一)。综上所述,大黄配芒硝、厚朴、枳实主治潮热汗出、烦躁、谵语、长时间不大便、腹满痛、按之心下坚、口干燥、脉滑实者。又根据原文禁忌证:"若汗多,微发热恶寒者,外无解也,其热不潮,未可与承气汤"(208),"阳明病,潮热,大便微硬者,可与大承气汤;不硬者,不可与之"(209),可见使用大承气汤必有汗多潮热及大便干燥。

桃核承气汤治"太阳病不解,热结膀胱,其人如狂……但少腹急结者"(106)。大黄牡丹皮汤治"肠痈者,少腹肿痞,按之即痛,如淋,小便自调,时时发热,自汗出,复恶寒"(十八)。两方均有大黄、芒硝、桃仁,其主治中均有少腹硬痛的腹证。

大柴胡汤治"伤寒发热,汗出不解,心中痞硬,呕吐而下利者"(165),"呕不止,心下急,郁郁微烦者"(103),"热结在里,复往来寒热者"(136),"按之心下满痛者"(十)。

大黄硝石汤治"黄疸,腹满,小便不利而赤,自汗出"(十五)。仲景方中大黄与栀子多用于身热发黄,且都有腹证可凭。本方证为"腹满",茵陈蒿汤证为"腹微满",大黄栀子汤证为"热痛"。

大黄甘遂汤治"妇人少腹满,如敦状,小便微难而不渴"(二十二)。

厚朴三物汤治"痛而闭者"(十)。痛为腹痛,闭为大便不通。

最简方(2味):大黄甘草汤、大黄黄连泻心汤。

大黄甘草汤治"食已即吐者"(十七)。

大黄黄连泻心汤治"心下痞,按之濡"(154)。心下,指胃脘部;心下痞,是指胃脘部如物填塞,胀闷不舒。按之濡,是指以手按压,腹肌尚柔软不硬。本方加黄芩,为泻心汤,用于吐血衄血(十六)。

加减方:桂枝加大黄汤、《千金》三黄汤、苓甘五味加姜辛半杏大黄汤

桂枝加大黄汤治"大实痛者"(279)。

《千金》三黄汤条下有"心热加大黄二分"(五)。心热者,必

有烦、谵语、如狂等。苓甘五味加姜辛半杏大黄汤条下有"若面热如醉,此为胃热上冲熏其面,加大黄以利之"(十二)。可见面红,亦为大黄证之一。

仲景方根

大黄芒硝:主治身热汗出,大便五六日不解,腹部板实,按之燥屎累累如卵石,口干舌燥者。方如调胃承气汤、大承气汤、大陷胸汤。

大黄桃仁:主治少腹急结硬满、其人如狂。多加芒硝,方如桃仁承气汤治少腹急结、其人发狂,大黄牡丹皮汤治肠痈少腹肿痞、按之即痛,抵当汤治"少腹当硬满,小便自利"(124),"身黄,脉沉结,少腹硬……小便自利,其人如狂者"(125),"男子膀胱满急有瘀血者"(二十二),抵当丸治"少腹满"(126)。加䗪虫或水蛭也治产后腹痛、妇人月经不畅。方如下瘀血汤治"产妇腹痛"(二十一),抵当汤治"妇人经水不利下"(二十二)。

大黄栀子:主治身热发黄,腹微满者。方如栀子大黄汤、茵陈蒿汤、大黄硝石汤。

大黄黄连:主治心下痞、吐血衄血,方如大黄黄连泻心汤、附子泻心汤,也可加黄芩,如泻心汤。

大黄甘遂:主治心下至少腹硬满而痛,手不可近者。方如大陷胸汤、大黄甘遂汤。

大黄附子:主治腹大痛而精神萎靡,恶寒自汗者。方如大黄附子汤、附子泻心汤。

大黄厚朴枳实:主治腹大满痛,视之如覆瓦,按之硬痛者。方如小承气汤、厚朴三物汤、厚朴大黄汤。

经方中含大黄的方剂见表26-1。

表26-1 组成含大黄的经方一览表

方名	大黄用量	原方配伍
大黄甘草汤	4两	甘草
大陷胸汤	6两	芒硝 甘遂
大陷胸丸	半斤	芒硝 葶苈子 杏仁
调胃承气汤	4两	芒硝 甘草
大承气汤	4两	芒硝 厚朴 枳实
小承气汤	4两	厚朴 枳实
厚朴三物汤	4两	厚朴 枳实
麻子仁丸	1斤	厚朴 枳实 麻子仁 芍药 杏仁
厚朴七物汤	3两	厚朴 枳实 甘草 桂枝 生姜 大枣
厚朴大黄汤	6两	厚朴 枳实

方名	大黄用量	原方配伍					
桃核承气汤	4 两	桃仁	桂枝	甘草	芒硝		
抵当汤	3 两	桃仁	水蛭	虻虫			
抵当丸	3 两	桃仁	水蛭	虻虫			
大黄䗪虫丸	10 分	桃仁	水蛭	蛴虫	黄芩	甘草	杏仁
		芍药	干地黄	干漆	虻虫	蛴螬	
鳖甲煎丸	三分	桂枝	芍药	牡丹	桃仁	鳖甲	乌扇
		黄芩	柴胡	鼠妇	干姜	葶苈	石韦
		厚朴	瞿麦	紫葳	人参	蛴虫	阿胶
		蜂窠	赤硝	蜣螂			
大黄牡丹皮汤	4 两	桃仁	牡丹皮	芒硝	瓜子		
下瘀血汤	3 两	桃仁	蛴虫				
桂枝加大黄汤	2 两	芍药	桂枝	甘草	生姜	大枣	
大柴胡汤	2 两	芍药	柴胡	黄芩	半夏	生姜	枳实
		大枣					
大黄黄连泻心汤	2 两	黄连					
泻心汤	2 两	黄连	黄芩				
附子泻心汤	2 两	附子	黄连	黄芩			
大黄附子汤	3 两	附子	细辛				
茵陈蒿汤	2 两	栀子	茵陈蒿				
栀子大黄汤	1 两	栀子	枳实	豆豉			
大黄硝石丸	4 两	栀子	黄柏	硝石			
防己椒目葶苈大黄丸	1 两	防己	葶苈	椒目			
苓甘五味加姜辛半杏大黄汤	3 两	茯苓	甘草	五味子	干姜	细辛	
		半夏	杏仁				
大黄甘遂汤	4 两	甘遂	阿胶				

药证发挥

大黄主治痛而闭、烦而热、脉滑实者,兼治心下痞、吐血衄血、经水不利、黄疸、呕吐、痈疽疔疮等。

根据原文考证,大黄诸方主治有以下四方面:①腹证。如心下硬、按之心下满痛、按之心下坚、心下痛按之石硬、心下急、心下必痛、心下痞、少腹急结、少腹满、腹胀、腹微满、腹满不减、大实痛、痛而闭、胸满等。②精神症状。如谵语、心热、其人如狂、烦、烦躁、独语如见鬼状、目中不了了等。③大便症状。如大便难、不大便六七日、大便乍难乍易、大便硬或下利脉反滑、自利清水而心下必痛等。④脉证。如脉滑而疾、脉数而滑、脉迟而滑、脉实、脉沉而紧、下利而脉反滑等。以上诸证,虽非大黄一药主治,但也不离大黄主治,临床则是各证的程度不一罢了。为便于记忆,大黄主治的以上诸证,可概括为痛而闭、烦而热、滑而实三证。

痛而闭,指腹满痛而大便不通,或泄下臭水而腹痛更甚,按之腹部有充实抵抗感,重压之下患者可感到腹部不快的压痛感和胀痛感,是里实证;大陷胸汤主治"心下痛,按之石硬者""不大便五六日……从心下至少腹硬满而痛不可近者"。这是比较典型的大黄证。但是,腹痛和大便秘结,不一定两者俱全或两者俱重。

以下两种情况都可以使用大黄:

一种是腹痛剧烈而且按之满痛者。举例而言,大实痛。《伤寒论》"大实痛者,桂枝加大黄汤主之"。实,指腹部按之疼痛胀满,如《金匮要略》有"按之心下满痛者,此为实也,当下之",痛,指腹痛。大,表示疼痛的程度剧烈。张仲景对便下脓血、或泻下清水者,只要腹痛剧烈,按之腹部硬满的,仍可使用大黄。如大柴胡汤中有大黄,治"伤寒发热,汗出不解,心中痞硬,呕吐而下利者"(165)。大承气汤治"自利清水,色纯青,心下必痛,口干燥者"(321),成为少阴三急下的变法之一。这种情况,张仲景称为"内实",并将与没有大便或大便干结困难视为同一类病证。所谓"不更衣,内实,大便难者,此名阳明也"。再举例,腹满不减,减不足言。腹满而痛,虽有缓解,但仍痛苦非常。可见程度相当严重。张仲景认为"当下之,宜大承气汤"。

第二种情况,是大便不通日久者,也可使用大黄。如不大便六七日,甚至十余日,出现神昏谵语、发潮热者。如大承气汤主治"伤寒,若吐若下后,不解,不大便五六日,上至十余日,日晡发潮热,不恶寒,独语如见鬼状"(212),"伤寒六七日,目中不了了,睛不和,无表里证,大便难,身微热者"(252)。

烦而热,是大黄证的全身症状。烦为精神症状,如其人如狂、烦躁、谵语、心热、目中不了了等。临床常见的抑郁、焦虑、健忘、注意力不集中、头昏晕,思维减慢、思维错乱等,都可以归属为"烦"。热,为自觉身热,或潮热,或发热等。临床常见的面红升火、躁动燥热、头部多汗、出血等,均可认为是"热"。

脉滑实,是大黄证的典型脉象。滑,一指脉来流利,圆滑鼓盛,二也指脉搏相对较快,如脉滑而疾,脉数而滑等。实,指脉象有力,如脉实、脉滑等。脉之真有力,真有神,方是真实证。假有力,假有神,便是假实证。就此脉象而言,患者的心功能较好,血压较高。体格比较壮实。

相反,以下三类症状则必须慎用大黄:①腹痛而喜按者,或数日不大便而无所苦、腹部松柔者,或腹皮虽急而按之中空无力者;②精神萎靡、身重水肿、懒言喜睡、畏寒无汗者;③脉沉微、沉迟、虚浮、沉细无力者。

大黄兼治心下痞、吐血衄血、经水不利、黄疸、呕吐、痈疽疔疮等。兼治虽多,但必有烦热、腹痛、脉滑等。同时,必须配伍其他药物。如心下痞、吐血衄血多配黄连、黄芩;月经痛、闭经多配桂枝、桃仁、丹皮;黄疸多配茵陈蒿、山栀子;呕吐多配半夏、柴胡、黄芩等;痈疽疔疮多配黄连、黄芩、连翘、赤芍、天花粉等。

根据承气汤证"口干燥""口燥咽干",大陷胸汤证的"舌上燥而渴"以及《金匮要略》"舌黄未去者,下之黄自去"的记载,可见大黄证的客观指征为口燥舌黄。其舌质坚老,舌苔黄厚干糙,或如干焦锅巴状,著者称之为"大黄舌"。对舌面润滑,口不燥渴者,大黄当慎用,所以仲景有"舌上胎滑者,不可攻也"(130条)之训。

使用大黄要注意患者的整体状态。适用于大黄者,尤其是较长期使用大黄者,大多体格健壮,肌肉丰满,食欲旺盛,容易腹胀,或大便秘结,口唇黯红,皮肤易生疮痘,血压偏高,或血脂偏高,或血黏度偏高。本人称之为"大黄体质"。

仲景用大黄有三个剂量段:大量 6 两攻下,中量 3~4 两活血通经,小量 1~2 两除痞退黄。

常用配方

(1)大黄 20g　甘草 5g(《金匮要略》大黄甘草汤)

应用：本方是通便剂,多用于习惯性便秘、反胃呕吐。

(2)大黄 10g　黄连 5g　黄芩 5g(《金匮要略》泻心汤)

应用：本方是经典的止血剂、抗炎剂、解毒剂、健脑剂,以及通补性的保健剂。本方可用于治疗支气管扩张出血、肺结核咯血、鼻出血、上消化道出血、眼底出血、颅内出血、血小板减少性紫癜等多种出血性疾病。也可用于治疗高血压、动脉硬化、脑出血、脑梗死、高脂血症、高黏血症、肥胖等心脑血管疾病及代谢病。还可以用于治疗胃炎、胃溃疡、胆囊炎、胰腺炎等消化道疾病。对牙周脓肿、鼻窦炎、化脓性扁桃体炎、前列腺炎、盆腔炎、性病、寻常性银屑病以及外科感染,本方也有较好的疗效。

(3)大黄 20g　枳实 20g　厚朴 20g(《伤寒论》小承气汤)

应用：本方适用于身热汗出、谵语、腹痛胀满,便秘、舌苔黄腻而厚,脉滑数有力者。病毒性肝炎、胆道感染、胃肠手术后肠胀气、顽固性呃逆、肠梗阻、急性胰腺炎、急性感染性疾病、各种发热性疾病。多用之。

(4)大黄 20g　桃仁 20g　桂枝 10g　芒硝 10g　甘草 10g
(《伤寒论》桃核承气汤)

应用： 本方原治少腹急结拒按，其人如狂者，现多用于具有精神症状或下腹部疼痛、二便不畅为特征的疾病，如精神分裂症、流行性出血热（少尿期）、暴发性菌痢、糖尿病、急性坏死性肠炎、肝性血卟啉病、特发性血尿、慢性肾盂肾炎、睾丸炎、盆腔炎、前列腺炎、挤压综合征、肛周脓肿等。

文献摘录

《本经疏证》："仲景用大黄每谆谆致戒于攻下，而于虚实错杂之际，如柴胡加龙骨牡蛎汤、鳖甲煎丸、风引汤、大黄䗪虫丸等方，反若率意者。今之人则不然，于攻坚破积，则投之不遗余力，而凡涉虚者，则畏之如砒鸩。殊不知病有因实成虚，及一证之中，有虚有实，虚者宜补，实者自宜攻伐，乃撤其一面，遗其一面，于是虚因实而难复，实以虚而益猖，可治之候，变为不治，无怪乎医理之元，今人不及古人还甚也。"

《药征》："大黄主通利结毒也，故能治胸满、腹满、腹痛，及便闭、小便不利，旁治发黄、瘀血、肿脓。凡药剂之投，拔病之未及以断其根，则病毒之动，而未能爽快，仍贯其剂也。毒去而后爽快，虽千万人亦同。世医毒畏下剂，故遽见其毒未去也，以为元气虚损，岂不亦妄哉！"

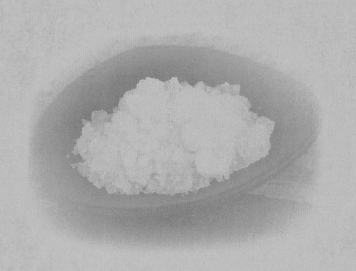

芒硝为含有硫酸钠的天然矿石经煮炼而得的精制结晶。产于河北、河南、山东、安徽等省的碱土地区。将天然产品用热水溶解、过滤,放冷析出结晶,称朴硝或皮硝。再取萝卜洗净切片,与朴硝同置锅内加水共煮,取上层液,放冷析出结晶,即芒硝。芒硝经风化失去结晶水而成白色粉末,称玄明粉。《神农本草经》谓"主百病,除寒热邪气,逐六府积聚,结固,留癖……"《伤寒论》入 6 方次,《金匮要略》入 4 方次。

原文考证

最大量方(1 升):大陷胸汤。

大陷胸汤治"膈内拒痛……心下因硬"(138),"脉沉而紧,心下痛,按之石硬者"(139),"太阳病,重发汗而复下之,不大便五六日,舌上燥而渴。日晡所小有潮热,从心下至少腹硬满而痛不可近者"(141),"心下满而硬痛者"(154)。芒硝配大黄、甘遂治全腹部高度胀满,而且按之极度充实,患者并数日不便,口干舌燥。

最简方(3 味):大陷胸汤、调胃承气汤。

大陷胸汤主治见前。

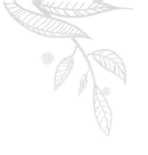

调胃承气汤治"伤寒吐后,腹胀满者"(249),"发汗不解,蒸蒸发热者"(248),"胃气不和,谵语者"(29),"阳明病,不吐不下,心烦者"(207),"发汗后……不恶寒,但热者"(70)。调胃承气汤主治的是"实"(70)和"内实"(105),其功效是泻下,"若欲下之,宜调胃承气汤"(94)。可见芒硝配大黄主治谵语、腹胀满、出汗后身热、午后潮热、大便不通者。

加味方:己椒苈黄汤、木防己加茯苓芒硝汤、柴胡加芒硝汤。

己椒苈黄汤条下有"渴者加芒硝半两"(十二)。渴者,指口内干燥无津,与白术茯苓证的自觉渴感应该是不同的。

木防己去石膏加茯苓芒硝汤"微利则愈"(十二),可见芒硝适用于大便秘结者。

柴胡加芒硝汤治"潮热"(104)。这种潮热,是"日晡所发",《伤寒论》定为此属"实也"(104)。可见当有腹痛、便秘等。

仲景方根

芒硝大黄:主治身热汗出,大便五六日不解,腹部板实,按之燥屎磊磊如卵石,口干舌燥者。方如调胃承气汤、大承气汤、大陷胸汤、桃核承气汤等。

经方中含芒硝的方剂见表27-1。

表 27-1　组成含芒硝的经方一览表

方名	芒硝用量	原方配伍
大陷胸汤	1 升	大黄　甘遂
调胃承气汤	半升	大黄　甘草
大陷胸丸	半升	大黄　葶苈子　杏仁
大承气汤	3 合	大黄　厚朴　枳实
木防己去石膏 加茯苓芒硝汤	3 合	木防己　桂枝　人参　茯苓
柴胡加芒硝汤	2 合	柴胡　黄芩　人参　甘草　生姜 半夏　大枣
桃核承气汤	2 两	大黄　桃仁　桂枝　甘草

药证发挥

芒硝主治便秘、舌面干燥而谵语者。

其证与大黄证相似，《伤寒论》中 6 方，芒硝与大黄同用者 5 方；《金匮要略》4 方，芒硝与大黄同用者 3 方。两药都能泻下通便。所不同的是大黄证有腹痛、烦躁，而芒硝证则腹中有燥屎，按之磊磊如卵石，且舌苔厚而干燥无津。与便秘日久相伴的，多有烦躁、失眠、神志不清或昏迷。

芒硝用量越大，泻下作用越强，如桃核承气汤用 2 两的效果是"微利"，目的是逐少腹瘀血；大陷胸汤用 1 升的效果是"快利"，目的是逐胸水腹水。

芒硝大黄配甘遂，是峻下猛剂；芒硝大黄配甘草，则为攻下缓方。后世通过加味,有许多经验良方,如温脾汤,是调胃承气汤加附子、干姜、人参、当归,用于冷积腹痛(《备急千金要方》)。增液承气汤则是芒硝大黄配玄参、麦冬、生地黄,用于温病热结阴伤,大便不通,口干舌绛苔黄者(《温病条辨》)。玉烛散,治经候不通,腹胀或痛。即调胃承气汤合四物汤(《玉机微义》)

因加工方法不同,芒硝制品有朴硝、芒硝、玄明粉之分。朴硝为粗制品,多以外用为主。芒硝质地较纯,泻下较强。玄明粉为精制品,已脱水,质地最纯,泻下更强。

常用配方

(1)芒硝 10g 大黄 20g 甘草 10g(《伤寒论》调胃承气汤)

应用: 本方适用于便秘而腹硬,但不满,腹如仰瓦,放屁极臭,腹部按之有燥屎磊磊,时有谵语或精神亢奋者、舌黄燥者。肠梗阻、习惯性便秘、胆结石多用之。

(2)芒硝 10g 大黄 20g 枳实 40g 厚朴 40g(《伤寒论》大承气汤)

应用: 本方适用于痞满燥实俱全的里实热证,如肠梗阻、多系统器官功能衰竭等。

(3)柴胡 15g　黄芩 5g　半夏 5g　人参 5g　甘草 5g　生姜 10g　红枣 4 枚　芒硝 10g(《伤寒论》柴胡加芒硝汤)

应用：　胆囊炎、胆石症、胰腺炎等见胸胁苦满、大便干结者。

文献摘录

《本经疏证》:"芒硝岂能治渴？己椒苈黄丸偏加之以治渴。芒硝安能止利？小柴胡汤偏加之以止利是也。盖津液与固癖结,遂不得上潮为渴,去其固癖,正使津液流行。积聚结于中,水液流于旁,为下利,去其积聚,正所以止其下利耳,又岂有他奇也哉！"

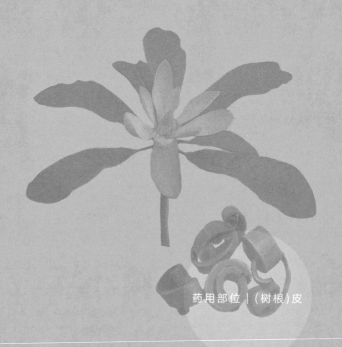

28
厚朴

药用部位 | (树根)皮

厚朴为木兰科植物厚朴或凹叶厚朴的树皮或根皮。我国四川、湖北、浙江、贵州、湖南等地均产厚朴，但以四川所产者质量为优。但湖北恩施地区所产的厚朴，断面深紫色，油足，香味浓，品质尤佳，故有紫厚朴、油厚朴之名。《神农本草经》谓厚朴主"中风，伤寒，头痛，寒热，惊悸，气血痹，死肌"。《伤寒论》入 6 方次，《金匮要略》入 11 方次。

原文考证

最大量方(半斤)：厚朴生姜半夏甘草人参汤、厚朴七物汤、大承气汤、厚朴三物汤。

厚朴生姜半夏甘草人参汤治"发汗后，腹胀满者"(66)。

厚朴七物汤治"病腹满，发热十日，脉浮而数，饮食如故"(十)。

大承气汤治"腹满不减""腹满痛""腹胀不大便"。

厚朴三物汤治"痛而闭"(十)，痛指腹胀痛；闭，指便秘。

从上可见，大剂量厚朴主治腹胀满。

次大量方：厚朴麻黄汤、枳实薤白桂枝汤、厚朴大黄汤。

厚朴麻黄汤(5 两)治"咳而脉浮"(七)。

枳实薤白桂枝汤(4 两)治"胸痹，心中痞气，气结在胸，胸满，

胁下逆抢心"者(八)。

厚朴大黄汤(1尺)治"支饮胸满者"。支饮的主要表现为"咳逆倚息,气短不得卧,其形如肿"(十二)。

可见厚朴尚用于胸满而咳逆者。

最简方(3味):厚朴大黄汤、厚朴三物汤、小承气汤、栀子厚朴汤。

厚朴大黄汤治"支饮胸满者"(十二)。支饮是一种古病名,其主要表现为"咳逆倚息,气短不得卧。其形如肿"。(十二)

厚朴三物汤治"痛而闭"(十)。

小承气汤治"烦躁、心下硬"(251),"谵语,发潮热,脉滑而疾者"(214)等。

栀子厚朴汤治"伤寒下后,心烦,腹满,卧起不安者"(79)。

以上主治不外是烦躁谵语、胸满腹满。

加减方:桂枝加厚朴杏子汤。

桂枝加厚朴杏子汤治"喘家"(18),"下之微喘"(43)。喘家,多伴有胸满,甚至腹胀。所以可以使用厚朴。

仲景方根

厚朴枳实:主治胸腹满痛。方如栀子厚朴汤、枳实薤白桂枝汤。

厚朴杏仁:主治咳喘而腹满便秘者。方如厚朴麻黄汤、桂枝加厚朴杏子汤。

厚朴枳实大黄:主治胸腹满痛而便秘者。方如小承气汤、厚朴三物汤、厚朴大黄汤、大承气汤、麻子仁丸。

厚朴枳实栀子:主治心烦腹满卧起不安。方如栀子厚朴汤。

厚朴半夏生姜:主治腹满而或咳、或呕、或咽喉不利者。方如厚朴麻黄汤治咳、厚朴生姜半夏甘草人参汤治腹胀满、厚朴七物汤(加减)治腹满而呕、半夏厚朴汤治"咽中如有炙脔"(二十二)。

经方中含厚朴的方剂见表28-1。

表28-1　组成含厚朴的经方一览表

方名	厚朴用量	原方配伍
小承气汤	2两	枳实　大黄
厚朴三物汤	8两	枳实　大黄
厚朴大黄汤	1尺	枳实　大黄
大承气汤	半斤	枳实　大黄　芒硝
厚朴七物汤	半斤	枳实　大黄　甘草　桂枝　大枣　生姜
麻子仁丸	1尺	枳实　大黄　杏仁　麻子仁　芍药

方名	厚朴用量	原方配伍
栀子厚朴汤	4 两	枳实　栀子
枳实薤白桂枝汤	4 两	枳实　薤白　桂枝　栝楼实
厚朴麻黄汤	5 两	半夏　干姜　杏仁　麻黄　石膏 细辛　小麦　五味子
半夏厚朴汤	3 两	半夏　生姜　茯苓　干苏叶
厚朴生姜半夏甘草人参汤	半斤	半夏　生姜　甘草　人参
桂枝加厚朴杏子汤	2 两	杏仁　桂枝　芍药　甘草　生姜 大枣

药证发挥

厚朴主治腹满、胸满，兼治咳喘、便秘。

厚朴除腹胀满。《肘后备急方》卷二有方用厚朴四两、桂二两、枳实五枚、生姜三两，水煎服，治卒霍乱，呕烦腹胀。《太平惠民和剂局方》的平胃散，方用苍术、厚朴、陈皮、甘草为散，加姜、枣，水煎热服，治脾胃不和，不思饮食，心腹胁肋胀满刺痛，口苦无味，胸满短气，呕哕恶心等。《重订严氏济生方》的朴附汤，方用附子、厚朴各等分为末，生姜七片、枣二枚同水煎，不拘时温服。治老人、虚人中寒下虚，心腹膨胀，不喜饮食，脉来浮迟而弱。其都与张仲景用厚朴治腹满的经验一致。

腹满,即腹部胀气,按之有抵抗感,如按橡胶气枕的感觉差不多,叩之有鼓声,嗳气或放屁可以稍缓。张锡纯年轻时每午后腹胀,后单独嚼服厚朴 2g 后,两天即消失(《医学衷中参西录》)。岳美中治疗 1 例顽固性腹胀,自诉心下胀满,日夜有不适感,投《伤寒论》厚朴生姜半夏甘草人参汤原方,厚朴用 12g,二诊而愈(《岳美中医案》)。厚朴所治疗的腹胀,常常伴有食欲不振、饮食无味、恶心呕吐、腹泻等。根据后世用药经验,这些症状出现时,大多舌苔白腻,厚朴与半夏、苍术、藿香等合用的机会很多。

腹满伴有腹痛、大便不通者,按仲景惯例,厚朴多配枳实、大黄、芒硝、杏仁等,方如大承气汤、厚朴大黄汤、麻子仁丸等。后世同此用法。《千金翼方》卷十八方中厚朴八两、枳实五枚、大黄四两,为末,水煎取五升,纳大黄,煮取三升,分三服。治腹满发热数十日,大便不利。

胸满,即胸膈间有一种气塞满闷感,多伴有咽喉异物感、咳逆、气喘痰鸣等。胸满多伴有咳喘。厚朴"主肺气胀满,膨而喘咳"(王好古)。如治疗咳喘的桂枝加厚朴杏子汤、厚朴麻黄汤,也必用厚朴。特别是咳喘兼有腹满便秘、舌苔厚、脉实而滑等症状者,效果尤为明显。《太平惠民和剂局方》的苏子降气汤,厚朴与半夏、当归、肉桂、苏子等同用治疗老年人上实下虚的咳喘,稍动即喘,胸闷腹胀,便秘腰疼者尤宜。胸满而咽喉异物感,《千金要方》所谓"胸满,心下坚,咽中帖帖,如有炙肉,吐之不出,吞之不下"者,可用半夏厚朴汤。如心烦腹满,卧起不安,其人焦虑失眠者,按仲景惯例,厚朴多配栀子。方如栀子厚朴汤。

胸满与腹满难以截然划分的,两者常常同时出现。咳喘者常常腹胀而大便不通,腹胀饮食不化者又常常诱发咳喘,而导致胸满。

总之,厚朴是消胀除满药。明代《本草汇言》:"一切饮食停滞,气壅暴胀,与夫冷气、逆气,积年冷气入腹,肠鸣,虚吼,痰饮吐沫,胃冷呕逆,腹痛泄泻,及脾胃壮实之人偶感风寒,气实人误服参芪致成喘胀,诚为要药。"

厚朴大剂量用于治疗腹满,张仲景常用至半斤,如厚朴生姜半夏甘草人参汤中人参与厚朴的比例为1:8,如以一两折合5g计算,则厚朴的剂量应40g为宜。而小剂量则用于治疗咳逆胸满、咽喉不利,量仅2~4两,方如桂枝加厚朴杏子汤。

常用配方

(1)厚朴 40g　生姜 40g　半夏 40g　甘草 10g　人参 5g
(《伤寒论》厚朴生姜半夏甘草人参汤)

应用: 适用于经过反复吐利以后的腹胀满。如慢性肠炎、慢性胃炎、中毒性肠麻痹、小儿消化不良等。

(2)厚朴 15g　半夏 10g　麻黄 12g　干姜 6g　细辛 6g
五味子 10g　石膏 30g　杏仁 10g　小麦 20g(《金匮要略》厚

朴麻黄汤)

应用： 本方主要用于支气管哮喘、支气管炎、花粉症等，其人多见咳喘胸满、倚息不得卧、喉中唏吼有声、腹胀、脉浮者。患者一般体格壮实，皮肤粗糙，舌苔较厚。

(3)厚朴 40g　枳实 50g　大黄 15g　桂枝 10g　生姜 25g　大枣 20g　甘草 15g(《金匮要略》厚朴七物汤)

应用： 腹胀满、大便不通、脉浮弱迟缓、舌淡苔厚者。适用于体质较差的肠梗阻、消化不良、习惯性便秘等。

(4)厚朴 6g　杏仁 12g　桂枝 9g　芍药 9g　甘草 6g　生姜 9g　大枣 12 枚(《伤寒论》桂枝加厚朴杏子汤)

应用： 适用于体质虚弱的咳喘，如支气管哮喘、支气管炎见患者心悸、腹胀满者。

文献摘录

《本经疏证》："枳朴之异而同，同异之间，枳实之所以泄满，厚朴之所以已胀者，可窥矣。二物之用，厚朴偏于外，枳实偏于内，厚朴兼能治虚，枳实惟能治实，既言之详矣。"

《药征》："厚朴主治胸腹胀满也，旁治腹痛。厚朴脱人之元气，徒虚语。"

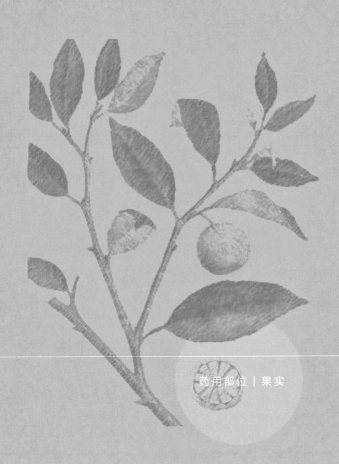

29

枳实

药用部位｜果实

枳实为芸香科植物酸橙、枸橘或香橼的果实。产地较多,以产于江西者品质较佳,称江枳实。《神农本草经》谓枳实主"除寒热结,止利,长肌肉"。《伤寒论》入 7 方次;《金匮要略》入 16 方次。

原文考证

最大量方(7 枚):枳术汤。

枳术汤治"心下坚,大如盘,边如旋盘,水饮所作"(十四)。"心下坚",提示按压上腹部坚硬,"大如盘,边如旋盘",提示腹部可扪及有状如杯盘等圆形物,界限分明。"水饮所作",即见腹中有水停留,或有水声。白术主治水饮在心下的目眩、小便不利,本不治心下坚,可见心下坚为枳实主治。又方后有"腹中软即当散也"语,可见腹部坚硬。

次大量方(5 枚):桂枝生姜枳实汤、厚朴七物汤、大承气汤、厚朴三物汤、栀子大黄汤。

桂枝生姜枳实汤治"心中痞,诸逆心悬痛"(九)。心中痞,即胸脘部有痞塞不通之感。诸逆,即气上逆,如气逆抢心,干呕气塞。心悬痛,《医宗金鉴》谓"如空中悬物动摇而痛",可理解为心窝部向上牵引而痛。桂枝治气上冲,生姜治呕,则枳实主治心

中痞而牵引痛。

厚朴七物汤治"病腹满,发热十日,脉浮而数,饮食如故"(十);大承气汤治"腹满不减"(255),"腹满痛"(254),"腹胀不大便"(322);厚朴三物汤治"痛而闭"(十)。3方均为枳实与大黄、厚朴同用,主治腹满而痛。

栀子大黄汤为枳实与大黄、栀子、豆豉同用,治"酒黄疸,心中懊恼或热痛"(十五)。据原文"酒黄疸,或无热,靖言了了,腹满欲吐……"可见本方证有腹满。

以上5方均用枳实5枚,均用于腹满或胸痛。

最简方(2味):枳实芍药散、枳术汤。

枳实芍药散治"产后腹痛,烦满不得卧"(二十一)。"烦满不得卧",提示其腹部膨满严重,导致无法平卧。另外,含有枳实、芍药的大柴胡汤治"心下满痛"(十)、四逆散治"或腹中痛"(318)。可见,枳实芍药散是治腹痛方。

枳术汤主治见前。

次简方(3味):栀子厚朴汤、橘枳姜汤、桂枝生姜枳实汤、厚朴三物汤、厚朴大黄汤、小承气汤、枳实栀子豉汤。

栀子厚朴汤治"伤寒下后,心烦,腹满,卧起不安者"(79)。卧起不安,说明腹胀满的程度较重,故方中枳实厚朴同用。

橘枳姜汤治"胸痹,胸中气塞,短气"(十),桂枝生姜枳实汤治"心中痞,诸逆心悬痛"(九),两方均有枳实、生姜,治胸中痞塞而痛。

厚朴大黄汤治"支饮胸满者"（十二）。

厚朴三物汤治"痛而闭"（十）。

小承气汤治"燥屎"（374），"大便因硬"（250），"大便必硬"（213），"腹大满不通者"（208）等。

枳实栀子豉汤治"大病差后劳复"（393）。条下有"若有宿食者，内大黄如博棋子大五六枚，服之愈"一语，可见本方证有宿食、便秘倾向。

加味方:《千金》三黄汤

条下有"腹满加枳实一枚"（五）。

其他方:枳实薤白桂枝汤、四逆散、麻子仁丸、大柴胡汤、外台茯苓饮。

枳实薤白桂枝汤治"胸痹，心中痞气，气结在胸，胸满，胁下逆抢心"（九）。

四逆散治"四逆，其人或咳，或悸，或小便不利，或腹中痛，或泄利下重者"（318）。

麻子仁丸治"大便则硬"（247）。

《外台》茯苓饮治"心胸中有停痰宿水……气满不能食"（十二）。

大柴胡汤治"呕不止，心下急，郁郁微烦者"（103），"伤寒发热，汗出不解，心中痞硬，呕吐而下利者"（165），"按之心下满痛者"（十）。

以上诸方,有治胸满胸痛者,有治四肢冷而腹痛者,有治大便坚硬者,有治气满不能食者,还有治心下满痛、心下急或心中痞硬者。以上诸症,不全是枳实证,但也不离枳实证,枳实主治胸腹之病则明。

仲景方根

枳实芍药:主治腹痛大便硬。方如枳实芍药散治"产后腹痛,烦满不得卧"(二十一),大柴胡汤治"按之心下满痛"(十),麻子仁丸治大便硬(247)。

枳实栀子:主治烦热而胸腹痛者。方如栀子大黄汤、枳实栀子豉汤、栀子厚朴汤。

枳实白术:主治上腹胀满,食不下,腹中有水声者。方如枳术丸治心下硬满水饮者,《外台秘要》茯苓饮治"心胸中有停痰宿水,自吐出水后,心胸间虚,气满不能食,消痰气,令消食"(十二)。

枳实薤白栝楼实:主治胸闷痛而大便结者。方如枳实薤白桂枝汤治"胸痹,心中痞气,气结在胸,胸满,胁下逆抢心"(九)。

枳实厚朴大黄:主治胸腹满痛而便秘者。参见"厚朴"条下。

经方中含枳实的方剂见表29-1。

表 29-1　组成含枳实的经方一览表

方名	枳实用量	原方配伍					
枳实芍药散	等分	芍药					
四逆散	10分	芍药	柴胡	甘草			
排脓散	16枚	芍药	桔梗				
大柴胡汤	4枚	芍药 大枣	柴胡	黄芩	半夏	生姜	大黄
麻子仁丸	半斤	芍药	大黄	厚朴	麻子仁	杏仁	
小承气汤	3枚	厚朴	大黄				
大承气汤	5枚	厚朴	大黄	芒硝			
厚朴七物汤	5枚	厚朴	大黄	甘草	大枣	桂枝	生姜
厚朴三物汤	5枚	厚朴	大黄				
厚朴大黄汤	4枚	厚朴	大黄				
枳实薤白桂枝汤	4枚	厚朴	薤白	桂枝	栝楼实		
栀子大黄汤	5枚	栀子	大黄	豆豉			
栀子厚朴汤	4枚	栀子	厚朴				
枳实栀子汤	3枚	栀子	豆豉				
千金三黄汤（加减）	1枚	麻黄	独活	细辛	黄芪	黄芩	
橘皮枳实生姜汤	3两	橘皮	生姜				
桂枝生姜枳实汤	3两	桂枝	生姜				
枳术汤	7枚	白术					
《外台》茯苓饮	2两	白术	茯苓	人参	橘皮	生姜	

药证发挥

枳实主治心下坚、胸痛、腹满且大便不通者。

心下坚,即剑突下上腹部硬满,用手按压,剑突以下可以明显地感到腹壁肌肉坚硬有抵抗感,或似有状如杯盘的物体在其中,疼痛胀满,不能饮食。患者还可诉说按压后上腹部有不适感或疼痛感。即所谓的"心下坚""心下急""心下硬"。《症因脉治》枳实散,用枳实、莱菔子、麦芽、山楂肉为细末,治"食积腹胀,按之实痛,或一条杠起,或见垒垒小块,或痛而欲利,利后稍减"。描述十分形象。

心下坚的同时,胃内有多量液体及气体存留,触诊可出现振水音。仲景多用枳实配白术,方如枳术汤、《外台》茯苓饮等。后世《内外伤辨惑论》有枳术丸,用枳实一两、白术二两为丸,治脾胃运化无力,饮食停滞,腹胀痞满。《太平圣惠方》卷四十九有方用枳实、半夏、白术为细末,生姜水煎,温服治癖结,不能饮食,心下虚满如水。

枳实也治胸痛,是其痛如窒,或心胸如悬,或胸痛及背,或气从胁下逆从心胸,或伴气短心悸,或伴咳喘多痰。即所谓的"心中痞,诸逆心悬痛""胸中气塞""短气"。从后世用方看,枳实治疗胸痛多配白术、肉桂等。如《外台秘要》卷十二有两首方治胸痛,一方用枳实、神曲、白术,另一方用枳实、肉桂,均为散剂酒调。《圣济总录》卷六十一方也有治胸痹胸痛方,用枳实、肉桂为细末,温酒调服。《太平圣惠方》卷五十方治膈气、心中气逆、时复疼痛,方用枳实一两,肉桂一两,为细末,每服一钱,以热酒调下,不计时候。

腹满,是腹部膨隆,多伴有疼痛、胀气、食欲不振,或恶心呕吐等。按之充实疼痛,腹肌多拘急。栀子厚朴汤治心烦腹满,大承气汤治腹满而喘,或腹满而痛,腹满不减、减不足言;厚朴七物汤治腹满发热,大多配厚朴。

枳实所治之证,无论胸痛腹满,大多有大便干燥难解,即"腹大满不通""大便硬"。无论是峻下热结的大承气汤、小承气汤,还是治疗脾约便结的麻仁丸,都离不开枳实。后世《温病条辨》小陷胸加枳实汤,就是用于温病大便闭。《圣济总录》麻仁丸用大麻仁、大黄、厚朴、枳壳蜜丸治大便秘难。《洁古家珍》也有方用枳壳、川芎、麻仁蜜丸治风秘大便不通。

张仲景用枳实,腹痛配芍药,腹满配厚朴,不大便配大黄,心中烦热配栀子,心中痞痛配生姜、陈皮,停痰宿水饮配白术。

张仲景用枳实大量为 7 枚,治心下坚,方如枳术汤。通常用3~5 枚,治腹胀满、大便不通。

枳实与厚朴均能治胸腹满,但厚朴除胀满,枳实除坚满;厚朴除满不治痛,枳实除满且治痛。枳实、芍药治腹痛,但芍药是解急痛,痛呈阵发性;枳实除结痛,痛呈持续充实性,故芍药多配甘草,而枳实多配厚朴、大黄。

古今枳实同名而异物,仲景所用枳实,即今之枳壳。宋代沈括说:"六朝以前医方,惟有枳实,无枳壳,故本草亦只有枳实,后人用枳之小嫩者为枳实,大者为枳壳,主疗各有所宜,遂别出枳壳一条……古人言枳实者,便是枳壳"(《梦溪笔谈》)。按照目前临床的习惯用法,大便秘结者用枳实,胸腹胀痛者用枳壳,或两者同用。

常用配方

(1)枳实 70g　白术 10g(《金匮要略》枳术汤)

　应用：　本方可用于心下坚、腹满、胸胁痞满、胃中有水声、昏眩、便结者,病如心衰、胃下垂、消化不良、胃石症、子宫下垂等。

(2)枳实 10~30g　芍药 10~30g(《金匮要略》枳实芍药散)

　应用：　本方是解痉止痛剂,可用于腹中满痛,大便干秘者。大柴胡汤、四逆散均有此组合。根据仲景经验,两者用量多取等量。原方为散剂,但现代临床多用汤剂。本方可配合其他复方治疗习惯性便秘、慢性胃炎、慢性肠炎、胆囊炎、胆石症急性发作、尿道结石急性发作、肠痉挛、胃下垂、支气管哮喘、痛经等。

(3)枳实 20g　薤白 20g　桂枝 5g　厚朴 20g　栝楼实 20g(《金匮要略》枳实薤白桂枝汤)

　应用：　本方适用于胸腹满、心下痞塞、胁下气逆上冲胸,大便秘结、舌苔厚腻者。如支气管炎、哮喘、阻塞性肺气肿、冠心病心绞痛、心功能不全、气胸、胃肠功能紊乱、肋间神经痛等。

文献摘录

《本经疏证》："厚朴除满，是除胀满；枳实除满，是除坚满；枳实除满而且除痛，厚朴除满而不治痛。"

《药征》："枳实主治结实之毒也，旁治胸满胸痹、腹满腹痛。仲景氏用承气汤也，大实大满、结毒在腹，则大承气汤。其用枳实也，五枚。唯腹满不通，则小承气汤，其用枳实也，三枚。枳实，主治结实斯可以见已。"

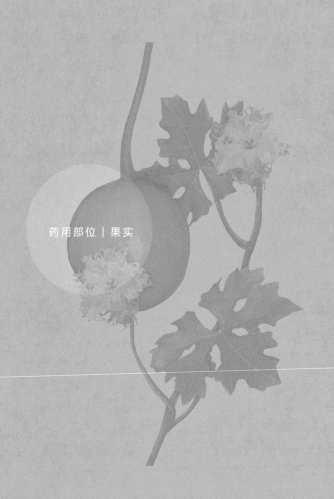

30

栝楼实

药用部位 | 果实

栝楼实为葫芦科植物栝楼的成熟果实,始载于《神农本草经》,后改称瓜蒌或栝蒌。栝楼成熟果实经去柄洗净,置笼内蒸至稍软,压扁切块入药者。以成熟、橙黄、肥大者为上品。《伤寒论》入 2 方次,《金匮要略》入 3 方次。

原文考证

小陷胸汤治"小结胸病,正在心下,按之则痛,脉浮滑者"(52)。古病名,语出《伤寒论》,是痰液或水等结于胸中的一种病症。其特征是胸痛胸闷,有时连及上腹部或肩颈部。但其病变部位在胸膈,伴有症状为上腹部疼痛、咳嗽、气喘等。根据腹痛程度不同,结胸有大小之分。如大结胸病为"不大便五六日,舌上燥而渴,日晡所小有潮热,从心下至少腹硬满而痛不可近者"(137)。一般来说,若不按而痛者,为大结胸,按之而痛者,为小结胸。

小陷胸汤条文未明确提示大便不通,但"脉浮滑"一句有所提示。《伤寒论》《金匮要略》中凡"脉滑"者,多有大便不通、腹痛拒按等。如"脉滑而数者,有宿食也,当下之"(256),"脉数而滑者,实也,此有宿食,下之愈"(十)。

栝楼薤白白酒汤治"胸痹之病,喘息咳唾,胸背痛,短气,寸

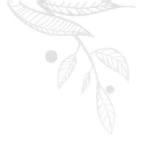

口脉沉而迟,关上小紧数"(九)。本方减薤白用量,加半夏,为栝楼薤白半夏汤,主治"胸痹,不得卧,心痛彻背者"(九)。如去白酒,加桂枝、枳实、厚朴,名枳实薤白桂枝汤,治"胸痹,心中痞气,气结在胸,胸满,胁下逆抢心"(九),可见栝楼实与薤白同用主治胸痹病,其症状为胸背痛。

小柴胡汤条下有"若胸中烦而不呕者,去半夏、人参,加栝楼实一枚"。半夏、人参可治呕,不呕故去之;胸中烦,必有闷痛,否则不会用栝楼实。

仲景方根

栝楼实薤白:主治胸痛彻背、咳吐黏痰者。方如栝楼薤白白酒汤、栝楼薤白半夏汤、栝楼薤白桂枝汤。

栝楼实半夏:主治胸闷痛。方如小陷胸汤、栝楼薤白半夏汤。参见半夏条下。

栝楼实枳实:主治胸闷、腹满而痛、便秘者。方如枳实薤白桂枝汤。

经方中含栝楼实的方剂见表30-1。

表 30-1　组成含栝楼实的经方一览表

方名	栝楼实用量	原方配伍				
栝楼薤白白酒汤	1枚	薤白	白酒			
栝楼薤白半夏汤	1枚	薤白	半夏	白酒		
枳实薤白桂枝汤	1枚	薤白	枳实	厚朴	桂枝	
小陷胸汤	1枚	半夏	黄连			
小柴胡汤(加减)	1枚	柴胡	黄芩	甘草	生姜	大枣

药证发挥

栝楼实主治胸闷痛,兼治咳痰而大便不通者。

　　其证为胸部的窒闷感、疼痛感,并常常涉及背部以及上腹部,可伴有咳吐黏痰、食欲不振、大便燥结等。后世《圣济总录》卷七十三方用栝蒌实去壳焙干,与陈曲末为细末,葱白汤调服,治酒癖胁下胀满,不能饮食。《三因极一病证方论》栝蒌丸用全栝蒌、枳壳研末为丸治胸痹气塞,胸痛彻背,喘息咳逆,心腹痞满。《医学心悟》卷三方用栝蒌一枚连皮捣烂、粉甘草二钱、红花七分,水煎服,治肝气胁痛,或发水泡。现代有报道用于带状疱疹(山东中医杂志,1993,6:40)。

　　这种胸闷痛多伴有咳嗽气喘,多有痰。《赤水玄珠》瓜蒌丸用瓜蒌仁、半夏、山楂、神曲各等分为丸,竹沥姜汤送下。治食痰壅滞喘咳。《医学入门》栝连丸用栝蒌仁、杏仁、黄连各等分为末,竹沥、韭汁为丸,治酒伤痰嗽喘息。《杂病源流犀烛》栝葵青黛丸用栝蒌仁一两、青黛三钱为细末蜜丸含化,治伤酒而致的湿痰作嗽。均离不开痰。从后世医案看,栝楼实适用的痰,大多量大粘黄。

乳房病多见胸痛,栝楼实可用。《济阴纲目》及《外科十法》均有方用栝蒌、乳香研末,酒调服治吹乳,即乳腺炎早期。现代报道用栝楼实与全蝎验方吞服治乳腺纤维瘤及乳腺小叶增生(江苏中医,1982,5:21)。

栝楼实证的胸痛有腹证、舌证。以手按之,剑突下或上腹部可见压痛。因大便干结,或数日一解,其舌苔可见厚腻,特别是在配合黄连、半夏的小陷胸汤方证中特别明显。此现象在后世名医医案中屡见不鲜。一妇人,患胸中痞急,不得喘息,按之则痛,脉数且涩,此胸痹也。因与小陷胸汤,二剂而愈。(《续名医类案》)京师邻人陈怀玉尊间,患伤寒六七日,胸高胀痛,按之坚硬痛甚,予用半夏三钱,瓜蒌仁二钱,黄连一钱五分,姜三大片,煎服,胸宽痛止病愈。(《程原仲医案》)黄植泉之母,……形神疲倦,……诊其脉则浮滑,症则心下苦满,按之极痛,不能饮食。举家怆惶!予拟与小陷胸汤,……一服结解不痛,不用再服。调养数日,渐起居如常矣。(《黎庇留医案》)。

栝楼实能治便秘,适用于大便干燥难解者,可与火麻仁、芒硝等同用。通便,栝楼仁尤佳。

栝楼实证与枳实证相似,其区别在于:栝楼实证偏于胸闷,而枳实证偏于腹痛,故咳吐黏痰者多用栝楼实,而腹痛腹满多用枳实。

常用配方

(1)栝楼实 30g　薤白 30g　白酒适量(《金匮要略》栝楼薤白白酒汤)

应用:　本方适用于胸背痛、咳吐黏痰、大便秘结者。可用于呼吸道疾病的支气管哮喘、慢性阻塞性支气管炎等以及心血管疾病的冠心病、心绞痛等。但临床较少单独应用本方的报道。

(2)栝楼实 30g　黄连 5g　半夏 15g(《伤寒论》小陷胸汤)

应用:　本方是清热通便止痛化痰剂,多用于胸闷痛、心下痞痛、咳嗽痰黏、恶心、大便秘结者。一些呼吸道感染、消化道炎症以及一些心血管疾病可以见到本方证。

(3)栝楼实 30g　薤白 30g　枳实 30g　肉桂 10g　厚朴 20g(《金匮要略》枳实薤白桂枝汤)

应用:本方是古代胸痹方之一,适用于以胸闷痛、便秘为特征的心血管疾病、呼吸系统疾病以及消化道疾病。如冠心病心绞痛、慢性支气管炎、慢阻肺、肺动脉高压、支气管哮喘、贲门失弛缓症、功能性消化不良、肋间神经痛等。

文献摘录

《本经疏证》:"栝楼实非能治实也,亦不治虚。栝楼实之裏无形攒聚有形,使之滑润而下,则同能使之下,自是治实之方,仅能使之下,不能使其必通,又非纯乎治实之道矣。"

《药征》:"栝楼实主治胸痹也,旁治痰饮。枳实薤白桂枝汤条曰胸痹云云,枳实薤白桂枝汤主之,人参汤亦主之。《金匮要略》往往有此例,此非仲景之古也。夫疾医之处方也,各有所主,岂可互用乎胸痹而胸满上气、喘息咳唾,则枳实薤白桂枝汤主之。胸痹而心下痞硬,则人参汤主之。此所以不可相代也,学者思绪。"

薤白

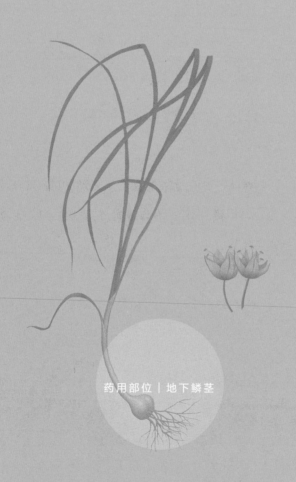

药用部位｜地下鳞茎

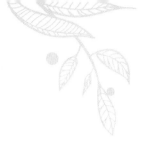

薤白为百合科植物小根蒜或薤的地下鳞茎。原植物均系野生,习惯以产于江、浙等南方地区者为良,故有南薤白之名。始载于《神农本草经》,主"金疮疮败"。《伤寒论》入 1 方次,《金匮要略》入 3 方次。

原文考证

栝楼薤白白酒汤、栝楼薤白半夏汤、枳实薤白桂枝汤三方均为薤白与栝楼同用,主治胸痹病,其症状为胸背痛,其考证详见栝楼实条下。

四逆散加减法:"泄利后重者,先以水五升,煮薤白三升,煮取三升,去滓,以散三方寸匕,内汤中,煮取一升半。"(318)四逆散本可治疗胸腹痛,胸腹痛剧烈而且伴有里急后重者,当加薤白。

仲景薤白方共四,薤白与栝楼同用者三,与枳实同用者二,可见其主治与栝楼实、枳实相似,用于胸腹痛为多。

仲景方根

薤白枳实:主治胸闷咳逆、下利腹痛、里急后重。方如枳实薤白桂枝汤、四逆散加减法。

经方中含薤白的方剂见表31-1。

表31-1 组成含薤白的经方一览表

方名	薤白用量	原方配伍
栝楼薤白白酒汤	半斤	栝楼实 白酒
栝楼薤白半夏汤	3两	栝楼实 半夏 白酒
枳实薤白桂枝汤	半斤	栝楼实 枳实 厚朴 桂枝
四逆散(加减)	3升	柴胡 芍药 枳实 甘草

药证发挥

薤白主治胸腹痛,兼治咳唾喘息、里急后重、干呕。

其证与枳实证、栝楼实证相似,不同之处在于:枳实证偏于腹痛,多有大便不通而薤白证偏于胸痛,多伴背痛。栝楼实证心下按之痛,薤白证胸闷痛而无按处。

薤白所治的咳唾喘息,多有黏痰难出、胸闷气短。

《肘后方》用薤白捣汁饮用治奔豚气痛,《卫生易简方》用薤白汁治肺气喘急。

薤白可治里急后重、腹泻便血。《外台秘要》卷二有方用薤白与豆豉、栀子,水煎服,治温毒及伤寒,内虚外热,攻肠胃,下黄赤汁及如烂肉汁 。同书卷二十六有方用薤白与羊肾脂,同煎服,治肠痔便后出血。《圣济总录》卷一百七十八有方用薤白、黄连、山栀仁、香豉，煎服治小儿血痢。《太平圣惠方》卷九十三有方用薤白与粟米煮粥治产后赤白痢、腰腹痛。卷九十六有方用薤白与粳米煮粥治白脓痢、水谷痢。《安老怀幼书》有方用薤白与葱白、粳米煮粥治老人脾胃虚冷泄痢，水谷不分。

另外，薤白能治干呕。《外台秘要》卷三有方用薤白与香豆豉、白米煮粥治天行干呕苦哕，手足逆冷。《圣济总录》卷三十九有方用薤白单味煎服，治霍乱干呕不止。同书卷三十二有方用薤白、生姜、附子煎服，治伤寒后脾胃虚冷，呕逆不下食。

常用配方

薤白 60g　柴胡 15g　芍药 15g　枳实 15g　甘草 15g
（《伤寒论》四逆散加味方）

应用：腹痛下利，里急后重，舌苔厚腻者，如胃肠炎、痢疾、胆囊炎等。

文献摘录

《本经疏证》："薤之为物，胎息于金，发生于木，长成于火。是以其功用，能于金中宣发木火之气。金者，肺与大肠也。喘息咳唾胸背痛短气,非肺病而何;泄利下重,非大肠病而何?"

《药征》:"薤白主治心胸痛而喘息咳唾也,旁治背痛心中痞。"

石膏

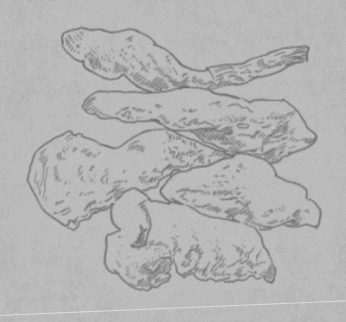

石膏为硫酸盐类矿石。《神农本草经》谓本品主"中风寒热，心下逆气惊喘，口干苦焦，不能息，腹中坚痛，除邪鬼"。《伤寒论》入 7 方次，《金匮要略》入 13 方次。

原文考证

最大量方(1 斤)：白虎汤、白虎加人参汤、白虎加桂枝汤、竹叶石膏汤。

白虎汤既是最大剂量方，又是最简方，治"伤寒，脉浮滑"(176)，"三阳合病，腹满，身重，难以转侧，口不仁，面垢，谵语……若自汗出者"(219)，"伤寒，脉滑而厥者"。可见脉滑而厥，汗自出，是仲景使用白虎汤的主要指征。其脉浮滑而厥，为脉来流利、动数圆滑而易得，且伴四肢厥冷，这与四逆汤证的脉来沉迟或沉微而四肢厥冷者截然相反。根据"伤寒，脉浮，发热无汗，其表不解，不可与白虎汤"(170)的记载，则其证必有身热有汗，且无恶寒。

白虎加人参汤治"服桂枝汤，大汗出后，大烦渴不解，脉洪大者"(26)，"伤寒，若吐若下后，七八日不解，热结在里，表里俱热，时时恶风，大渴，舌上干燥而烦，欲饮水数升者"(168)，"伤寒，无大热，口燥渴，心烦，背微恶寒者"(169)，"伤寒，脉浮，发热无汗……渴欲饮水无表证者"(170),"阳明病,脉浮而紧,咽燥口苦,腹满而喘,发热汗出,不恶寒,反恶热,身重……若渴饮水,口干舌燥者"(222),"汗出恶寒,身热而渴"(二)。可见白虎加人参汤可治身热、自汗出、大渴、欲饮水数升、口干舌燥、心烦、脉浮洪大者。

白虎加桂枝汤治"温疟者,其脉如平,身无寒但热,骨节疼、烦,时呕"(四),身无寒但热,并有烦躁,与白虎汤证同。

以上3方,均用石膏、知母,主治身热汗出、烦躁、脉浮滑等。

竹叶石膏汤治"伤寒解后,虚羸少气,气逆欲吐"(397)。虚羸,为形体消瘦、肌肤枯燥;少气,指因气逆而呼吸微弱、气力不足;气逆,指咳、呕、虚里跳动之证。此为石膏配合麦冬、人参的主治。

次大量方(半斤、鸡子大):麻黄杏仁甘草石膏汤、大青龙汤、越婢汤、越婢加术汤、越婢加半夏汤、厚朴麻黄汤、木防己汤。

麻黄杏仁甘草石膏汤治"汗出而喘,无大热者"(63),若以石膏易桂枝,为麻黄汤,治"无汗而喘"(35、235),可见石膏证有"汗出"。

大青龙汤治"脉浮紧,发热,恶寒,身疼痛,不汗出而烦躁者",若去石膏、生姜、大枣,减麻黄、甘草用量,即为麻黄汤,其主治为"脉浮紧无汗,发热,身疼痛"(46)或"头痛,发热,身疼,腰痛,骨节疼痛,恶风,无汗而喘者"(35)。大青龙汤证与麻黄汤证的不同点就在烦躁有无上,可见石膏证有"烦躁"。

越婢汤治"恶风,一身悉肿,脉浮,不渴,续自汗出,无大热"(十四)。越婢加术汤治"一身面目黄肿,其脉沉,小便不利"的"里水"(十四)以及"汗大泄,厉风气,下焦脚弱"(五)。越婢加半夏汤治"咳而上气……其人喘,目如脱状,脉浮大者"(七)。厚朴麻黄汤治"咳而脉浮"(七)。可见石膏配麻黄治汗出而一身尽肿者,又治咳喘而脉浮大者(七)。

木防己汤治"膈间支饮,其人喘满,心下痞坚,面色黧黑,其脉沉紧,得之数十日,医吐下之不愈"(十二)。据《神农本草经》石膏主"心下逆气惊喘,口干苦焦,不能息"的记载,此方证中的"喘满"当属石膏证。

加味方:小青龙加石膏汤。

小青龙加石膏汤治"肺胀咳而上气,烦躁而喘,脉浮者"(七),小青龙汤治"伤寒表不解,心下有水气,干呕,发热而咳,或渴,或利,或噎,或小便不利,少腹满,或喘者"(40),"伤寒,心下有水气,咳而微喘,发热不渴"(41),因有烦躁而喘,故加石膏。可见石膏入麻黄剂主治咳喘而烦躁。

仲景方根

石膏甘草粳米知母:主治身热、自汗出,烦躁、脉滑。方如白虎汤。

石膏甘草粳米人参麦冬:主治身热、口舌干燥。方如竹叶石膏汤。

石膏甘草麻黄桂枝:主治无汗身体痛而烦躁者,或咳喘而烦躁者。方如大青龙汤、小青龙加石膏汤。

石膏甘草麻黄杏仁:主治汗出而喘。方如麻黄杏仁甘草石膏汤。

石膏甘草麻黄生姜大枣:主治汗出而肿,方如越婢汤。亦主恶风寒,脉紧,头痛,方如文蛤汤(十七)。

石膏甘草龙骨牡蛎:主治心悸、惊狂、汗出而脉浮大者。方如风引汤治"热瘫痫","大人风引,少小惊痫瘈疭,日数十发,医所不疗"(五)。

经方中含石膏的方剂见表32-1。

表 32-1　组成含石膏的经方一览表

方名	石膏用量	原方配伍					
白虎汤	1斤	甘草	粳米	知母			
白虎加人参汤	1斤	甘草	粳米	知母	人参		
白虎加桂枝汤	1斤	甘草	粳米	知母	桂枝		
竹叶石膏汤	1斤	甘草	粳米	人参	竹叶	麦冬	半夏

方名	石膏用量	原方配伍					
桂枝二越婢一汤	24铢	甘草	麻黄	桂枝	芍药	大枣	生姜
麻黄杏仁甘草石膏汤	半斤	甘草	麻黄	杏仁			
大青龙汤	鸡子大	甘草	麻黄	桂枝	杏仁	生姜	大枣
麻黄升麻汤	6铢	甘草 麻黄 桂枝 升麻 当归 知母 黄芩 萎蕤 芍药 天冬 茯苓 白术					
续命汤	3两	甘草 麻黄 桂枝 当归 人参 干姜 杏仁 川芎					
越婢汤	半斤	甘草	麻黄	生姜	大枣		
越婢加术汤	半斤	甘草	麻黄	生姜	大枣	白术	
越婢加半夏汤	半斤	甘草	麻黄	生姜	大枣	半夏	
文蛤汤	5两	甘草	麻黄	生姜	大枣	杏仁	文蛤
小青龙加石膏汤	2两	甘草 麻黄 桂枝 芍药 细辛 干姜 五味子 半夏					
竹皮大丸	2分	甘草	生竹茹	桂枝	白薇		
风引汤	6两	甘草 大黄 干姜 龙骨 桂枝 牡蛎 寒水石 赤石脂 紫石英 白石脂					
厚朴麻黄汤	鸡子大1枚	麻黄 杏仁 厚朴 半夏 干姜 细辛 五味子 小麦					
木防己汤	12枚	木防己	桂枝	人参			

药证发挥

石膏主治身热汗出而烦渴、脉滑数或浮大、洪大者。

身热,有高热,也有身体自觉发热,还有畏热喜凉,喜饮冰凉食物者。

汗出,即张仲景所谓的"自汗出"(219),其特点一是量多,常常汗出湿衣,或者反复出汗;二是身体伴有热感,患者不恶寒反恶热,同时,患者伴有烦躁不安以及强烈的渴感,脉象必定滑或洪大。张仲景特别指出:"发热无汗,其表不解,不可与白虎汤"(170)。汗出,也是古代许多石膏方的主治病证,如《肘后方》石膏甘草散,两药等分为末,以米浆送服,治大病愈后多虚汗。《伤寒总病论》则用于治疗湿温多汗,妄言烦渴。《普济方》也用石膏甘草治疗"暴中风,自汗出如水者"。

烦渴,也称大渴。石膏多配知母、人参。《伤寒论》形容这种所谓的"大烦渴"时这样描述:"大渴,舌上干燥而烦,欲饮水数升"(168)。舌上干燥,为舌苔干燥缺乏津液,有的如砂皮,或干焦,是渴感的客观指征;欲饮水数升,为患者能大量喝水,提示渴感的强烈程度。与大渴相伴的,是大汗以及脉象洪大。如白虎加人参汤就主治"大汗出后,大烦渴不解,脉洪大者"(26)。日本古方家吉益东洞认为石膏的主治是烦渴。他说:"凡病烦躁者,身热者,谵语者,及发狂者,齿痛者,头痛者,咽痛者,其有烦渴之证也,得石膏而其效核焉"(《药征》)。《太平圣惠方》石膏粥(石膏半斤、粳米一合)治疗风邪癫,口干舌焦,心烦头痛,暴热闷乱。也将口舌干燥、舌苔焦作为客观指征。

脉滑数,为脉来流利,动数圆滑易得,脉率快,多见于高热患者。浮大、洪大,为脉来浮露易得,多见于羸瘦之人或汗出过多或出血之时。

作为使用大剂量石膏的客观指征：①面白而皮肤憔悴。虽身热汗出，但无健康时的红润，而现憔悴之态。临床可见，黄胖人则多身体困重、脉象沉迟，黑胖人则不易汗出，均少石膏证，可以鉴别。②舌面干燥，舌苔薄。大量的出汗，导致体内水分的大量丢失，故出现舌面干燥；患者肠胃内无有形的积滞物，故舌苔薄。如舌苔湿润或厚腻，均非石膏主治。③脉形浮大、洪大。因为只有这种脉象的人，才能出现大渴、大汗出，并出现烦躁不安，易于兴奋等。如果脉象沉微，则必精神萎靡、畏寒无汗，与石膏证恰恰相反。另外，《伤寒论》在白虎汤主治中两次提到"腹满"，此腹满与大黄、厚朴、枳实所治的腹满是完全不同的。彼为肠胃有形积热，而此为无形气热，故腹皮较急而按之缺乏底力。

石膏所治的多汗，和黄芪所治的多汗不同。黄芪的汗多伴有水肿、面色黄；石膏的汗多伴有烦渴感和身热感。简单地说，黄芪治汗出而肿，石膏治汗出而渴。黄芪证的汗出不烦，石膏证的汗出必烦。石膏所治的多汗，与桂枝所治疗的多汗也不同。桂枝的汗多伴有心悸、腹痛等，是悸汗、虚汗；石膏的汗多伴有烦渴、身热等，是烦汗、热汗。而且，两者在脉象上有明显的区别。石膏证脉滑而数，桂枝证脉缓而迟。

石膏的大渴，与白术茯苓所治的口渴不同。石膏的渴，其渴感不仅仅是自我感觉，且能大量饮水，甚至喜冷饮，而不似白术、茯苓、泽泻证的渴，为渴而不欲饮水，或虽饮不多且喜热饮。另外，舌象也不同。石膏证的舌苔干燥或焦，白术、茯苓证的舌苔薄白而润，舌体胖大边有齿痕。

张仲景使用石膏有两个剂量段,1斤的大剂量和半斤以下的小剂量段。两者的主治是不同的:大剂量石膏主治身热汗出而烦渴,脉滑数或浮大、洪大者;小剂量石膏多配麻黄,治汗出而喘,或无汗而烦躁,或汗出而一身尽肿。

石膏方的使用,必须坚持有是证用是方的原则,《温病条辨》提出的白虎汤"四禁"可供参考。"若其人脉浮弦而细者,不可与也;脉沉者,不可与也;不渴者,不可与也;汗不出者,不可与也。"

常用配方

(1)石膏 80g　知母 30g　甘草 10g　粳米 40g(《伤寒论》白虎汤)

应用: 白虎汤是历来治疗温病的主要方剂。《伤寒论》中将白虎汤用于治疗伤寒病的极期,明代温疫大家吴又可在《温疫论》中明确指出白虎汤治疗"温疫脉长洪而数,大渴复大汗,通身发热"。明代名医缪希雍治疗温病的处方大半出入于白虎汤、竹叶石膏汤之间。其中生石膏的用量常在 30g 左右。重者一次量达 100g。甚至有一昼夜连服近 500g 的。清代名医余霖所创制的清瘟败毒饮即是白虎汤和犀角地黄汤、黄连解毒汤加减而成。其中石膏有大剂、小剂之分,大剂 180~240g,小剂也有 24~36g 之多。现代应用白虎汤治疗乙型脑炎、流行性出血热、流行性感冒、肺炎、流行性脑脊髓膜炎、钩端螺旋体病、无名高热、皮肤病有许多报道。其应用指征以恶热自汗、大渴、烦躁、脉滑而厥为主。在血液病出现汗出、口渴、脉洪大时，可以考虑使用白虎汤加水牛角、生地等。糖尿病、甲状腺功能亢进等病出现严重渴感、出汗等症状时，白虎汤可配合人参同用，方如白虎加人参汤。白虎汤加苍术，为白虎加苍术汤，可用于恶热自汗、大渴而小便不利者，某些风湿热、糖尿病、皮肤病可用之。

（2）石膏 80g　人参 10g　麦冬 80g　甘草 10g　竹叶 20g　半夏 10g　粳米 40g（《伤寒论》竹叶石膏汤）

应用：　本方是清热养阴剂，适用于羸瘦干枯、口干燥、心动悸、干呕或咳逆者。各种发热性疾病的恢复期、日射病、糖尿病、口疮等可用之。

文献摘录

《本经疏证》："石膏之治热，乃或因风鼓荡而生之热，或因水因饮蒸激而生之热，或因寒所化之热，原与阴虚生热者无干，其本经所谓口干舌焦，乃心下逆气惊喘之馀波，故下更著不能息为句。说者谓麻黄得石膏，则发散不猛。此言虽不经见，然以麻杏甘膏汤之汗出而喘，越婢汤之续自汗出证之，则不可谓无据矣。"

《药征》:"石膏主治烦渴也,旁治谵语、烦躁、身热。凡病烦躁者,身热者,谵语者,及发狂者,齿痛者,头痛者,咽痛者,其有烦渴之证也;得石膏而其效核焉。"

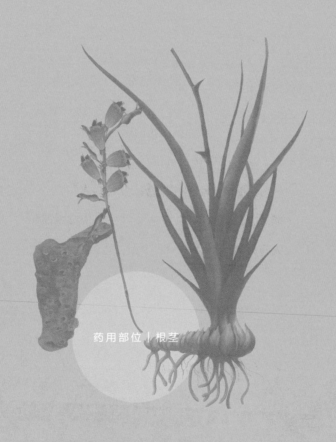

药用部位 | 根茎

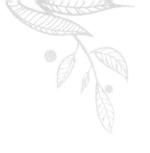

知母为百合科植物知母的根茎。《神农本草经》谓本品主"消渴,热中,除邪气,肢体浮肿,下水,补不足,益气"。《伤寒论》入 3 方次,《金匮要略》入 5 方次。

原文考证

最简方(2 味):百合知母汤。

百合知母汤治"百合病发汗后者"(三)。百合病本"欲卧不能卧,欲行不能行",其心烦意乱之状可想而知。"发汗后",则其人有汗可知。

最大量方(6 两):白虎汤、白虎加人参汤、白虎加桂枝汤。

白虎汤治"伤寒,脉浮滑"(176),"三阳合病……若自汗出者"(219),"伤寒,脉滑而厥者"。根据"伤寒,脉浮,发热无汗,其表不解,不可与白虎汤"(170)的记载,则其证必有身热有汗,且无恶寒。

白虎加人参汤主治"服桂枝汤,大汗出后,大烦渴不解,脉洪大者"(26),"伤寒,若吐若下后,七八日不解,热结在里,表里俱热,时时恶风,大渴,舌上干燥而烦,欲饮水数升者"(168),"汗出恶寒,身热而渴"(二)。白虎汤为何加人参?是因为"大烦渴""脉洪大""大汗出""舌面干燥"。

白虎加桂枝汤治"温疟者,其脉如平,身无寒但热,骨节疼、烦,时呕"(四)。温疟,疟疾的一种类型。《伤寒括要》:"此伤寒坏病也。前热未除,复感寒邪,变为温疟。"

从以上三方原文可见,知母配石膏、甘草用于自汗出、脉滑;如"大烦渴""脉洪大""大汗出""舌面干燥",配人参。疟疾、骨节疼烦,配桂枝、白芍。

其他方:桂枝芍药知母汤、酸枣仁汤。

桂枝芍药知母汤治"诸肢节疼痛,身体尫羸,脚肿如脱,头眩,短气,温温欲吐"(五)。提示知母配桂枝,治疗关节疼痛。

另外,此证又名历节。《金匮要略》原文"身体羸瘦,独足肿大,黄汗出,胫冷,假令发热,便为历节也"(五),可见本方所治除骨节疼痛外,还有发热汗出。"温温欲吐"的"温",通"蕴",为闷热的意思。故"温温欲吐",即心中烦闷而欲吐。

酸枣仁汤治"虚劳,虚烦不得眠"(六)。

综上所述,知母的主治与烦、身热、汗出、疟疾、骨节疼相关。

仲景方根

知母石膏甘草:主治身热,自汗出,烦躁,脉滑。方如白虎汤。

知母百合：主治汗出、烦热恍惚。方如百合知母汤。

知母酸枣仁茯苓甘草川芎：主治虚烦不得眠。方如酸枣仁汤。

经方中含知母的方剂见表33-1。

表33-1　组成含知母的经方一览表

方名	知母用量	原方配伍
白虎汤	6两	石膏　甘草　粳米
白虎加人参汤	6两	石膏　甘草　粳米　人参
白虎加桂枝汤	6两	石膏　甘草　粳米　桂枝
百合知母汤	3两	百合
桂枝芍药知母汤	4两	桂枝　芍药　附子　麻黄　甘草　白术　防风　生姜
酸枣仁汤	2两	酸枣仁　甘草　茯苓　川芎

药证发挥

知母主治烦而身热、汗出者，兼治疟、骨节疼。

所谓烦而身热、汗出，指其人心烦不安，心慌心悸，甚至不得眠，同时伴有身体发热、口渴喜冷饮。严重时有明显的出汗，或自汗，或盗汗，或出黄汗，其人大多大便干燥，脉滑或数。

知母所的烦，与大黄、黄连、栀子所主的烦不同。大黄之烦，因腹中结实，痛闭而烦；黄连之烦，因心下痞痛，悸而烦；栀子之烦,因胸中窒塞、舌上有苔而烦,皆有结实之证。而知母之烦,肠胃之中无有形邪气,患者无痛窒症状,故称之为"虚烦"。

知母治妊娠烦躁,《本草汇言》有方用知母为末,枣肉为丸,治"妊娠胎气不安,烦不得卧"。《旅舍备要方》也用此方,以秦艽糯米汤化下,治妊娠不足月,损动胎不安,或误服药引起胎欲下,腹胀痛。取名万安丸。李时珍谓知母"安胎止子烦"(《本草纲目》)。

知母除烦配伍多。伤寒自汗出、脉滑,配石膏;杂病心烦意乱,配百合;虚烦不得眠,配酸枣仁、茯苓、知母、甘草;伤寒烦渴、大便干结,配栝蒌根;心中懊恼,大便下血,配黄芩;虚羸烦热,月经先期或小便涩痛,配黄柏。

知母治疟疾,屡见于后世文献。《太平圣惠方》卷八十四方用知母、鳖甲、牡蛎、常山为末治小儿痰热发疟。《类编朱氏集验医方》卷二有方用知母、贝母、常山、槟榔各等分为末,治一切疟疾。《鲟溪单方选》《丹溪心法》等书也有知母煎服,或用知母配白芷、石膏治热疟的记载。《本草正义》:"疟证之在太阴,湿蚀熏蒸,汗多热甚,知母佐草果以泄脾热。""汗多热甚"与白虎加桂枝汤证的"身无寒但热"的表述是相同的。

《神农本草经》记载知母"除邪气,肢体浮肿"。桂枝芍药知母汤、白虎加桂枝汤都能治疗骨节疼,提示知母配桂枝、芍药等可用于关节痛。

仲景用知母有两个剂量段。治大烦渴、大汗出用量较大,为6两,方如白虎汤、白虎加人参汤。治不得眠量小,方如百合知母汤用3两,酸枣仁汤仅用2两。

常用配方

(1)酸枣仁 50g　川芎 10g　茯苓 10g　知母 10g　甘草 5g
(《金匮要略》酸枣仁汤)

应用：　本方是安神方，适用于神情恍惚、焦虑不安、睡眠障碍者。对于神经症、更年期综合征、血管神经性头痛、失眠等见舌苔不厚腻者可用。

(2)知母 15g　百合 50g(《金匮要略》百合知母汤)

应用：　本方是除烦方，适用于烦热多汗、胸闷心悸者。焦虑症、更年期综合征、失眠症多用。通常与甘麦大枣汤合用。

文献摘录

《本经疏证》："消渴者多用知母而兼行水，渴利者多不用知母而兼温通。盖小便少者多由胃热，胃热则下焦反无阳，不能化水，小便多者多由肾热，肾热则吸引水精直达于下脏，摄其气府，泻其质为至速矣。"

《药征》："知母主治烦热。"

龙骨

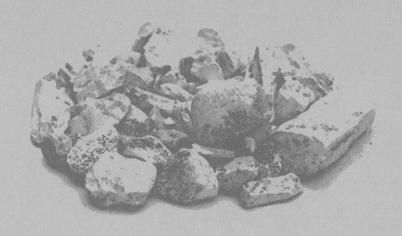

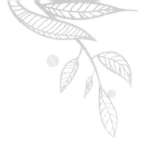

龙骨为古代大型哺乳动物的骨骼化石。《神农本草经》谓本品主"心腹鬼注,精物老魅,咳逆泄利,脓血,女子漏下,癥瘕坚结,小儿热气惊痫"。《伤寒论》入 3 方次,《金匮要略》入 5 方次。

原文考证

最大量方(4 两):桂枝去芍药加蜀漆牡蛎龙骨救逆汤。

桂枝去芍药加蜀漆龙骨牡蛎救逆汤治"火邪者"(十六),"伤寒脉浮,医以火迫劫之,亡阳,必惊狂,卧起不安者"(112)。可见误用火法大汗后可导致惊狂、卧起不安。方中有桂枝甘草汤。桂枝甘草汤治"发汗过多,其人叉手自冒心,心下悸欲得按者"(64),桂枝去芍药加蜀漆牡蛎龙骨救逆汤表述虽不明确,但火法、烧针本属发汗法,误用为逆,则患者汗出过多、心动悸已在情理之中。而且《金匮要略》有"寸口脉动而弱,动即为惊,弱则为悸"(十六)之语,逆推之,又可证本方证当有"脉动而弱"。

最简方(4 味):桂枝甘草龙骨牡蛎汤。

桂枝甘草龙骨牡蛎汤治"火逆下之,因烧针烦躁者"(118)。这里的烦躁一词,与桂枝去芍药加蜀漆牡蛎龙骨救逆汤证的"惊狂、卧起不安"同义。

加味方:桂枝加龙骨牡蛎汤、柴胡加龙骨牡蛎汤。

桂枝加龙骨牡蛎汤治"脉得诸芤动微紧,男子失精,女子梦交"(六)。桂枝汤之脉为浮虚,今为芤动者,则较桂枝汤证之脉更进一步,芤为中空无力,动为脉来幅度大,与上述"脉动而弱"一致。《金匮要略》还对"失精家"作如下描述:"失精家,少腹弦急,阴头寒,目眩发落"。以上提示桂枝加龙骨牡蛎汤所适用的患者多见少腹部肌肉拘紧,易早泄阳痿,头昏目眩且易于脱发,同时,其脉芤动。

柴胡加龙骨牡蛎汤治"伤寒八九日,下之,胸满、烦、惊,小便不利,一身尽重,不可转侧者"(107)。

其他方:风引汤。

风引汤治"热瘫痫","大人风引,少小惊痫瘛疭,日数十发,医所不疗"(五),有抽搐之证。

综上所述,龙骨所治之证有脉动而惊、抽搐、热瘫痫、心下悸而烦躁、脉芤动而失精梦交、胸满而烦惊等,概而言之,为惊悸而脉芤动者。

仲景方根

龙骨牡蛎:主治惊悸。方如桂枝加龙骨牡蛎汤、柴胡加龙骨牡蛎汤、桂枝去芍药加蜀漆牡蛎龙骨救逆汤。

龙骨牡蛎桂枝甘草:主治胸腹动悸而惊、脉芤动而唇舌黯淡者。方如桂枝加龙骨牡蛎汤、桂枝去芍药加蜀漆牡蛎龙骨救逆汤、风引汤等。

经方中含龙骨的方剂见表34-1。

表34-1　组成含龙骨的经方一览表

方名	龙骨用量	原方配伍
桂枝甘草龙骨牡蛎汤	2两	牡蛎　桂枝　甘草
桂枝去芍药加蜀漆牡蛎龙骨救逆汤	4两	牡蛎　桂枝　甘草　生姜　大枣　蜀漆
风引汤	4两	牡蛎　桂枝　甘草　大黄　干姜　寒水石　滑石　赤石脂　石膏　紫石英　白石脂
桂枝加龙骨牡蛎汤	3两	牡蛎　桂枝　甘草　芍药　生姜　大枣
柴胡加龙骨牡蛎汤	1两半	牡蛎　桂枝　甘草　柴胡　黄芩　大黄　生姜　人参　茯苓　半夏　大枣　铅丹

药证发挥

龙骨主治惊悸而脉芤动者。

惊，为惊恐不安，常表现为多梦易醒，且常常有恐怖的噩梦，醒来则大汗淋漓；或恶闻人声，稍有声响则心脏狂跳不宁；或遇事恐惧，面红紧张，胸闷如窒，满身冷汗。癫痫、发热等疾病出现的抽搐，亦属惊。悸，为内脏或肌肉的跳动感。有表现为心悸者，有胸腹动悸者，也有表现为颈动脉等处的搏动感，或有肌肉的跳动感，严重时可出现全身性的悸动感。其中脐腹部的搏动感，是龙骨证的特点。患者多见腹壁肌肉较薄，而且缺乏弹性，按压下腹主动脉搏动明显。惊悸一证，患者有以此为主诉，也有忽略诉说者，临床可行问诊并结合腹诊以确认。

作为客观指征的脉芤动，为脉浮大而中空，轻按即得，重按则无。一些大出血、大汗出或大惊大恐后，可见此脉象，一些体形羸瘦的患者也可见此脉象。著者称之为"龙骨脉"。

根据吉益东洞的经验，脐下动悸是龙骨证的特征。《药征》说龙骨"主治脐下动也，旁治烦惊失精"。吉益东洞还特地作出注解。他说"其人脐下有动而惊狂，或失精，或烦躁者，用龙骨剂，则是影响。其无脐下动者而用之，则未见其效。由是观之，龙骨之所主治者，脐下之动也。而惊狂失精烦躁，其所旁治也。""脐下动"既可以是患者主观感觉的症状，也可以是医者客观触及的体征。

常用配方

（1）桂枝 5g　甘草 10g　龙骨 10g　牡蛎 10g（《伤寒论》桂枝甘草龙骨牡蛎汤）

应用：本方多用于心脏病、神经症、自主神经功能紊乱、迁延性肺炎、肺气肿、佝偻病、贫血等见心悸动、自汗盗汗、舌质及唇色黯淡、脉象空大无力者。消瘦气短、眼前发黑者，可加人参 10g、麦冬 20g、五味子 6g。

（2）龙骨 15g　牡蛎 15g　桂枝 15g　芍药 15g　甘草 10g　生姜 15g　大枣 12 枚（《金匮要略》桂枝加龙骨牡蛎汤）

应用：详见"桂枝"条下。

（3）柴胡 20g　黄芩 5g　半夏 5g　人参 5g　大黄 10g　龙骨 10g　牡蛎 10g　桂枝 5g　茯苓 5g　大枣 6 枚　生姜 10g　铅丹（药房无售可不用）（《伤寒论》柴胡加龙骨牡蛎汤）

应用：详见"柴胡"条下。

文献摘录

《本经疏证》："火离于土而不归，则惊痫癫狂，水离于土而不

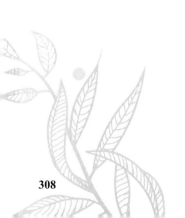

藏,则溲多泄利,阴不附土而阳逐之,则遗精溺血,阳不附土而阴随之,则汗出身热,心下伏气癥瘕坚结,蛰而不能兴也,夜卧自惊恚怒咳逆,兴而不能蛰也,种种患恙,一皆恃夫龙骨以疗之,则其取义于土之能发敛水火。"

《药征》:"龙骨主治脐下动也。旁治烦惊失精。"

牡蛎

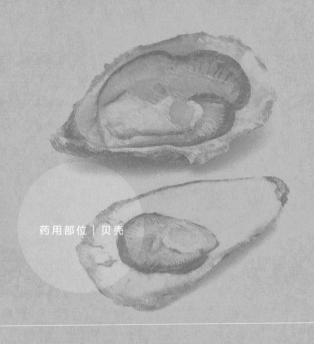

药用部位 | 贝壳

牡蛎为牡蛎科动物大牡蛎、大连湾牡蛎或近江牡蛎等的贝壳。药材以个大整齐者为佳，而牡蛎左右两瓣壳中，又以左壳较厚而大者品质较优，故有左牡蛎之名。《神农本草经》谓本品主"伤寒寒热，温疟洒洒，惊恚怒气，除拘缓鼠瘘，女子带下赤白"。《伤寒论》入 6 方次，《金匮要略》入 9 方次。

原文考证

最大量方(5 两):桂枝去芍药加蜀漆牡蛎龙骨救逆汤。

牡蛎与龙骨同用主治过汗后的惊悸，论述见"龙骨"条下。

最简方(2 味):栝楼牡蛎散。

栝楼牡蛎散治"百合病渴不差者"(三)。柴胡桂枝干姜汤中有此两味，其证有"渴而不呕"，则可见牡蛎、栝楼根可治口渴。

加味方:小柴胡汤。

小柴胡汤条下有"若胁下痞硬，去大枣，加牡蛎四两"。胁下痞硬，指胁肋部胀闷不适，按之有抵抗感。同样有柴胡、牡蛎、黄芩、甘草的柴胡桂枝干姜汤证中也有"胸胁满微结"。结，即硬，胸胁满微结，即胸胁部有胀满感，局部肌肉有紧张感。

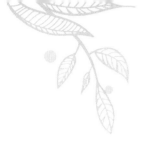

仲景方根

牡蛎甘草柴胡黄芩：主治胸胁苦满而胁下硬结或胸腹动悸者。方如柴胡桂枝干姜汤、小柴胡汤（加减）、柴胡加龙骨牡蛎汤。

牡蛎龙骨桂枝甘草：主治胸腹动悸、易惊、自汗、脉芤动者。方如桂枝甘草龙骨牡蛎汤、风引汤、桂枝加龙骨牡蛎汤等。

牡蛎栝楼根：主治惊悸而口干舌燥。方如栝楼牡蛎散、柴胡桂枝干姜汤。

经方中含牡蛎的方剂见表35-1。

表35-1　组成含牡蛎的经方一览表

方名	牡蛎用量	原方配伍
桂枝甘草龙骨牡蛎汤	2两	龙骨　桂枝　甘草
桂枝去芍药加蜀漆牡蛎龙骨救逆汤	5两	龙骨　桂枝　甘草　生姜　大枣　蜀漆
风引汤	2两	龙骨　桂枝　甘草　大黄　干姜　寒水石　滑石　赤石脂　石膏　紫石英　白石脂
桂枝加龙骨牡蛎汤	3两	龙骨　桂枝　甘草　芍药　生姜　大枣

方名	牡蛎用量	原方配伍
柴胡加龙骨牡蛎汤	1两半	龙骨 桂枝 柴胡 黄芩 大黄 生姜 人参 茯苓 半夏 大枣
栝楼牡蛎散	等分	栝楼根
小柴胡汤	4两	柴胡 黄芩 半夏 甘草 人参 生姜(加减)
柴胡桂枝干姜汤	2两	栝楼根 柴胡 桂枝 干姜 黄芩 甘草
牡蛎泽泻散	等分	栝楼根 泽泻 蜀漆 葶苈子 商陆根 海藻
《外台秘要》牡蛎汤	4两	麻黄 甘草 蜀漆

药证发挥

牡蛎主治惊悸、口渴汗出而胸胁痞硬者。

惊悸为胸腹动悸、惊恐不安、惊狂神乱,多伴有失寐多梦、自汗盗汗、头昏眩晕等,与龙骨所治者同,故临床多配龙骨。

牡蛎所治的口渴与白术、茯苓所治的口渴不同。后两者的口渴多伴有小便不利而水肿,且舌体多胖,而牡蛎所治为因烦惊神乱、汗出而渴,舌体多瘦,且舌面干燥或干腻苔,栝楼根合用。另外,栝楼根、人参也主渴,其程度要比牡蛎证的口渴严重得多,且栝楼口渴或生疮,人参口渴而羸瘦短气。

胸胁痞硬有两种情况，一指胸胁部按之硬满，局部肌肉紧张，甚至有轻度压痛，或自觉胸胁部或胸腹部有跳动感，或有明显的心脏搏动感，多由于精神紧张、失眠、惊恐所致；另一种情况指胸胁部的硬块，如肝、脾大等。也可延伸为颈部的甲状腺肿大、腋下、腹部、腹股沟等部位的淋巴结肿大。临床可见，瘦人多肌肉坚紧，牡蛎主治瘦人的胸胁痞硬较多。

牡蛎与龙骨作用相似，临床常同用治疗胸腹动悸、自汗盗汗、惊恐不安、失眠、头昏眩晕、男子失精，女子带下等症。所不同点在于：龙骨多用于脐下动悸，而牡蛎则多用于胸胁硬满而动悸。龙骨擅长涩精，牡蛎擅长止汗。

常用配方

（1）柴胡 40g　桂枝 15g　干姜 10g　甘草 10g　黄芩 15g　栝楼根 20g　牡蛎 10g（《伤寒论》柴胡桂枝干姜汤）

应用：详见柴胡条下。

（2）龙骨 15g　牡蛎 15g　桂枝 15g　芍药 15g　甘草 10g　生姜 15g　大枣 12 枚（《金匮要略》桂枝加龙骨牡蛎汤）

应用：详见桂枝条下。

文献摘录

《本经疏证》:"龙骨之用,在火不归土而抟水,牡蛎之用,在阳不归阴而化气也,龙骨牡蛎联用之证,曰惊狂曰烦惊,曰烦躁,似二物多为惊与烦设矣,而所因不必尽同。"

《药征》:"牡蛎主治胸腹之动也。旁治惊狂、烦躁。牡蛎、黄连、龙骨,同治烦躁,而各有所主治也。膻中,黄连所主也。脐下,龙骨所主也。而部位不定,胸腹烦躁者,牡蛎所主也。"

人参

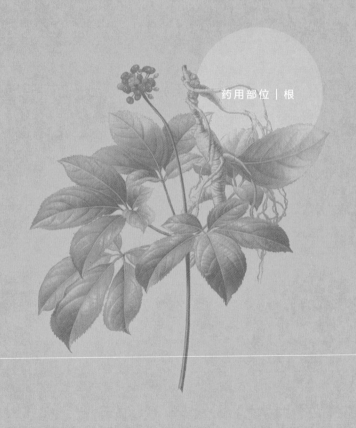

药用部位 | 根

人参为五加科植物人参的根。主产于我国东北吉林省的长白山区,常称吉林人参。《神农本草经》谓人参主"补五脏,安精神,止惊悸,除邪气,明目,开心益智"。《伤寒论》入 22 方次,《金匮要略》入 29 方次。

原文考证

最简方(3 味):大半夏汤、干姜人参半夏丸。

大半夏汤治"胃反呕吐者","呕,心下痞硬者"(十七)。

干姜人参半夏丸治"妊娠呕吐不止"者(二十)。

两方皆用于呕吐,皆有人参与半夏。

次简方(4 味):理中汤、吴茱萸汤、干姜黄芩黄连人参汤。

理中汤治"霍乱,头痛,发热,身疼痛……寒多不用水者"(386),以及"大病差后,喜唾,久不了了,胸上有寒"者(396)。

吴茱萸汤治"食谷欲呕"(243),"少阴病,吐利,手足逆冷,烦躁欲死者"(309),"干呕,吐涎沫,头痛者"(378),"呕而胸满者"(十七)。

干姜黄芩黄连人参汤治"伤寒本自寒下,医复吐下之,寒格,更逆吐下,若食入口即吐"者(359)。

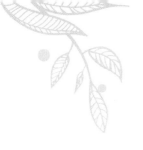

以上三方皆用于吐利,皆为人参配姜。

最大量方(4两半):小柴胡去半夏加人参栝楼根方。

小柴胡汤条下有"若渴,去半夏,加人参,合前成四两半、栝楼根四两"(96)。人参合栝楼根治渴。

次大量方(3两):桂枝人参汤、理中汤、生姜泻心汤、半夏泻心汤。

桂枝人参汤治"利下不止,心下痞硬,表里不解者"(163)。

理中汤治"霍乱,头痛,发热,身疼痛……寒多不用水者"(386),以及"大病差后,喜唾,久不了了,胸上有寒"者(396)。

生姜泻心汤治"伤寒汗出解之后,胃中不和,心下痞硬,干噫食臭,胁下有水气,腹中雷鸣,下利者"(157)。

半夏泻心汤治"呕而肠鸣,心下痞者"(十七),"心下满……而不痛者"(149)。

以上四方人参与干姜、甘草同用,皆用于吐利。四方中心下痞硬2方,心下痞1方。此外,有人参、生姜、甘草的旋覆代赭汤,治"伤寒发汗,若吐,若下,解后,心下痞硬,噫气不除者",其中也有心下痞硬。可见,吐利后心下痞硬多用人参。

加人参方:桂枝加芍药生姜各一两人参三两新加汤、白虎加人参汤、四逆加人参汤。

桂枝加芍药生姜各一两人参三两新加汤治"发汗后,身疼痛,脉沉迟者"(62)。

白虎加人参汤治"服桂枝汤,大汗出后,大烦渴不解,脉洪大者"(26),"伤寒,若吐若下后,七八日不解,热结在里,表里俱热,时时恶风,大渴,舌上干燥而烦,欲饮水数升者"(168),"伤寒,无大热,口燥渴,心烦,背微恶寒者"(169),"伤寒,脉浮,发热无汗……渴欲饮水无表证者"(170),"阳明病,脉浮而紧,咽燥口苦,腹满而喘,发热汗出,不恶寒,反恶热,身重……若渴饮水,口干舌燥者"(222)。

四逆加人参汤治"恶寒脉微而复利"者(385)。

以上三方皆主治汗、吐、下之后诸证,若身痛,脉沉迟者,人参配桂枝、芍药、甘草;若恶寒脉微者,人参配附子、干姜、甘草;若发热、心烦、大渴而舌面干燥者,人参配石膏、知母、甘草。

加味方:通脉四逆汤、理中汤。

通脉四逆汤条下有"利止脉不出者,去桔梗,加人参二两"(317)。脉不出,即脉微、脉沉之谓。

理中汤条下有"腹中痛者,加人参,足前成四两半"(386)。腹中痛而非腹中急痛,故此痛非芍药证,而是心下痞硬而痛的意思。

仲景方根

人参半夏:主治呕吐不止、心下痞硬。方如大半夏汤治胃反,旋覆代赭汤治"心下痞硬,噫气不除"(161)。

人参茯苓:主治惊悸虚烦。方如柴胡加龙骨牡蛎汤治"烦惊"(69),茯苓四逆汤治"烦躁"(69)。

人参麦冬甘草:主治虚劳羸瘦少气,兼气逆呕吐、咽喉不利者。方如麦门冬汤治"大逆上气,咽喉不利"(七)。竹叶石膏汤治"虚羸少气,气逆欲吐"(397)。如见心动悸,脉结代,汗出而闷者,当加桂枝,重用甘草,方如炙甘草汤。如妇人月经不调、腹痛、崩漏者,当加阿胶、地黄、当归、芍药等,方如温经汤。

人参干姜甘草半夏:主治心下痞硬、呕吐、下利者。方如半夏泻心汤治心下"满而不痛者"(149),生姜泻心汤治"伤寒汗出,解之后,胃中不和,心下痞硬,干噫食臭,胁下有水气,腹中雷鸣,下利者"(157),黄连汤治"腹中痛,欲呕吐者"(173),厚朴生姜半夏甘草人参汤治"发汗后,腹胀满者"(66)。如心烦而心下痞满,加黄连黄芩;腹痛胸闷加黄连桂枝;腹满加厚朴。

人参干姜甘草白术:主治下利不止,心下痞硬喜唾。方如理中汤主治"大病差后喜唾"(396),桂枝人参汤主治"利下不止,心下痞硬"(163)。

人参生姜甘草大枣:主治干呕、哕逆。方如生姜甘草汤治"干呕,哕,若手足厥者"(十七),橘皮竹茹汤治"哕逆者"(十七)。

人参附子干姜甘草:主治反复汗吐下以后,脉微细欲绝,四肢厥冷者。方如四逆加人参汤治"恶寒,脉微而复利"(385),茯苓四逆汤治"发汗,若下之,病仍不解,烦躁者"(69),通脉四逆汤治"下利清谷,里寒外热,手足厥逆,脉微欲绝"而"利止脉不出者"(317)。

人参石膏知母甘草粳米:主治身热,大汗出,口大渴,舌面干燥者。方如白虎加人参汤。

人参桂枝芍药甘草生姜大枣:方如新加汤、柴胡桂枝汤。主治汗出以后,短气,身体疼痛,脉沉迟者。

人参柴胡黄芩半夏甘草生姜大枣:主治往来寒热,胸胁苦满,心烦喜呕,默默不欲饮食。方如小柴胡汤。

经方中含人参的方剂见表36-1。

表36-1 组成含人参的经方一览表

方名	人参用量	原方配伍
大半夏汤	3两	半夏 白蜜
旋覆代赭汤	2两	半夏 生姜 甘草 大枣 旋覆花 代赭石

方名	人参用量	原方配伍				
炙甘草汤	2两	麦冬 甘草 地黄 阿胶 桂枝 麻仁 生姜 大枣				
麦门冬汤	2两	麦冬 甘草 半夏 粳米 大枣				
竹叶石膏汤	2两	麦冬 甘草 半夏 粳米 竹叶 石膏				
温经汤	2两	麦冬 甘草 半夏 吴茱萸 当归 川芎 芍药 桂枝 阿胶 牡丹皮 生姜				
白虎加人参汤	3两	石膏 知母 甘草 粳米				
半夏泻心汤	3两	干姜 甘草 半夏 黄连 黄芩 大枣				
黄连汤	2两	干姜 甘草 半夏 黄连 桂枝 大枣				
生姜泻心汤	3两	干姜 甘草 半夏 黄连 黄芩 生姜 大枣				
厚朴生姜半夏甘草人参汤	1两	生姜 甘草 半夏 厚朴				
理中汤	3两	干姜 甘草 白术				
桂枝人参汤	3两	干姜 甘草 白术 桂枝				
生姜甘草汤	3两	生姜 甘草 大枣				
橘皮竹茹汤	1两	生姜 甘草 大枣 橘皮 竹茹				
四逆加人参汤	2两	附子 干姜 甘草				
通脉四逆汤（加减）	2两	附子 干姜 甘草				
茯苓四逆汤	1两	附子 干姜 甘草 茯苓				
桂枝加芍药生姜各一两人参三两新加汤	3两	桂枝 芍药 甘草 生姜 大枣				

方名	人参用量	原方配伍				
小柴胡汤	3 两	柴胡	黄芩	半夏	甘草	生姜
		大枣				
柴胡桂枝汤	1 两半	柴胡	黄芩	半夏	甘草	生姜
		大枣	桂枝	芍药		
柴胡加芒硝汤	1 两	柴胡	黄芩	半夏	甘草	生姜
		大枣	芒硝			
柴胡加龙骨牡蛎汤	1 两半	柴胡	黄芩	半夏	龙骨	生姜
		铅丹	桂枝	茯苓	大黄	牡蛎
		大枣				
干姜黄芩黄连人参汤	3 两	干姜	黄芩	黄连		
吴茱萸汤	3 两	吴茱萸	大枣	生姜		
木防己汤	4 两	木防己	石膏	桂枝		
木防己加茯苓芒硝汤	4 两	木防己	桂枝	芒硝	茯苓	
《外台秘要》茯苓饮	3 两	茯苓	白术	枳实	橘皮	生姜
附子汤	2 两	茯苓	白术	附子	芍药	
乌梅丸	6 两	附子	桂枝	乌梅	细辛	干姜
		黄连	当归	蜀椒	黄柏	
竹叶汤	1 两	附子	桂枝	竹叶	葛根	防风
		桔梗	甘草	大枣	生姜	
续命汤	3 两	麻黄	桂枝	当归	石膏	干姜
		甘草	杏仁	川芎		
《外台秘要》黄芩汤	2 两	黄芩	干姜	桂枝	大枣	半夏
鳖甲煎丸	一分	桂枝	芍药	桃仁	牡丹	鳖甲
		乌扇	黄芩	柴胡	鼠妇	干姜
		大黄	葶苈	石韦	厚朴	瞿麦
		紫葳	䗪虫	阿胶	蜂窠	赤硝
		蜣螂	半夏			

药证发挥

人参主治气液不足。

张仲景多用于汗、吐、下之后出现以下四种情况者：

其一，心下痞硬、呕吐不止、不欲饮食者。心下痞硬，为上腹部扁平而按之硬，且无底力(按之有中空感)和弹性。呕吐不止者，指呕吐的程度比较严重，时间长，患者体液和体力的消耗都相当严重，尤其在无法补液的古代，反复的呕吐对机体造成的伤害是相当严重的。故患者必食欲不振，精神萎靡，消瘦明显。

其二，身体疼痛、脉沉迟者。在汗、吐、下以后体液不足的状态下，其疼痛多为全身的不适感，似痛非痛，烦躁不安。其脉多沉迟而无力。

其三，烦渴、舌面干燥者。大汗出后其人必精神萎靡，头昏眼花，气短乏力，口干舌燥，烦躁不安，其舌质必嫩红而不坚老，舌色不绛。

其四，恶寒、脉微者。其人多有呕吐、食欲不振、下利不止等症。虽恶寒而身凉有汗，脉象微弱或沉伏，精神萎靡不振，反应迟钝。

根据古典应用人参的经验，使用人参的客观指征有以下三方面：第一是脉象，由大变小，由浮转沉，由弦滑洪大转为微弱；第二是体型，逐渐消瘦，古人所谓的虚羸，就是对身体极度消瘦的一种描述。消瘦之人，其上腹部才变得扁平而硬。所谓"心下痞硬"。第三是舌面。舌面多干燥，患者有渴感。根据著者经验，其舌苔多见光剥,舌体多瘦小而红嫩。再就是面色,面色萎黄或苍白,并无光泽,即为枯瘦。

总的来看,人参多用于消瘦或枯瘦之人。瘦人腹肌本偏紧张,又兼心下部疼痛不适;瘦人本不干渴,而反见烦渴而舌面干燥;瘦人的脉搏本来应该浮大,而反沉伏微弱者,则应当考虑人参证。其人不仅肌肉萎缩,而且肤色干枯而缺乏弹性,没有健康人的红光。若是肥胖体型,舌体大而舌苔厚腻、面色红润或晦黯或腻滞者,虽有心下痞硬、口干渴、脉沉迟者,亦非人参证。

人参的主产地,古代是山西上党,后来转至辽东。吉益东洞说"在古代,上党产之人参为上品,朝鲜产者次于上党"。古代上党地区除出产五加科人参外,尚出产桔梗科植物党参。党参在清代以后独立为一种新的药材品种,药肆常常用以代替人参。但是,两者的功效有较大的不同。按传统用药习惯,气液不足的重症大病,非人参不可,如仅仅口干食欲不佳,用党参亦可。

常用配方

(1)人参15g　干姜15g　白术15g　甘草15g(《伤寒论》理中汤)

应用：本方适用于消化系统疾病、心血管疾病见反复腹泻、呕吐者,其证为面色黄黯,舌苔厚白,食欲不振,呕吐物、排泄物均呈水样者。如口渴、小便不利者,加茯苓;如舌尖红、心下痞、烦热者,加黄连;如脉沉微、四肢冷者,加附子。

(2)人参 15g　桂枝 15g　芍药 20g　甘草 10g　生姜 20g　大枣 12 枚(《伤寒论》桂枝加芍药生姜各一两人参三两新加汤)

应用：适用于大汗出后,形瘦弱干枯而身疼痛,脉沉迟者。消化道疾病、心血管疾病、糖尿病、神经衰弱、肿瘤放化疗期间、大手术、创伤等均有使用本方的机会。

(3)人参 10g　附子 10~20g　干姜 10g　甘草 10g(《伤寒论》四逆加人参汤)

应用：适用于腹泻而恶寒、脉沉微者。消化道疾病见反复腹泻、精神萎靡者,心血管疾病见面色晦黯、四肢厥冷者,休克患者见血压不稳、冷汗、脉微欲绝者。

(4)人参 15g　石膏 80g　知母 30g　甘草 10g　粳米 30g (《伤寒论》白虎加人参汤)

应用：适用于烦渴、恶热而舌面干燥者。现代临床多用于甲亢、糖尿病、脑炎的治疗。

(5)人参 10g　麦冬 15g　五味子 10g(《内外伤辨惑论》生脉散)

应用：本方虽非仲景方,但其组方原则与经方一致,且流传千年,其疗效可靠。本方主治汗出而短气、头昏眼花、心悸、口干、食欲不振、心下痞硬、足膝无力而羸瘦、脉虚弱者。感染性休克、心源性休克、心血管疾病、肺气肿肺心病、神经衰弱、日射病、高原病等,常用本方。

文献摘录

《本经疏证》:"茯苓四逆汤、吴茱萸汤、附子汤、乌梅丸之主肠胃中冷也;黄连汤、大建中汤、柴胡桂枝汤、九痛丸之主心腹鼓痛也;厚朴生姜甘草半夏人参汤、人参汤之主胸胁逆满也;四逆加人参汤、理中丸之主霍乱也;干姜黄连黄芩人参汤、竹叶石膏汤、大半夏汤、橘皮竹茹汤、麦门冬汤、干姜半夏人参丸、竹叶汤之主吐逆也;半夏生姜二泻心汤、薯蓣丸之主调中也;白虎加人参汤、小柴胡加人参汤之主消渴也;炙甘草汤、通脉四逆汤、温经汤之主通血脉也;旋覆花代赭石汤、鳖甲煎丸之主破坚积也。似尽之矣,而未也,如桂枝新加汤、小柴胡汤、小柴胡诸加减汤、侯氏黑散、泽漆汤,终不可不谓之除邪气耳。然有邪气而用人参者,其旨甚微,故小柴胡汤证,若外有微热,则去人参,又桂枝汤加人参生姜,不曰桂枝汤加人参,而曰新加,则其故有在矣。"

《药征》:"人参主治心下痞坚、痞硬、支结也。旁治不食呕吐、喜唾、心痛、腹痛、烦悸。"

麦冬

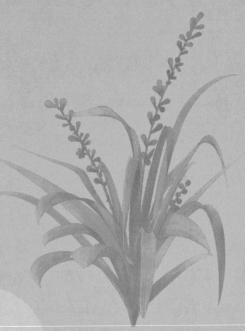

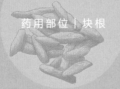

药用部位 | 块根

麦冬为百合科植物沿阶草的块根。入药以肥状多肉、粗大者为佳,其中杭州笕桥一带所产者品质最优。《神农本草经》谓本品主"心腹结气伤中伤饱,胃络脉绝,羸瘦短气"。《伤寒论》入 2 方次,《金匮要略》入 4 方次。

原文考证

麦门冬汤治"大逆上气,咽喉不利"(七)。

炙甘草汤治"伤寒脉结代,心动悸"(177),"虚劳不足,汗出而闷,脉结悸"(六),"肺痿涎唾多,心中温温液液者"(七)。

竹叶石膏汤治"伤寒解后,虚羸少气,气逆欲吐"(397)。

温经汤治"妇人年五十所,病下利数十日不止,暮即发热,少腹里急,腹满,手掌烦热,唇口干燥"(二十二)。

薯蓣丸主治"虚劳诸不足,风气百疾"(六)。

《伤寒论》《金匮要略》用麦冬者共 5 方,均与人参、甘草同用。人参、甘草主治吐下后气液不足、心下痞硬不食者,推测麦冬主治亦不外如此。如麦门冬汤主治的"大逆上气、咽喉不利",不仅仅是咳嗽,也指呕吐不食。

麦冬方多用于虚劳羸瘦者。炙甘草汤治"虚劳不足",竹叶石膏汤治"虚羸少气",薯蓣丸治"虚劳诸不足",温经汤治"病下

利数十日不止"的老妇人,则其人决非形体丰腴者。

至于其主治,因麦门冬汤为麦冬的最大量方(7升)与最简方(6味),故其方证的"大逆上气,咽喉不利"可视为麦冬证。

仲景方根

麦冬半夏:主治咳呕气逆,咽喉干燥疼痛者。方如麦门冬汤、竹叶石膏汤。

麦冬人参甘草:主治虚劳羸瘦少气。参见人参条下。

经方中含麦冬的方剂见表37-1。

表37-1　组成含麦冬的经方一览表

方名	麦冬用量	原方配伍					
炙甘草汤	半升	人参	甘草	地黄	阿胶	桂枝	麻仁
		生姜	大枣				
竹叶石膏汤	1升	人参	甘草	半夏	竹叶	石膏	粳米
麦门冬汤	7升	人参	甘草	半夏	粳米	大枣	
温经汤	1升	人参	甘草	半夏	阿胶	吴茱萸	
		当归	川芎	芍药	桂枝	牡丹皮	
		生姜					
薯蓣丸	6分	人参	甘草	阿胶	薯蓣	当归	桂枝
		曲	干地黄	豆黄卷	川芎	芍药	
		白术	杏仁	柴胡	桔梗	茯苓	干姜
		白蔹	防风	大枣			

药证发挥

麦冬主治羸瘦而气逆、咽喉不利者。

羸瘦，是一种极度的消瘦。大多肌肉萎缩，皮肤干枯而缺乏弹性，毛发枯黄。其原因多为疾病的消耗，或营养不良等。《太平圣惠方》麦门冬煎用麦门冬白蜜浓煎，治羸弱短气。《删繁方》麦门冬饮，用生麦冬、陈粟米、鸡子白、淡竹叶，治心劳热不止，肉毛焦色无润。（见《外台秘要》）。与《神农本草经》谓本品主"羸瘦短气"、《伤寒论》《金匮要略》所谓的"虚劳不足""虚羸少气""虚劳诸不足"等是一致的。

气逆，或为呕吐不食，或为久咳久喘、张口抬肩，或心悸动、短气等。此证从麦门冬汤、炙甘草汤、竹叶石膏汤方证可证。另外，后世也多有此用法，如《外台秘要》卷三引《近效方》方麦门冬饮子，用麦门冬、芦根、人参水煎徐徐服，治呕逆。《张氏医通》二冬膏，用天门冬、麦门冬各等分，水煎浓缩加蜜收膏，不时噙咽，治肺胃燥热，痰涩咳嗽。《太平圣惠方》卷八十四方用麦门冬配石膏、甘草，治小儿伤寒，烦热头痛、呕逆。《太平圣惠方》卷八有方用麦门冬、厚朴、人参为末，入姜、枣、粟米，水煎温服，治小儿呕吐、心胸烦热。

咽喉不利，可以理解为吞咽困难，或声音嘶哑，气短声低，吐词不清。也可以理解为口腔干燥，无唾液。如《太平圣惠方》麦门冬煎治虚劳客热、口干燥渴。《删繁方》麦门冬饮治口赤干燥。《圣济总录》卷九有方用麦门冬、枸杞子、小麦为末煎服，治骨蒸，唇干口燥。可以认为,口腔干燥是麦冬的客观指征。全口缺乏唾液,影响进食及讲话。其舌多红而嫩,或舌缩,舌苔少,甚或无苔,舌面干燥。相反,口中多清涎而不渴者,恶寒肢冷者,舌质黯淡者,舌质淡胖者以及舌苔厚腻者,都不宜使用麦冬。

仲景用麦冬,治呕吐配半夏;治虚劳咳嗽配人参、阿胶;治发热病后期的烦热多汗,配石膏;而几乎所有的麦冬方,均不离人参、甘草。可见,麦冬所用之病,虚多实少。

麦门冬汤的麦冬用量最大,达七升。考原方用水量为一斗二升,而全方药材合起来都不止一斗,用水量是否太少? 查《外台》麦门冬汤的麦冬是"二升",《备急千金要方》的麦门冬汤是"麦门冬汁三升"。则推测《金匮要略》麦门冬汤的麦冬应该是鲜品。如果用干麦冬,用量应该在二升左右,估计为十两左右。

常用配方

(1)麦冬50g 半夏10g 人参10g 甘草10g 大枣12枚 粳米30g(《金匮要略》麦门冬汤)

应用: 本方适用于咳逆上气、干呕、食欲不振、咽喉不利而羸瘦者。如高龄老人消瘦口腔干燥不能进食,恶性肿瘤中晚期等的食欲不振、呕吐不止,慢性咳嗽、气喘,痰少咽干者。另外,以肌肉萎缩为表现的疾病,如运动神经元疾病也可以使用。

（2）石膏 80g　人参 10g　麦冬 80g　甘草 10g　竹叶 20g　半夏 10g　粳米 40g（《伤寒论》竹叶石膏汤）

应用：参见"石膏"条下。

文献摘录

《本经疏证》："麦门冬之功，在提曳胃家阴精，润泽心肺，以通脉道，以下逆气，以除烦热，若非上焦之证，则与之断不相宜，故脉微欲绝，是四逆汤证，少气下利，是理中汤证，风痰上气，是小青龙汤证，有瘀血而不烦热，是下瘀血汤、大黄䗪虫丸证也。"

阿胶

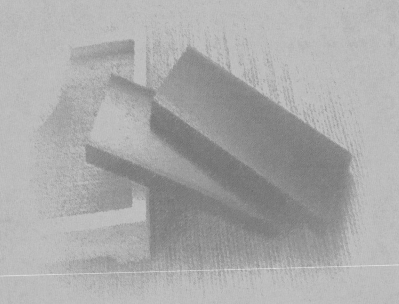

阿胶为马科动物驴的皮的加工品,以山东省东阿县所产者品质最佳。《神农本草经》谓本品主"心腹内崩,劳极,洒洒如疟状,腰腹痛,四肢酸疼,女子下血安胎"。《伤寒论》入 3 方次;《金匮要略》入 11 方次。

原文考证

最大量方(3 两):黄土汤、黄连阿胶汤。

　　黄土汤治"下血、先便后血"(十六),虽主证不明,但用于便血是肯定的。

　　黄连阿胶汤治"少阴病,得之二三日以上,心中烦,不得卧"(303)。心中烦,不得卧,为黄连、黄芩主治,阿胶证不明,但方中既用大量阿胶,则可推测当有便血或下利脓血等。《辅行诀脏腑用药法要》"小朱鸟汤"组成和本方一致,主治"天行热病,心气不足,内生烦热,坐卧不安,时时下利纯血如鸡鸭肝者"。可证明有出血症状。

次大量方(2 两):胶艾汤、温经汤、炙甘草汤、大黄甘遂汤。

　　胶艾汤治"妇人有漏下者;有半产后因续下血都不绝者;有妊娠下血者,假令腹中痛,为胞阻"(二十)。

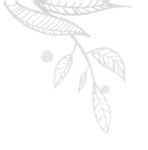

温经汤治"妇人年五十所,病下利数十日不止,暮即发热,少腹里急,腹满,手掌烦热,唇口干燥"以及"妇人少腹寒,久不受胎,兼取崩中去血,或月水来过多,及至期不来"(二十二)。

两方皆可用于子宫出血。

炙甘草汤治"伤寒,脉结代、心动悸"(177),《千金翼方》用于治疗"虚劳不足,汗出而闷,脉结悸"者(八)。虚劳病,本有出血症状,如"面色白,时目瞑兼衄,少腹满","脉极虚芤迟,为清谷亡血失精","妇人则半产漏下,男子则失精","虚劳里急、悸、衄……"(六)。可见,炙甘草汤证本当有血证,不过原文未直接点明罢了。

大黄甘遂汤治"妇人少腹满,如敦状,小便微难而不渴,生后者"(二十二)。阿胶证不明。

最小量方(1 两):猪苓汤。

猪苓汤治"脉浮发热,渴欲饮水,小便不利者"(223),"少阴病,下利六七日,咳而呕,渴,心烦不得眠者"(319)。又原文有"阳明病,汗出多而渴者,不可与猪苓汤"(224),可见身热,汗出少或无汗而渴、心烦、小便不利者,方可使用猪苓汤。既用阿胶,则当有尿血。"淋家不可发汗,发汗必便血"(84),说明仲景在临床上已经观察到淋家易于尿血。

加减方:白头翁加甘草阿胶汤、内补当归建中汤。

白头翁加甘草阿胶汤治"产后下利虚极"(二十一)。产后本亡血,复加便下脓血,则必用阿胶。

内补当归建中汤条下有"若取血过多,崩伤内衄不止,加地黄、阿胶二两"（二十一）。是阿胶证最为明白的指示。

仲景方根

阿胶黄连:主治心烦、血痢。方如黄连阿胶汤、白头翁加甘草阿胶汤。

阿胶地黄甘草:主治虚劳出血、崩漏、便血。方如炙甘草汤、黄土汤、内补当归建中汤、胶艾汤、温经汤。

阿胶人参麦冬甘草:主治虚劳羸瘦少气,唇口干燥,咳血、衄血、崩漏。方如炙甘草汤、温经汤。

阿胶猪苓茯苓泽泻滑石:主治小便不利而尿血。方如猪苓汤。

经方中含阿胶的方剂见表38-1。

表 38-1　组成含阿胶的经方一览表

方名	阿胶用量	原方配伍					
黄连阿胶汤	3 两	黄连	黄芩	芍药	鸡子黄		
白头翁加甘草阿胶汤	2 两	黄连	白头翁	黄柏	秦皮	甘草	
猪苓汤	1 两	猪苓	茯苓	泽泻	滑石		
炙甘草汤	2 两	地黄 生姜	甘草 大枣	人参	麦冬	桂枝	麻仁
黄土汤	3 两	地黄 黄土	甘草	白术	附子	黄芩	灶中
芎归胶艾汤	2 两	地黄	甘草	当归	芍药	川芎	艾叶
内补当归建中汤(加减)	2 两	地黄 大枣	甘草	当归	芍药	桂枝	生姜
薯蓣丸	7 分	地黄 薯蓣 杏仁 防风	甘草 桂枝 柴胡 大枣	当归 曲 桔梗	芍药 豆黄卷 茯苓	人参 川芎 干姜	麦冬 白术 白蔹
温经汤	2 两	当归 吴茱萸	芍药 桂枝	人参 牡丹皮	麦冬 生姜	甘草 半夏	川芎
大黄甘遂汤	2 两	大黄	甘遂				
鳖甲煎丸	三分	桂枝 柴胡 石韦 蜂窠	芍药 牡丹 厚朴 赤硝	桃仁 鼠妇 瞿麦 蜣螂	鳖甲 干姜 紫葳 半夏	乌扇 大黄 人参	黄芩 葶苈 䗪虫

药证发挥

阿胶主治血证。

阿胶主治的出血,又以便血、子宫出血、尿血为主。其血色或淡红,或鲜红,但其质多淡多稀。

便血或先便后血,或为血痢,多配黄芩、黄连,用量宜大。治子宫出血,多配当归、地黄、艾叶。治尿血多配滑石、猪苓,用量不宜过大。如咳血、虚羸,多为配人参、麦冬、甘草、地黄。总之,仲景使用阿胶,必见血证。

临床上,患者有以出血为主诉者,也有不以出血为主诉者,可以询问其有无出血倾向,如女子月经过多者,碰撞后皮下极易出血者,小便化验有隐血,有鼻衄、咳血等。其人多面色萎黄或苍白,皮肤枯黄憔悴,爪甲无血色是其客观指征。

从后世用药看,阿胶的应用与张仲景基本一致。

血痢多配黄连。《医方类聚》卷一百四十一方用黄连、栀子、阿胶、黄柏为末,水煎温服,治伤寒热毒入胃,下痢脓血。《圣济总录》卷四十三方用阿胶、肉桂、生姜、黄连为末,水煎温服,治下痢赤白。

便血多配当归、芍药。《医方类聚》卷一百四十一方用一味真阿胶治便血不止。《圣济总录》阿胶芍药汤(阿胶、赤芍、当归、甘草)治便血如小豆汁。

呕血多配生地黄、炮干姜、艾叶。《圣济总录》卷六十九方用阿胶、甘草为末,入生地黄汁水煎,温服不拘时,治呕血烦满少气,胸中痛。《太平圣惠方》艾叶散(艾叶、阿胶、柏叶、炮干姜)治吐血内崩上气,面如土。

咳血配杏仁、天冬等。《赤水玄珠》卷六方用天冬、杏仁、茯苓、阿胶为末蜜丸,治咯血吐血。

衄血多为舌衄鼻衄不止,阿胶配蒲黄、生地黄汁。《圣济总录》卷六十九方用阿胶、蒲黄为末,入生地黄汁煎服,治舌上出血及鼻衄久不止。《太平圣惠方》卷三十七方组成与上相似,治大衄,口耳皆出血不止。

妇人血崩多配当归、芍药、乌贼骨、龙骨等。如《千金翼方》阿胶散(阿胶、乌贼骨、芍药、当归)治妇人血崩。《医方类聚》卷二百十方:阿胶、白龙骨、赤石脂、干姜等分为细末,热酒或艾汤调下,治妇人血崩不止。

阿胶也是妊娠病的常用药,大多为胎动不安、腹痛、出血以及胎萎不长等,多配当归。

仲景用阿胶,大便出血多用3两,子宫出血多用2两,尿血用1两。

常用配方

(1)阿胶 10g 艾叶 15g 当归 15g 川芎 10g 芍药 20g 干地黄 30g 甘草 10g(《金匮要略》芎归胶艾汤)

应用: 本方适用于子宫出血而见腹中痛者。月经过多、功能失调性子宫出血、先兆流产、妊娠出血等见面色萎黄、唇舌淡者最为适宜。

(2)猪苓 10g　茯苓 10g　泽泻 10g　滑石 10g　阿胶 10g（《伤寒论》猪苓汤）

> **应用：** 详见猪苓条下。

(3)黄连 5~20g　黄芩 10g　阿胶 15g　芍药 10g　鸡子黄 2 枚（《伤寒论》黄连阿胶汤）

> **应用：** 详见黄连条下。

文献摘录

《本经疏证》："……阿胶随芩连，是化阴以济阳；随术附，是和阳以存阴，名曰益血，实以导液，亦一举而两利存焉者也。若夫邪气牢固，劫气血而结征(癥)瘕，则用厚朴乌扇半夏桂枝行气，而使人参防其太溢，用紫葳、牡丹、桃仁、䗪虫通血，而使阿胶挽其过当，羸瘦过甚，血空而风气袭之，则用薯蓣、白术、甘草益气，以人参率之，用地黄、川芎、芍药、当归和血，以阿胶导之，此鳖甲煎丸、薯蓣丸之任阿胶，亦不为轻矣。"

《药征续编》："阿胶主治诸血证。故兼治心烦、不得眠者。今医见之，谓之补血药。虽然，以余观之，谓之化血而可也。何以言之？则阿胶配之猪苓、泽泻、滑石,则泻瘀血于小便;配之大黄、甘遂则下瘀血于大便;配之黄芩、黄连则除瘀血心中烦者;配之甘草、黄柏、秦皮、白头翁,则治瘀血热利下重者;配之当归、芎䓖、地黄、芍药、艾叶,则止瘀血腹中疗痛者;配之术、附子、黄土,则治瘀血恶寒小便不利者。由此观之,则岂谓之补血可乎? 后世皆见其枝叶,而不知其根本。医之所以误治者不亦宜乎?"

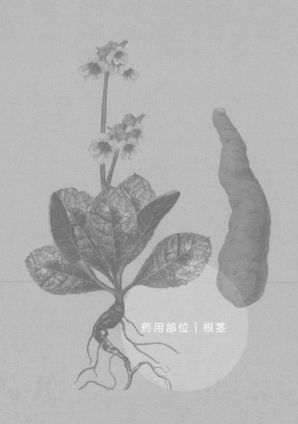

药用部位 | 根茎

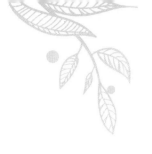

地黄为玄参科植物的根茎。河南怀庆地区所产者油性大,皮细且有菊花心,品质最优,奉为道地药材。干地黄为新鲜地黄根茎用水稍泡洗净,闷润切片晒干或烘干的生用饮片。生地黄即鲜地黄,为新鲜根茎,不入煎剂,多捣汁冲服。《神农本草经》谓地黄"主折跌、绝筋、伤中。逐血痹、填骨髓、长肌肉。作汤除寒热积聚、除痹。生者尤良"。干地黄《金匮要略》入 8 方次。鲜地黄《伤寒论》入 1 方次,《金匮要略》入 3 方次。

原文考证

(1)干地黄

最大量方(6 两):胶艾汤。

胶艾汤治"妇人有漏下者;有半产后因续下血都不绝者;有妊娠下血者"(二十)。主治妇人子宫出血,而且出血不止。

最简方:三物黄芩汤。

三物黄芩汤主治"妇人在草蓐自发露得风,四肢苦烦热……头不痛但烦者"(二十一)。烦,是其特征。另外,产后多血证,则此方主治当有出血。

加减方:内补当归建中汤。

内补当归建中汤条下有"若去血过多,崩伤内衄不止,加地黄六两、阿胶二两"(二十一)。明示地黄用于出血。内补当归建中汤主治"妇人产后虚羸不足,腹中刺痛不止,吸吸少气,或苦少腹中急,摩痛引腰背,不能食饮"。可见患者面色萎黄或苍白,形体瘦羸,皮肤干枯憔悴。

其他方:黄土汤等。

黄土汤治"下血,先便后血";亦主"吐血衄血"(十六)。

地黄除用于汤剂以外,《金匮要略》大黄䗪虫丸、薯蓣丸、肾气丸等治疗虚劳病的丸剂也采用干地黄。

(2)生地黄

防己地黄汤治"病如狂状妄行,独语不休,无寒热,其脉浮"(五)。

炙甘草汤治"虚劳不足,汗出而闷,脉结悸,行动如常,不出百日,危急者十一日死"(六)。

百合地黄汤治"百合病不经吐下发汗,病形如初"(三)。

仲景方根

地黄阿胶:主治吐血、衄血、便血、尿血及子宫出血。方如芎归胶艾汤、内补当归建中汤、黄土汤、炙甘草汤。

地黄黄芩:主治便血、子宫出血以及四肢烦疼。方如三物黄芩汤、黄土汤。

经方中含地黄的方剂见表 39-1。

表 39-1 组成含地黄的经方一览表

方名	地黄用量	原方配伍
芎归胶艾汤	6 两	阿胶　川芎　甘草　艾叶　当归 芍药
内补当归建中汤	6 两	阿胶　桂枝　芍药　当归　生姜 甘草　大枣
黄土汤	3 两	阿胶　黄芩　甘草　白术　附子 灶中黄土
炙甘草汤	1 斤	阿胶　炙甘草　人参　麦冬　桂枝 麻仁　生姜　大枣
薯蓣丸	10 分	阿胶　薯蓣　当归　桂枝　曲　豆黄卷 甘草　人参　川芎　芍药　白术　麦冬 杏仁　柴胡　桔梗　茯苓　干姜　白蔹 防风　大枣
三物黄芩汤	4 两	黄芩　苦参
百合地黄	1 升	百合
防己地黄汤	2 斤	防己　桂枝　防风　甘草
肾气丸	8 两	山茱萸　薯蓣　泽泻　茯苓　牡丹皮 桂枝　附子
大黄䗪虫丸	10 两	大黄　䗪虫　水蛭　黄芩　甘草　桃仁 杏仁　芍药　干漆　虻虫　蛴螬

药证发挥

地黄主治血证,兼治虚劳羸瘦、烦狂、中风、便秘、干血等。

出血量大不止、色鲜红,是地黄的主治。如胶艾汤"半产后因续下血都不绝者"(二十),内补当归建中汤"去血过多,崩伤内衄不止"(二十一)的记述已见上述。考后世文献,《圣惠方》用生地黄汁、川大黄粉煎服治"吐血经日"。《卫生宝鉴》卷十方用生地、熟地、枸杞子、地骨皮各等分为细末,不拘时蜜汤调服,治"衄血往来久不愈"。《圣济总录》卷二十九方用生地黄汁、生藕汁、生姜汁、生蜜和匀水煎服,治"鼻衄不止"。均提示出血量大不止。

地黄方所治的血证,与女性月经胎产病相关者尤多。《圣济总录》卷一百五十一方用生地黄捣汁治妇人月水连绵不绝。《圣济总录》卷一百五十四方用熟干地黄、炮干姜为细末,治妊娠胎漏下血不止。《圣济总录》卷一百六十一方用生地、生姜为细末温酒调下,治产后血气不和,血块时攻心腹痛。《太平圣惠方》卷七十九方用生地黄汁、益母草汁煎沸频服,治产后崩中,下血不止,心神烦乱。

虚劳,古病名,其人消瘦、乏力、腰痛、足痿等。如炙甘草汤治"虚劳不足"(六),肾气丸治"虚劳腰痛"(十五)。《备急千金要方》卷十九方地黄散,用一味生地,治虚损。《太平圣惠方》卷三十七方:生地黄汁,入蜜、酒煎服,治虚劳唾血。《圣济总录》卷五十三方用生地、豆豉蒸晒后为细末,温酒调服,治骨髓虚冷,疼痛无力。

　　体型消瘦,是用地黄方的客观指征。如大黄䗪虫丸"五劳虚极赢瘦"(六),内补当归建中汤主治"妇人产后虚赢不足",都强调赢瘦。《备急千金要方》卷十二方地黄小煎(干地黄末、蜜、猪脂、胡麻油)治"五劳七伤、赢瘦干削"。《圣济总录》卷九十三方用生地黄、甘草、葱、童子便煎服,治"骨蒸及脚气,夜晚恶寒,壮热阵作,面颊赤,不下食,日渐赢瘦"。《普济方》地黄饮(地黄、芍药、川芎、甘草、生姜),治虚劳崩中,吐血上气,短气欲绝,面黑如漆。可见,适用地黄者,其人多赢瘦,或面黑如漆,或面颊红赤,皮肤干枯憔悴而少光泽。

　　烦狂,均为精神症状,见烦躁、失语、精神错乱、行为失常、昏迷等。古方多用鲜生地。如防己地黄汤治"如狂状,妄行,独语不休"(五)是精神错乱。百合地黄汤治百合病"意欲食复不能食,常默默,欲卧不能卧,欲行不能行,饮食或有美时,或有不闻食臭时"(三)是烦热。犀角地黄汤"治热入血室,心忪不语,眩冒迷忘"(《和剂局方》),"若便血粪黑,沉睡不醒,则用犀角地黄汤"(《古今医统大全》),是昏迷。三鲜汤(鲜生地、鲜石斛、鲜沙参)是苏南地区流行的时方,多用于热病入营血、神昏舌绛者。以上文献及经验均提示地黄可以治疗神志不清。

　　后世还有用生地黄治疗中风失语的。如《圣济总录》卷七方:生地黄汁、淡竹沥与独活、附子同煎服,治"中风失音不语"。由此推测,《金匮要略》防己地黄汤证的"如狂状,妄行,独语不休"(五)很可能也是中风的一种表现。

便秘,多指大便干燥难解。《名医别录》谓地黄"利大小肠"。炙甘草汤地黄配麻仁等,能润肠通便。后世有增液汤(生地、玄参、麦冬)治"阳明温病,无上焦证,数日不大便……不可行承气者"(《温病条辨》)。《辨证录》有濡肠汤(熟地、当归、升麻、牛膝)和濡肠饮(熟地、当归、肉苁蓉),均治大便秘结。由此可见,大便溏者慎用地黄。

干血,指月经不利,伴有腹痛、肌肤甲错、两目黯黑等。多配当归、生姜,甚至大黄、水蛭、桃仁等。方如大黄䗪虫丸。后世方这种用法较多。《鸡峰普济方》地黄通经丸(生地黄、虻虫、水蛭、桃仁)治"月经顿然不行,上攻心腹,疼痛欲死,或因不行积结,渐渐成块,脐腹下如覆杯,久成肉粒"。

地黄以生者为佳,特别是用于止血时。《名医别录》谓生地黄主治"妇人崩中血不止,及产后血上薄心闷绝,伤身胎动下血,胎不落。堕坠跌折、瘀血、留血、鼻衄、吐血,皆捣饮之"。

干燥后的地黄,为干地黄,张仲景通常用于虚劳病。熟地黄是后世的加工品,通常以酒、砂仁、陈皮为辅料经反复蒸晒,至内外色黑油润,质地柔软黏腻。目前临床也多用于虚劳。

后世医家多认为地黄性凉滋腻,有碍胃之弊。因此,在应用地黄时多配伍行气开胃药,诸如地黄与砂仁拌炒,或与生姜同打等。张仲景用大剂量地黄煎剂时曾用酒作溶媒,如炙甘草汤用生地黄1斤,清酒用7升。除了促进地黄中有效成分的煎出外,酒煎是否还能减轻地黄对胃的刺激?《本草备要》说:生地黄"生掘鲜者,捣汁饮之,或用酒制,则不伤胃。"其中道理值得探讨。

常用配方

（1）生地黄 30~60g　水牛角 30~120g　赤芍 10~20g　牡丹皮 10~20g（《备急千金要方》犀角地黄汤）

应用： 本方虽非仲景方，但为唐代经验方，也属经方范畴。本方是传统的止血方。主治吐血、衄血、便血、皮下出血、舌质红绛者。临床多用于急性弥散性血管内凝血（DIC）、血友病、血小板减少性紫癜、白血病以及多种急性传染病。方中生地黄量需大，本人常用至 60g。水牛角需先煎。

（2）干地黄 40g　附子 5g　肉桂 5g　山萸肉 20g　山药 20g　泽泻 15g　茯苓 15g　牡丹皮 15g（《金匮要略》肾气丸）

应用： 本方是古代的理虚方，有温阳、利水、强壮等功效，适用于消瘦乏力、少腹不仁或拘急、小便不利、腰痛、消渴、短气者。甲状腺功能减退症、醛固酮增多症、肾上腺皮质功能不全、糖尿病肾病、肾病综合征、尿崩症、膀胱括约肌麻痹、前列腺增生、术后尿失禁、脊髓性尿潴留、高血压病、脑动脉硬化、白内障、青光眼、中老年男性的性功能低下等有应用的机会。方中剂量为改丸为汤的用量。

文献摘录

《本经疏证》:"地黄之用,不在能通而在能养,盖经脉筋络干则收引,润则弛长,是养之即所以续之,本经疗跌折绝筋,仲景治脉结代,胥是意也。"

《药征》:"地黄主治血证及水病也。后世之医者,以八味丸为补肾剂,何其妄也。张仲景曰:脚气上入,少腹不仁者,八味丸主之;又曰:小便不利者;又曰:转胞病,利小便则愈;又曰:短气有微饮,当从小便去之。壹是皆以利小便为其功。书云:学于训乃有获。呜呼!学于古训,斯有犹药功矣。"

当归

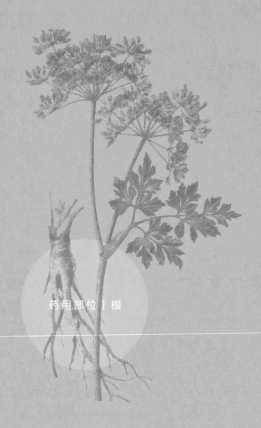

药用部位 | 根

当归为伞形科植物当归的根。我国甘肃、四川、云南、贵州等地均有出产,其中产于甘肃岷县者称西当归、秦当归,品质最佳。《神农本草经》谓本品"主咳逆上气,温疟,寒热,洗洗在皮肤中,妇人漏下绝子,诸恶疮疡金疮"。《伤寒论》入 4 方次,《金匮要略》入 15 方次。

原文考证

最大量方(4 两):内补当归建中汤。

内补当归建中汤治"妇人产后虚羸不足,腹中刺痛不止,吸吸少气,或苦少腹中急,摩痛引腰背,不能食饮"(二十一)。

次大量方(3 两):胶艾汤、当归四逆汤、当归四逆加吴茱萸生姜汤。

胶艾汤治"妊娠腹中痛","妇人有漏下者,有半产后因续下血都不绝者,有妊娠下血者"(二十)。

当归四逆汤治"手足厥寒,脉细欲绝者"(351)。

当归四逆加吴茱萸生姜汤治"若其人内有久寒者"(352)。内有久寒,指腹中经常反复性的疼痛,其考在吴茱萸条下。

最简方(2味):当归生姜羊肉汤、赤小豆当归散。

当归生姜羊肉汤治"寒疝,腹中痛及胁痛里急者"(十),"产后腹中痛","腹中寒疝,虚劳不足"(二十一)。寒疝,是一种以腹痛为表现的疾病。

赤小豆当归散治"下血,先血后便"(十六),应该是肛肠出血。"病者脉数,无热,微烦,默默但欲卧,汗出,初得三四日,目赤如鸠眼,七八日目四眦黑,若能食者,脓已成也,赤豆当归散主之"(三)。提示化脓性疾病,可以用此方。

其他方:当归芍药散、当归散、温经汤、奔豚汤。

当归芍药散治"妇人怀娠腹中疠痛"(二十)"妇人腹中诸疾痛"(二十二)。

当归散"妊娠常服即易产,胎无疾苦。产后百病悉主之"(二十)。

温经汤治"妇人少腹寒,久不受胎,兼取崩中去血,或月水来过多,及至期不来"(二十二)。"少腹寒"即为少腹冷痛。

奔豚汤治"奔豚,气上冲胸,腹痛,往来寒热"(八)。

乌梅丸治"蛔厥""久利"(338)。

综上所述,当归诸方大多用于腹痛,尤其是妇人腹痛,妊娠期、产后多用。此外,如外科疮毒见脓血者,亦用之。

仲景方根

当归芍药:主治腹中急痛。方如当归芍药散、内补当归建中汤、温经汤。

当归桂枝细辛:主治腹痛、四肢厥冷、脉细。方如当归四逆汤、乌梅丸。

当归芍药川芎:主治腹痛、胸腰背疼痛。方如当归散、温经汤、当归芍药散、胶艾汤、奔豚汤。

经方中含当归的方剂见表 40-1。

表 40-1　组成含当归的经方一览表

方名	当归用量	原方配伍				
当归四逆汤	3 两	芍药 通草	桂枝	细辛	甘草	大枣
当归四逆加吴茱萸生姜汤	3 两	芍药 通草	桂枝 吴茱萸	细辛 生姜	甘草	大枣
内补当归建中汤	4 两	芍药 饴糖	桂枝	甘草	生姜	大枣
当归散	1 斤	芍药	川芎	黄芩	白术	
胶艾汤	3 两	芍药 干地黄	川芎	阿胶	甘草	艾叶
当归芍药散	3 两	芍药	川芎	茯苓	白术	泽泻

方名	当归用量	原方配伍
温经汤	2两	芍药　川芎　桂枝　吴茱萸　人参 阿胶　牡丹皮　生姜　甘草　半夏 麦冬
奔豚汤	2两	芍药　川芎　甘草　半夏　黄芩 生葛　生姜　甘李根白皮
麻黄升麻汤	1两1分	芍药　桂枝　麻黄　升麻　知母 黄芩　葳蕤　天冬　茯苓　甘草 石膏　白术
乌梅丸	4两	细辛　桂枝　乌梅　干姜　黄连 附子　蜀椒　人参　黄柏
当归生姜羊肉汤	3两	生姜　羊肉
赤小豆当归散	剂量不明	赤小豆
当归贝母苦参丸	4两	贝母　苦参

药证发挥

当归主治妇人腹痛，兼治胎动不安、恶露不止、月经不调、痢疾、痔疮、便秘。

其腹痛的部位多在少腹，其疼痛多为刺痛、绞痛、急痛，而且疼痛的程度较重，前人常常用"刺痛不止""不可忍"等词语来表述。其腹痛可牵引到腰背，且多与妇人的月经、胎产有关，即月经期、围产期、产后的少腹痛，大多属于当归证。即便是痢疾、便血、便秘、痔疮等用当归，也应有腹痛者为宜。

如妊娠腹痛、胎动不安或胎死腹中、胎萎不长等。多配川芎、阿胶等。方如当归芍药散、当归散。后世方更多，如《圣济总录》卷一百五十五方用当归、甘草、干姜为末水煎温服治妊娠心腹疼痛。又方用当归、川芎、阿胶、白术为末水煎温服，治妊娠胎萎。《圣济总录》卷一百五十九方用当归、川芎为末，酒醋水共煎温服，治血气凝滞，子死腹中不下。

如产后虚劳腹痛、子宫痛、胎盘不下、恶露不尽等。多配生姜、肉桂、芍药等，方如当归建中汤、当归生姜羊肉汤。后世《三因极一病证方论》用当归、鬼箭羽、红蓝花为末酒煎温服，治产后败血不散，儿枕硬痛，恶露不畅、脐腹坚胀。《辨证录》归荆安枕汤（当归、丹皮、荆芥、山楂）治产后小腹疼痛，甚则结块，按之痛甚。

如月经不调，或不孕，或月经过多，或稀发闭经，或痛经等。多配川芎、阿胶、桂枝等。方如温经汤、当归四逆汤、芎归胶艾汤、当归芍药散。后世《济阴纲目》归附丸（香附子、当归、鹿角）治妇人不孕。《济阴纲目》归漆丸（当归、干漆）治月经不利，脐下憋逆气腹满。

如血痢腹痛、经久不愈者。多配黄连、黄柏、阿胶、干姜等。方如乌梅丸、赤小豆当归散。《备急千金要方》驻车丸（黄连、干姜、当归、阿胶）治洞痢肠滑，下赤白如鱼脑，日夜无度，腹痛不堪忍。《医方类聚》归连散（当归、黄连、黄柏、炮姜）治冷热不调，下痢脓血,后重,腹内疗痛,饮食不下以至危困。

如痔疮、肛门肿痛出血、脱肛、便秘等。多配芍药、赤小豆等,方如当归芍药散、赤小豆当归散、芎归胶艾汤。尾台榕堂说,当归芍药散治"脱肛,肿痛出水不止者,有奇效"。并说芎归胶艾汤治"肠痔下血,绵绵不止,身体萎黄,起则头眩,四肢无力,或血痢不止,腹无热满实证,惟腹中挛痛者,此方屡效"(《类聚方广义》)。当归可用于体质虚弱者或产后、老人的便秘,但剂量宜重,可用至20g以上,并常配伍肉苁蓉等。

适用于当归者,可见羸瘦状,所谓"虚羸不足"(二十二)。也有虽然不消瘦,但皮肤多干枯无光,甚至有脱屑。女性月经量少,便秘干结脱肛。如果体型肥胖丰腴,则当归慎用。

当归治腹痛多配川芎、芍药;手足厥冷,多配桂枝、细辛;肌肤甲错,两目黯黑者,可配桃仁、红花;崩中去血者,多配阿胶、地黄;血痢腹痛者,多配黄连、黄芩、芍药、阿胶。

常用配方

(1)当归15g 生姜50g 羊肉80g(《金匮要略》当归生姜羊肉汤)

应用: 本方为食疗方。可用于营养不良女性的日常滋补,也可用于治疗痛经、月经不调、闭经、产后恶露不尽、乳汁不通、营养不良等,即对于男子羸瘦腹痛,胃寒胃痛,也有效果。煎服法:生姜切片,羊肉洗净,与当归一起置砂锅内,放足清水,待水开后撇去血沫,倒入黄酒,并可放入葱段、胡椒、食盐适量,文火煨至羊肉熟烂,吃肉喝汤。

(2) 芍药 80g　当归 10g　川芎 15g　泽泻 40g　白术 20g　茯苓 20g(《金匮要略》当归芍药散)

应用: 本方适用于腹痛、水肿、头眩心悸、口渴而小便不利者。现多用于滑胎、先兆流产、妊娠高血压、痛经、特发性水肿、经前期紧张症、不孕症、更年期综合征等妇科疾病。此外,自主神经功能失调、慢性肝炎、肝硬化、尿路结石、心脑血管病等也可用之。

(3) 当归 15g　桂枝 15g　芍药 15g　细辛 15g　甘草 10g　大枣 25 枚　通草 10g(《伤寒论》当归四逆汤)

应用: 本方适用于腹痛、头痛、关节痛而手足冷、脉细者。临床多用于周围血管病、神经痛、头痛、乳房痛、关节病、雷诺病、冻疮、痛经、月经不调、湿疹等。

(4) 阿胶 10g　艾叶 15g　当归 15g　川芎 10g　芍药 20g　干地黄 30g　甘草 10g(《金匮要略》芎归胶艾汤)

煎服法及应用:详见阿胶条下。

(5)吴茱萸 5~15g　人参 10g　麦冬 20g　半夏 10g　炙

甘草 10g　　桂枝 10g　白芍 10g　当归 10g　川芎 10g　阿胶 10g　牡丹皮 10g　生姜 10g(《金匮要略》温经汤)

应用： 本方是女性的美容方及调经方。对于月经不调、痛经、闭经、不孕以及女性的皮肤枯黄、唇干、脱发、贫血、性欲低下等，均有效果。温经汤证有比较明显的外观特征，即羸瘦，肌肉松弛，腹壁薄而无力。口唇干燥而不红润，皮肤干枯发黄发黯，缺乏光泽，或潮红，或黯红，或黄褐斑。有些患者的手掌脚掌出现裂口，疼痛或发热感。还有的女性可以出现阴道炎、阴道干枯瘙痒。不少女性的毛发出现脱落、干枯、发黄、易于折断人称之为温经汤体质。现代药理研究表明：温经汤可作用于下丘脑，促进促性腺素释放激素的分泌，具有调节性激素、改善子宫及周围组织的生理效应、促进新陈代谢等药理作用。可以看作是天然的雌激素。为方便服用，可加进红枣、蜂蜜、冰糖等浓煎收膏，也是女性冬令进补的保健品。

文献摘录

《本经疏证》："……当归能治血中无形之气，不能治有形之气，故痈肿之已成脓者，症瘕之已成形者，古人皆不用。独于胎产诸主，用之最多，则以胎元固血分中所钟之阳气也，特既已成形，则月事不行，月事不行，则气滞于血者，非一端矣。妇人产后腹中绞痛,全似阴寒结于血分,特绞痛与急痛有别,胁痛里急又与腹痛里急相殊,以是知为气阻血中,乃气之虚,非气之实也。"

《药征》:"本草以当归、川芎治血,为产后要药。为则按:仲景氏治血方中,无此二药者多。而治他证之方中,亦有此二药。如奔豚汤、当归羊肉汤、酸枣仁汤类是也。由是观之,不可概为治血之药也。"

川芎

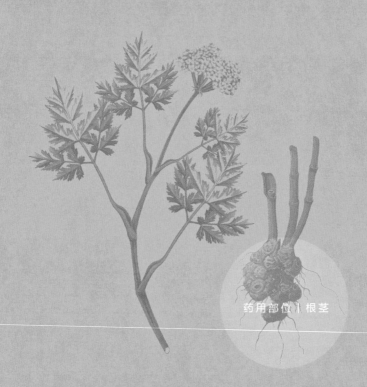

药用部位 | 根茎

川芎为伞形科植物川芎的根茎。川芎原名芎藭,因产于四川者个大肉多,油足气香,品质最佳,故称川芎。《神农本草经》谓本品主"中风入脑,头痛寒痹,筋挛,缓急,金创,妇人血闭无子"。《金匮要略》入 11 方次。

原文考证

最大量方(3 两):胶艾汤。

胶艾汤治"妊娠腹中痛"(二十)。

最简方(4 味):白术散。

白术散主"妊娠养胎"(二十)。该条下有"心下毒痛倍加芎藭"。

其他方:当归散、当归芍药散、温经汤、奔豚汤、酸枣仁汤、薯蓣丸、侯氏黑散、《古今录验》续命汤。

当归散是古代养胎方,"妇人妊娠,宜常服当归散主之"(二十)。

当归芍药散治"妇人怀娠腹中疗痛"(二十)。

温经汤治"妇人年五十所,病下利数十日不止,暮即发热,少

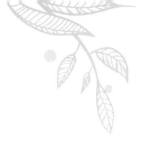

腹里急,腹满,手掌烦热,唇口干燥""妇人少腹寒,久不受胎,兼取崩中去血,或月水来过多,及至期不来"(二十二)。"少腹寒"即为少腹冷痛。

奔豚汤治"奔豚气上冲胸,腹痛,往来寒热"(八)。

以上六方治腹痛,而妇人腹痛者居其四。根据白术散条下的"心下毒痛"句,可见其疼痛的程度是较严重的。

酸枣仁汤治"虚劳虚烦不得眠"(六)。

薯蓣丸治"虚劳诸不足,风气百疾"(六)。

侯氏黑散"治大风,四肢烦重,心中恶寒不足者"(五)《外台》治风癫。

《古今录验》续命汤"治中风痱,身体不能自收持,口不能言,冒昧不知痛处,或拘急不得转侧"(五)。

以上四方均治风或不眠,提示川芎入脑。与《神农本草经》"主治中风入脑头痛",《名医别录》"主除脑中冷动,面上游风去来……忽忽如醉"的记载暗合。

加味方:内补当归建中汤。

内补当归建中汤治"妇人产后虚羸不足,腹中刺痛不止,吸吸少气,或苦少腹中急,摩痛引腰背,不能食饮"(二十一),其证亦是妇人腹痛。条下有"若无当归,以芎䓖代之"(二十一)的说法。可见,川芎功效与当归相似。

仲景方根

川芎当归芍药:主治腹痛。方如当归散、芎归胶艾汤、当归芍药散。

川芎酸枣仁:主治虚烦不得眠。方如酸枣仁汤。

川芎桂枝:主治腹痛、身痛。方如内补当归建中汤、温经汤、侯氏黑散等。

经方中含川芎的方剂见表41-1。

表 41-1　组成含川芎的经方一览表

方名	川芎用量	原方配伍
当归散	1斤	当归　芍药　黄芩　白术
胶艾汤	2两	当归　芍药　阿胶　甘草　艾叶　干地黄
当归芍药散	半斤	当归　芍药　茯苓　白术　泽泻
温经汤	2两	当归　芍药　桂枝　吴茱萸　人参　阿胶　牡丹皮　生姜　甘草　半夏　麦冬
内补当归建中汤(加减)	缺	当归　芍药　桂枝　甘草　生姜　大枣　饴糖
奔豚汤	2两	当归　芍药　甘草　半夏　黄芩　生葛　生姜　甘李根白皮
薯蓣丸	6分	当归　芍药　白术　薯蓣　桂枝　曲　干地黄　豆黄卷　甘草　人参　麦冬　杏仁　柴胡　桔梗　茯苓　阿胶　干姜　白蔹　防风　大枣

方名	川芎用量	原方配伍
侯氏黑散	3分	当归　菊花　白术　细辛　茯苓　牡蛎 桔梗　防风　人参　矾石　黄芩　干姜 桂枝
酸枣仁汤	2两	酸枣仁　甘草　知母　茯苓
白术散	1斤	白术　牡蛎　蜀椒

药证发挥

川芎主治腹痛,兼治头痛、眩晕。

川芎所治腹痛的范围较广,有少腹、腹中、心下,甚至涉及胸胁、腰背。其疼痛或为绞痛,或为刺痛,或隐痛,或胀痛,更有痛势剧烈,甚至会令人暴亡者,所谓"心下毒痛"。

川芎所治疗的腹痛,大多与胎产有关,且多与当归同用,方如胶艾汤、白术散、当归芍药散、温经汤。后世如此经验更多,如《圣济总录》卷一百五十五方(川芎、当归、陈皮、干姜为细末糯米饮调服)治妊娠腹痛不可忍。《傅青主女科》生化汤(当归、川芎、白术、香附)治产后气虚,胞衣不出,腹胀痛。

川芎还能治头痛、眩晕。《神农本草经》《名医别录》等古本草文献有记载,酸枣仁汤、薯蓣丸、侯氏黑散、续命汤均治风或不眠,提示川芎入脑。后世应用经验更多,如《重订严氏济生方》芎乌散(川芎、乌药)治男子气厥头疼,妇人气盛头疼及产后头痛。

《辨证录》散偏汤,重用川芎,配芍药、柴胡、白芷、香附等,治半边头痛。《张氏医通》卷十四方(川芎、细辛、炙甘草、生姜)治热厥头痛,有热加酒制黄芩,不效再加生石膏、乌头。《博济方》卷三芎术汤(川芎、半夏、白术、炙甘草)治冒雨中湿,眩晕,呕逆,头重不食。《御药院方》芎劳天麻丸(川芎、天麻)治心忪烦闷、眩晕欲倒、颈项紧急、肩背拘倦、神昏多睡等。《杨氏家藏方》芎黄丸(川芎、大黄)治风热壅盛、头昏目赤、大便艰难。大抵寒痛,与细辛、乌头同用;痰湿重痛与半夏、白术、天麻同用。风热目赤便秘与大黄、石膏同用。

川芎证与当归证相似。《金匮要略》中用川芎者 11 方,芎归同用者 8 方,可见于此。其区别在于:当归多用于妇人,而川芎则男女均用。当归多用于瘦弱干枯者,如当归生姜羊肉汤用当归而不用川芎;用川芎不拘体型胖瘦,形体充实者也可用之,后世方中川芎与大黄、石膏同用者很多。川芎多用于情志病,如酸枣仁汤以及后世的越鞠丸、柴胡疏肝散用川芎而不用当归;当归多用于产后虚劳病,如当归建中汤、当归生姜羊肉汤用当归而不用川芎。

常用配方

(1)酸枣仁 30g　川芎 10g　茯苓 10g　知母 10g　甘草 5g
(《金匮要略》酸枣仁汤)

应用： 本方是安神方，适用于神情恍惚、多疑虑、睡眠不安者。对于神症、更年期综合征、血管神经性头痛、失眠等见舌苔不厚腻者可用。本人常与温胆汤同用治疗上述病证。

(2) 芍药 80g　当归 15g　川芎 15g　泽泻 40g　白术 20g　茯苓 20g（《金匮要略》当归芍药散）

应用： 详见"当归"条下。

文献摘录

《本经疏证》："川芎，仲景用之最少，如侯氏黑散、薯蓣丸、贲豚汤、芎归胶艾汤、当归芍药散、当归散、温经汤等方，与诸血药同用，不足见制方之长，惟白术散有心下毒痛倍川芎一语，可略窥一斑。"

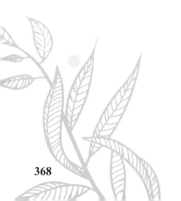

牡丹皮

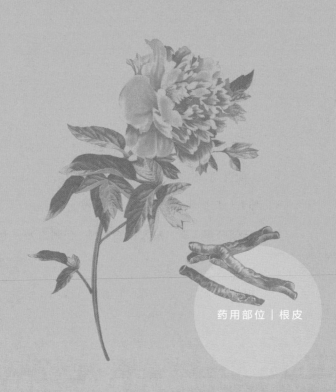

药用部位 | 根皮

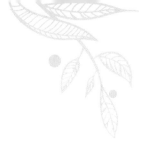

牡丹皮为毛茛科植物牡丹的根皮。牡丹皮以条状皮厚、粉性较足者为佳,安徽铜陵凤凰山所产者品质最佳,奉为道地药材,称为凤丹皮。《神农本草经》谓本品主"寒热中风,瘛疭,痓,惊痫,邪气,除癥坚,瘀血留舍肠胃"。《金匮要略》入 5 方次。

原文考证

大黄牡丹皮汤治肠痈,其表现为"少腹肿痞,按之即痛,如淋,小便自调,时时发热,自汗出,复恶寒,其脉沉紧者"。少腹肿痞,肿为外形肿满,痞为或痛或胀,按之即痛。

桂枝茯苓丸治"妇人宿有癥病,经断未及三月而得漏下不止,胎动在脐上者"(二十)。其病在少腹。

温经汤治"妇人年五十所,病下利数十日不止,暮即发热,少腹里急,腹满,手掌烦热,唇口干燥","妇人少腹寒,久不受胎,兼取崩中去血,或月水来过多,及至期不来"(二十二)。少腹里急,是一种下腹部的坠胀感、拘急感。疲劳后加重,瘦弱者多见。多伴有小便无力频数或排便不畅等。

肾气丸治"虚劳腰痛,少腹拘急,小便不利者"(六),"脚气上入,少腹不仁"(五)。少腹拘急,即少腹部或痛或胀,拘挛急迫,痛苦不可名状。少腹不仁,即少腹部松软麻木,感觉减退,同时伴排尿无力。小便不利,即小便艰涩而不畅。

以上 4 方,均有少腹证,大黄牡丹皮汤治少腹肿痛,桂枝茯苓丸治胎动漏下,温经汤治少腹里急,肾气丸治少腹拘急及少腹不仁,则牡丹皮用于少腹部的病症这一点可以明确。又温经汤治崩中去血,桂枝茯苓丸治漏下,则提示牡丹皮可用于血证。

仲景方根

牡丹皮桃仁:主治少腹痛、脓肿包块。方如大黄牡丹皮汤、桂枝茯苓丸。

牡丹皮肉桂:主治少腹痛、腰痛、包块。方如温经汤、肾气丸、桂枝茯苓丸、鳖甲煎丸。

牡丹皮芍药:主治少腹痛、出血。方如温经汤、桂枝茯苓丸。

牡丹皮大黄:主治少腹部脓肿。方如大黄牡丹皮汤。

经方中含牡丹皮的方剂见表 42-1。

表 42-1　组成含牡丹皮的经方一览表

方名	牡丹皮用量	原方配伍					
大黄牡丹皮汤	1两	桃仁	大黄	芒硝	瓜子		
温经汤	2两	桂枝	芍药	吴茱萸	当归	川芎	人参
		阿胶	生姜	甘草	半夏	麦冬	
肾气丸	3两	桂枝	干地黄	山茱萸	薯蓣	泽泻	茯苓
		附子					
桂枝茯苓丸	等分	桂枝	芍药	桃仁	茯苓		
鳖甲煎丸	五分	桂枝	芍药	桃仁	鳖甲	乌扇	黄芩
		柴胡	鼠妇	干姜	大黄	葶苈	石韦
		厚朴	瞿麦	紫葳	人参	䗪虫	阿胶
		蜂窠	赤硝	蜣螂	半夏		

药证发挥

牡丹皮主治少腹痛、出血。

少腹又名小腹,为脐下部分,也指脐下腹部两旁。该部位疼痛,甚至连及腰背、腹股沟及睾丸等。

丹皮配伍大黄、芒硝主治的少腹痛,应该比较剧烈,按压更加明显,方如大黄牡丹皮汤。

丹皮配桂枝、芍药的桂枝茯苓丸主治的少腹痛,应该伴有月经不调,或漏下,或闭经,按压当充实。

丹皮配当归、芍药、肉桂、阿胶等主治的少腹痛,应该是一种坠胀痛,绵绵的慢性疼痛,伴有月经量少色暗淡,方如温经汤。

后世还有牡丹皮配乌头、肉桂为末治室女月水凝涩,少腹攻痛(《圣济总录》卷一百五十一方)。有配苦参、贝母蜜丸治妇人月水不利,或前或后,时多时少,腰疼腹痛,手足烦热(《圣济总录》卷一百五十方)。

少腹部,是丹皮所主的部位。盆腔、泌尿生殖系统的病变,可以用丹皮方。如肾气丸原治虚劳腰痛、少腹不仁,后世用于男子阳痿、尿失禁,女子不孕、滑胎等。大黄牡丹皮汤原治疗肠痈,后世用于盆腔脓肿。桂枝茯苓丸原治胎漏,后世用于胎死腹中、难产、恶露不下,并能治疗痔疮、便秘、腰痛。

牡丹皮主治的出血多为身体下部出血。如桂枝茯苓丸治漏下,温经汤治崩中,后世红花散用牡丹皮配红花、当归、蒲黄等治产后血晕血崩(《保命集》红花散),大多为子宫出血。但《千金方》犀角地黄汤用牡丹皮配犀角、地黄、赤芍治伤寒温病中的鼻衄、吐血等,是后世治疗血热出血的重要配方。

据著者经验,适用牡丹皮者,大多肤色黯红,少腹充实或疼痛,舌质多黯红坚老。女性多月经不畅,或多血块。男性多小便涩痛或会阴部疼痛。

常用配方

(1)牡丹皮 5g 大黄 20g 桃仁 20g 冬瓜子 30g 芒硝 5g(《金匮要略》大黄牡丹皮汤)

应用： 本方适用于腹腔的化脓性疾病,如阑尾炎、阑尾脓肿、盆腔炎等。

　　(2)牡丹皮 15g　芍药 15g　桃仁 15g　桂枝 15g　茯苓 15g (《金匮要略》桂枝茯苓丸)

　　应用： 本方是活血化瘀方,适用于少腹部疼痛,漏下,或有包块,头痛昏晕、失眠、烦躁、动悸,面部充血、肌肤甲错者。临床多用于月经不调、痛经、子宫炎、附件炎、子宫肌瘤、不孕症、习惯性流产等妇科疾病以及前列腺肥大、阑尾炎、周围血管疾病、痤疮、银屑病等。适用于本方者,体质比较强壮,面色多红或黯红,皮肤干燥或起鳞屑、尤以下肢为明显,唇色黯红、舌质黯紫等。腹部大体充实。脐两侧尤以左侧下腹更为充实,触之有抵抗,主诉大多伴有压痛。容易有腰腿痛,或下肢发冷,或有冻疮等。方中芍药以赤芍为佳。本方可与大柴胡汤、黄芪桂枝五物汤、泻心汤、当归芍药散、大黄牡丹皮汤等同用。

文献摘录

　　《本经疏证》:"仲景治癥坚瘀血,用牡丹者,推桂枝茯苓丸温经汤两方。两方所主之证,不得云在肠胃也。其亦有说欤? 夫桂枝茯苓丸证,胎动在上,漏下不止,是为癥在小肠,故血从前阴下也;温经汤证,少腹里急,腹满烦热,唇干下痢,是瘀在大肠,故谷道窘急而痢也。"

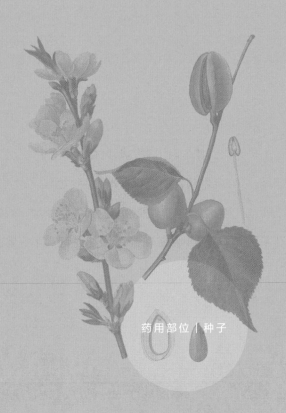

杏仁

药用部位 | 种子

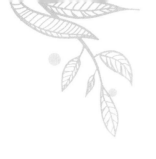

杏仁为蔷薇科植物山杏、辽杏、西伯利亚杏的成熟种子。《神农本草经》谓本品主"咳逆上气,雷鸣,喉痹下气,产乳,金创寒心,贲豚"。《伤寒论》入 10 方次,《金匮要略》入 15 方次。

原文考证

最简方(3 味):茯苓杏仁甘草汤。

茯苓杏仁甘草汤治"胸痹,胸中气塞,短气"(九)。胸痹,古病名。"胸痹之病,喘息咳唾,胸背痛,短气"(九),这都是胸中之病,且以咳喘为主,伴呼吸短促,而不能相续,胸背疼痛等。因茯苓主治眩悸而小便不利者,则此方证的胸中气塞、短气当为杏仁、甘草主治。而胸中气塞、短气,也不离咳喘之病。因为,治喘的麻黄汤、麻杏石甘汤等,均有杏仁、甘草。

最大量方(70 枚、半升、一升):麻黄汤、麻黄加术汤、厚朴麻黄汤、苓甘五味加姜辛半夏杏仁汤、麻子仁丸、大黄䗪虫丸。

经方中杏仁的计量方式不一,汤剂中以枚数计,最大量是 70 枚,方如麻黄汤、麻黄加术汤;汤剂中以容量计,最大量是半升,方如厚朴麻黄汤、苓甘五味加姜辛半夏杏仁汤;丸剂中以容量计,最大量是一升,方如麻子仁丸、大黄䗪虫丸。

麻黄汤治"头痛发热,身疼腰痛,骨节疼痛,恶风,无汗而喘者"(35),"喘而胸满者"(55),"脉浮,无汗而喘者"(237)。

麻黄加术汤治湿家的"身烦疼"及"身疼发热,面黄而喘,头痛鼻塞而烦"(二)。

厚朴麻黄汤治"咳而脉浮者"(七)。

以上三方,杏仁与麻黄同用,治咳喘。

麻子仁丸治"大便则硬"(247),"大便则坚"(十一)的脾约病。

大黄䗪虫丸治"羸瘦,腹满不能饮食……肌肤甲错,两目黯黑"(六)的虚劳病。

以上两方,杏仁与大黄、芍药同用,麻子仁丸治大便坚硬者,大黄䗪虫丸适用者不仅有腹满,估计也有便秘。

加味方:桂枝加厚朴杏子汤、苓甘五味加姜辛半夏杏仁汤。

桂枝加厚朴杏子汤治"太阳病,下之微喘者"(43)。《伤寒论》谓"喘家,作桂枝汤,加厚朴、杏仁佳"(13),桂枝汤不专治喘,喘加杏仁、厚朴。

苓甘五味加姜辛半夏杏仁汤治"水去呕止,其人形肿者"(十二)。苓甘五味姜辛汤治"冲气即低,而反更咳,胸满者",为何加杏仁?是因为不仅有咳喘,还有浮肿。

加减方:小青龙汤

小青龙汤条下"若喘,去麻黄,加杏仁半升"(40)。喘,本应使用麻黄,今不用麻黄,而加杏仁? 推测虽喘而体弱,或心悸,或肉眴动,或脉微弱者,故不宜麻黄。

其他方:麻黄杏仁甘草石膏汤、大陷胸丸、麻黄连轺赤小豆汤、走马汤、文蛤汤。

麻黄杏仁甘草石膏汤治"汗出而喘,无大热者"(63),治喘,与麻黄汤同。

大陷胸丸治"结胸者,项亦强,如柔痉状"(131),条下谓"温顿服之,一宿乃下。如不下更服,取下为效"。

《外台秘要》走马汤治"中恶心痛腹胀,大便不通"(十一)。

以上两方均为泻下峻剂,杏仁与泻下药的大黄、葶苈子、芒硝、巴豆同用。

麻黄杏仁薏苡甘草汤治"病者一身尽疼,发热,日晡所剧者"(二)。

麻黄连轺赤小豆汤治"伤寒……身必黄"。(262)

文蛤汤治"吐后,渴欲得水而贪饮者","兼主微风,脉紧,头痛"(十七)。

以上三方,均配麻黄,服用后多有汗出。是后世所说的风湿或湿热病。

《古今录验》续命汤治"治中风痱,身体不能自收持,口不能言,冒昧不知痛处,或拘急不得转侧"(五)。

薯蓣丸主治"虚劳诸不足,风气百疾"(六)。

以上两方,均治风。

仲景方根

杏仁麻黄甘草：主治湿家之喘、身痛、发黄等。加桂枝，为麻黄汤，治恶寒身痛，头项强痛，无汗而喘；加石膏，为麻黄杏仁甘草石膏汤，治汗出而喘；加薏苡仁，为麻黄杏仁薏苡甘草汤，治湿家汗出当风，致一身尽疼、发热的风湿病（二）。加连翘，为麻黄连轺赤小豆汤，治瘀热发黄（262）。

杏仁厚朴：主治腹满便秘或喘或咳。方如麻子仁丸治大便硬（262），厚朴麻黄汤治咳喘、桂枝加厚朴杏子汤治喘（18、43）。

杏仁大黄：主治胸腹痛而便秘者。方如大陷胸丸治胸痛便秘（131）。

杏仁茯苓甘草：主治胸中气塞，悸动而便秘者。方如茯苓杏仁甘草汤、苓甘五味加姜辛半杏大黄汤。

经方中含杏仁的方剂见表43-1。

表43-1 组成含杏仁的经方一览表

方名	杏仁用量	原方配伍
麻黄汤	70个	麻黄　甘草　桂枝
麻黄加术汤	70个	麻黄　甘草　桂枝　白术

方名	杏仁用量	原方配伍
《古今录验》续命汤	40个	麻黄 甘草 桂枝 当归 人参 石膏 干姜 川芎
桂枝麻黄各半汤	24枚	麻黄 甘草 桂枝 芍药 大枣 生姜
桂枝二麻黄一汤	16个	麻黄 甘草 桂枝 芍药 大枣 生姜
小青龙汤	半升	麻黄 甘草 桂枝 芍药 细辛 干姜 五味子 半夏
麻黄杏仁薏苡甘草汤	10个	麻黄 甘草 薏苡仁
麻黄杏仁甘草石膏汤	50个	麻黄 甘草 石膏
大青龙汤	40枚	麻黄 甘草 石膏 桂枝 生姜 大枣
文蛤汤	50个	麻黄 甘草 石膏 生姜 文蛤 大枣
麻黄连轺赤小豆汤	40个	麻黄 甘草 连翘根 赤小豆 大枣 生姜 生梓白皮
桂枝加厚朴杏子汤	50个	厚朴 桂枝 芍药 甘草 生姜 大枣
厚朴麻黄汤	半升	厚朴 麻黄 石膏 半夏 干姜 细辛 五味子 小麦
麻子仁丸	1升	厚朴 大黄 麻子仁 芍药 枳实
大陷胸丸	半升	大黄 葶苈子 芒硝
大黄䗪虫丸	1升	大黄 䗪虫 黄芩 甘草 桃仁 芍药 干地黄 干漆 虻虫 水蛭 蛴螬
茯苓杏仁甘草汤	50个	茯苓 甘草

方名	杏仁用量	原方配伍
苓甘五味加姜辛半夏杏仁汤	半升	茯苓　甘草　五味子　干姜　细辛　半夏
苓甘五味加姜辛半杏大黄汤	半升	茯苓　甘草　五味子　干姜　细辛　半夏　大黄
《外台秘要》走马汤	2枚	巴豆
薯蓣丸	6分	人参　甘草　阿胶　麦冬　薯蓣　当归　桂枝　曲　干地黄　豆黄卷　川芎　芍药　白术　柴胡　桔梗　茯苓　干姜　白蔹　防风　大枣

药证发挥

杏仁主治胸中气塞而咳喘者,兼治腹胀便秘、水肿。

胸中气塞是胸部的满闷感、不畅感,常伴有咳嗽、气喘以及腹胀、便秘。如气喘胸满腹胀较厉害者,患者可以见到面目水肿。

杏仁所治的咳喘,往往比较剧烈,古代文献中常用"咳逆上气""气欲绝""咳嗽倚息,睡卧不得"等,或伴有明显的哮鸣音或胸闷胸痛等,而且延年日久。如《备急千金要方》卷五的杏仁丸方(杏仁、蜜)治大人小儿咳逆上气。《备急千金要方》卷十三单味杏仁熬膏,治胸中气满,奔豚气上下往来。《外台秘要》卷九杏仁煎(杏仁、猪膏、白蜜、生姜汁)治诸咳心中气逆,气欲绝。《杨氏家藏方》卷八方用杏仁、胡桃肉蜜丸,生姜汤嚼下。治久患肺喘咳嗽不止,睡卧不得者。

杏仁能治水肿,特别是伴有胸闷腹胀气喘者。方如《圣济总录》卷七十九有方(杏仁、苦瓠捣末和丸)治石水,四肢瘦,腹肿大。《重订严氏济生方》水肿门有方用郁李仁、杏仁、薏苡仁为丸,米饮下,治水肿喘急,大小便不利。《温病条辨》三仁汤(杏仁、生薏苡仁、白蔻仁、滑石、厚朴、半夏、淡竹叶、通草)治疗湿温胸闷腹胀小便不利者。

杏仁能治便秘,其大便多干燥难解。除麻子仁丸外,后世方如《妇人良方》卷八二仁丸(杏仁、麻仁、枳壳、诃子)治风秘及老人气秘。《女科百问》枳杏丸(杏仁、枳壳)治脏腑坚秘涩少,大小便不通。

杏仁配麻黄、桂枝、甘草治无汗身痛而喘;配桂枝、芍药、厚朴治汗出腹胀而喘;配茯苓、甘草治眩悸而胸满短气;配大黄、巴豆治大便不通而胸腹胀痛者。

杏仁、麻黄均治喘。麻黄治无汗而喘,其人或身痛或发热,体格当壮实,脉当有力;杏仁治胸满而喘,其人或便秘或面肿,脉紧者可用,脉弱者也能用。

杏仁、大黄均通便。大黄治腹满痛而大便不通,杏仁治胸痹痛而大便坚硬。一泻热结,一通气塞。

常用配方

（1）麻子仁 30g　杏仁 15g　白芍 30g　厚朴 15g　大黄 10g　枳实 20g（《伤寒论》麻子仁丸）

应用：　腹胀、大便干结者适用，多见于老年性便秘、习惯性便秘、产后便秘、术后便秘等。

（2）桂枝 15g　芍药 15g　甘草 10g　生姜 15g　大枣 12 枚　杏仁 15g　厚朴 10g（《伤寒论》桂枝加厚朴杏子汤）

应用：　桂枝汤证见咳喘者，多用于体质虚弱者的支气管炎、支气管哮喘、肺炎等，小儿应用较多。

文献摘录

《本经疏证》："然用麻黄者不必尽用杏仁，在《伤寒》《金匮》两书可案也。惟喘家作桂枝汤加厚朴杏子汤佳，凡麻黄汤证多兼喘，则凡用杏仁，皆可谓为喘设矣。乃小青龙汤偏以喘去麻黄加杏仁，其故何欤？不用麻黄而用杏仁，云以其人血虚，则其故有在矣。"

《药征》："杏仁主治胸间停水也。故治喘咳，而旁治短气、结胸、心痛、形体浮肿。杏仁、麻黄同治喘而有其别。胸满不用麻黄，身疼不用杏仁。其二物等用者，以有胸满身疼二证也。"

五味子

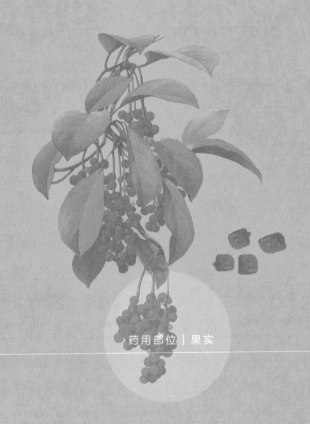

药用部位 | 果实

五味子为木兰科植物五味子和华中五味子的成熟果实。主产于辽宁、吉林、黑龙江等北部地区。故称北五味子。《神农本草经》谓本品主"益气,咳逆上气,劳伤羸瘦"。《伤寒论》入 4 方次,《金匮要略》入 8 方次。

原文考证

最简方(4 味):桂苓五味甘草汤。

桂苓五味甘草汤治"咳逆倚息不得卧……青龙汤下已,多唾口燥,寸脉沉,尺脉微,手足厥逆,气从小腹上冲胸咽,手足痹,其面翕然如醉状,因复下流阴股,小便难,时复冒者"(十二)。此方证的要点有三:①气从小腹上冲胸咽;②面如醉状;③时复冒。前①②证为桂枝甘草汤证,时复冒为五味子、茯苓主治。冒为眼前发黑,与眩同类,故常眩冒同称。咳逆上气而致眩冒,想必上气的程度比较严重。此时,不可使用麻黄,误用麻黄则有厥逆、筋惕肉瞤、心动悸等变证。故改小青龙汤为桂苓五味甘草汤。

加味方:四逆散、小柴胡汤、真武汤。

四逆散条下有"咳者加五味子、干姜各五分"(318)。

小柴胡汤条下有"若咳者去人参、大枣、生姜,加五味子半

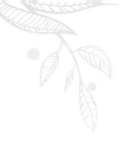

升、干姜二两"(96)。

真武汤条下有"若咳者,加五味子半升、细辛一两、干姜一两"(316)。

以上三方均因咳而加五味子,多配干姜。

其他方:小青龙汤、射干麻黄汤、厚朴麻黄汤、苓甘五味姜辛汤。

小青龙汤治"咳逆倚息不得卧"(十二),"伤寒表不解,心下有水气,干呕,发热而咳,或渴,或利,或噎,或小便不利,少腹满或喘者"(40),"伤寒,心下有水气,咳而微喘,发热不渴"(41)。

射干麻黄汤治"咳而上气,喉中水鸡声"(七)。

厚朴麻黄汤治"咳而脉浮者"(七)。

苓甘五味姜辛汤治"冲气即低,而反更咳胸满者"(十二)。

以上四方用量均为半升,均用于咳逆上气。

仲景方根

五味子干姜细辛:主治咳喘气逆。入麻黄剂,多配半夏,主治咳喘、倚息不得卧,痰多如水者。方如小青龙汤、厚朴麻黄汤、射干麻黄汤。入附子剂,主治心下悸、头眩、小便不利而咳者,方如真武汤。入茯苓甘草剂,主治胸满气冲而咳者,方如苓甘五味姜辛汤。

五味子干姜柴胡甘草:主治胸胁苦满、往来寒热而咳者。方如小柴胡汤(加减)、四逆散(加减)。

五味子桂枝茯苓甘草:主治咳逆上气时冒者。方如桂苓五味甘草汤。

经方中含五味子的方剂见表 44-1。

表 44-1　组成含五味子的经方一览表

方名	五味子用量	原方配伍				
小青龙汤	半升	干姜	细辛	麻黄	半夏	芍药
		桂枝	甘草	石膏		
厚朴麻黄汤	半升	干姜	细辛	麻黄	半夏	厚朴
		石膏	杏仁	小麦		
射干麻黄汤	半升	生姜	细辛	麻黄	半夏	射干
		紫菀	款冬花	大枣		
苓甘五味姜辛汤	半升	干姜	细辛	茯苓	甘草	
真武汤(加减)	半升	干姜	细辛	茯苓	芍药	白术
		附子	生姜			
小柴胡汤(加减)	半升	干姜	柴胡	甘草	黄芩	半夏
四逆散(加减)	5分	干姜	柴胡	甘草	芍药	枳实
桂苓五味甘草汤	半升	桂枝	茯苓	甘草		

药证发挥

五味子主治咳逆上气而时冒者，兼治自汗。

咳逆上气者，即呼吸困难，患者或倚息而不能平卧，或胸满气上冲，或张口抬肩，喉中有哮鸣声，或静坐尚平，动辄气喘吁吁。严重者可见虚汗淋漓、头昏眼花、眼前发黑，如有物蒙蔽其头目，即所谓"冒"。后世方家多用五味子治咳。如《圣济总录》卷一百七十五有方用五味子、炮干姜、肉桂等分为粗末煎服治疗小儿暴嗽。同书卷五十四有方用五味子、覆盆子、仙灵脾为丸治疗三焦咳，咳则腹满不欲食。《全生指迷方》卷四有方用五味子、川乌、肉桂、蜂蜜为煎膏温酒化服，治肝咳，咳则两胁痛，不可转侧，恶寒，脉弦紧。

五味子也用于自汗不止。《内外伤辨惑论》用五味子、人参、麦冬煎服治疗热伤元气，肢体倦怠，气短口渴，汗出不止。《辨证录》卷七有方用五味子、黄芪、麦冬、桑叶煎服治疗病后阳气虚，遍身汗出，名敛汗汤；另有一方治每饮食时头项及面与颈额之间大汗淋漓者，用五味子、猪心血、龟板膏熬膏内服。《杂病源流犀烛》有方用生炙甘草、五味子、乌梅、姜、枣，煎服治疗食后汗下如雨。

适用五味子的患者常常伴有夜寐不安，或乱梦纷纭，或心慌心悸，或遗泄，或腰膝酸软，或大便滑泄，故五味子常与许多药物配伍应用，如小青龙汤、桂苓五味甘草汤，以及后世的生脉散、四神丸、麦味地黄丸、五子衍宗丸、黑地黄丸等均是。

五味子与泽泻均可治"冒"，但两者的适应证不同。泽泻治冒眩而小便不利，多伴有浮肿；五味子治咳逆上气而时冒，伴有汗出心悸失眠。

五味子治咳，入柴胡剂合干姜，入麻黄附子剂合细辛、干姜。

常用配方

（1）五味子 10g　桂枝 20g　甘草 15g　茯苓 20g（《金匮要略》桂苓五味甘草汤）

应用：主治咳逆上气、心悸、头昏、多汗者。支气管炎、哮喘、肺气肿、神经衰弱、心血管疾病多用之。临床尚可加山萸肉、龙骨、牡蛎、党参、麦冬等，效果更好。

（2）五味子 10g　人参 10g　麦冬 15g（《内外伤辨惑论》生脉散）

应用：参见人参条下。

文献摘录

《本经疏证》："五味子所治之证，《伤寒》仅言咳逆，《金匮要略》则兼言上气，如射干麻黄汤之咳而上气，喉中水鸡声；小青龙加石膏汤之肺胀,咳逆上气,烦躁而喘也。夫伤寒之关键,无论其为太阳少阳少阴,凡咳者均可加入五味子干姜。"

《药征》:"五味子主治咳而冒者也。五味子、泽泻,皆主治冒者,而有其别。五味子治咳而冒者,泽泻治眩而冒者也。"

桔梗

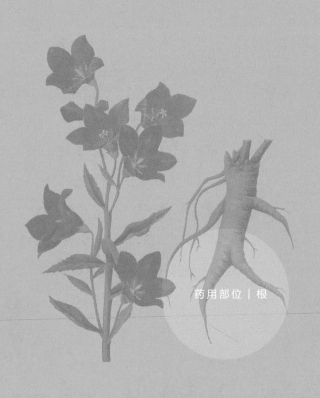

药用部位｜根

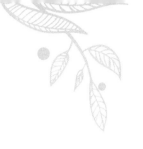

桔梗为桔梗科植物桔梗的根。《神农本草经》谓本品主"胸胁痛如刀刺,腹满,肠鸣,幽幽惊恐悸气"。《伤寒论》入 3 方次,《金匮要略》入 7 方次。

原文考证

最简方(2 味):桔梗汤。

桔梗汤治"少阴病,二三日咽痛者,可与甘草汤;不差,与桔梗汤"(311),甘草汤不效,复加桔梗,而为桔梗汤,咽痛之外尚有何证? 《伤寒论》不明,《金匮要略》条文可补其不足。从"咳而胸满,振寒脉数,咽干不渴,时出浊唾腥臭,久久吐脓如米粥者,此为肺痈,桔梗汤主之"(七)的条文可见,桔梗汤证除咽痛外,当有咳、咽干、胸满、吐脓痰等。

最大量方(3 两):排脓汤。

排脓汤主治不明,其组成为桔梗汤加生姜、大枣,故主治可参见桔梗汤。另有排脓散一方,均以排脓为方名,而组成除桔梗外,无一味相同,可见桔梗是排脓的关键药物。

加味方:通脉四逆汤。

通脉四逆汤条下有"咽痛者去芍药,加桔梗一两。利止脉不出者,去桔梗,加人参二两"(317),可见桔梗专治咽痛。若大病之后,见脉沉伏、心下痞硬、食欲不振等,桔梗不可用,当用人参。

其他方:三物白散

三物白散治"寒实结胸"(141)。《金匮要略》附录《外台》桔梗白散,组成同三物白散,主治则与桔梗汤同。

仲景方根

桔梗甘草:主治咽痛及咳吐脓痰。方如桔梗汤。

桔梗枳实芍药:主治胸闷痛而痰黏难咯、咳喘者。方如排脓散。

经方中含桔梗的方剂见表45-1。

表45-1　组成含桔梗的经方一览表

方名	桔梗用量	原方配伍
桔梗汤	1两	甘草
通脉四逆汤（加减）	1两	甘草　附子　干姜
排脓汤	3两	甘草　生姜　大枣
排脓散	2分	枳实　芍药
白散	3分	巴豆　贝母

方名	桔梗用量	原方配伍
侯氏黑散	8分	菊花　白术　细辛　茯苓　牡蛎　桔梗 防风　人参　黄芩　矾石　当归　干姜 川芎　桂枝
薯蓣丸	五分	人参　甘草　阿胶　麦冬　薯蓣　当归 桂枝　曲　干地黄　豆黄卷　川芎　芍 药　白术　柴胡　杏仁　茯苓　干姜 白蔹　防风　大枣

药证发挥

桔梗主治咽痛，兼治浊唾痈脓、胸胁痛。

桔梗甘草汤是治疗咽痛的基本方，后世加味方很多，如《圣济总录》卷一百二十四方加人参、半夏治咽喉中如有物烦闷。《医方类聚》加防风，治小儿风热咳嗽，咽膈不利。《红炉点雪》加荆芥穗，也名甘桔汤，治咽喉疼痛，声音不出。当今市售中成药玄麦甘桔颗粒，为桔梗汤加玄参、麦冬，专治慢性咽痛。桔梗所治的咽痛，多为咽喉干燥而痛，或音哑声嘶，或有咽喉异物感等，其咳不伴喘，常有黏痰而不易咯出，或兼有口腔溃疡、鼻塞耳鸣等。

浊唾，即黏稠浓厚腥臭的痰液。《金匮要略》所谓的"吐脓如米粥者"即是。近人陆渊雷认为桔梗"专于排脓""上之在气管、支气管，下之在肠，凡不当有的半流动体，皆谓之脓"。痈脓，即痈疽脓肿。从后世应用经验看，桔梗所治的痈脓，以呼吸道和肠胃道的化脓性疾病为主,如《疡医大全》卷二十一方甘桔汤(甘草、桔梗、麦门冬)治胃痈,痰气上壅。《太平圣惠方》卷六十一方桔梗丸(桔梗、巴豆、贝母)治肺痈。《张氏医通》卷十六谓排脓汤(桔梗、甘草、生姜、大枣)治"内痈,脓从便出"。

《神农本草经》谓桔梗主"胸胁痛如刀刺,腹满"。三物白散为桔梗、巴豆、贝母相合,治寒实结胸。后世《三因极一病证方论》卷四桔梗枳壳汤(桔梗、枳壳)治伤寒气痞,胸满欲死。《圣济总录》卷二十五方桔梗半夏汤(桔梗、半夏、陈橘皮)治伤寒冷热不和,心腹痞满,时发疼痛。提示桔梗可以治疗胸胁痛,特别是伴有咳嗽气喘、短气者。

桔梗不可大量使用,过量会引起恶心或呕吐。从配伍上看,桔梗汤中甘草、桔梗的用量比例为2:1,推测甘草大于桔梗可能有缓和桔梗对咽喉及消化道黏膜的刺激。排脓汤中桔梗与甘草之比虽为3:2,但方中配伍的生姜、大枣,同样可以缓和桔梗的刺激。从服法上,桔梗汤与排脓汤两方都以水3升煮取1升,1日分两次服用,每次仅服5合。其服用量也小于每日3次每次1升的张仲景常规量。可以认为,是桔梗的强烈刺激性决定了本方服药量和服药次数。基于此,临床对于心下痞硬、食欲不振者,桔梗慎用或不用。

常用配方

(1)桔梗 5g　甘草 10g(《伤寒论》桔梗汤)

应用：　以咽干咽痛为特征的疾病，如急性或慢性咽喉炎、声带疾病、支气管炎、上呼吸道感染等可用之。临床多加味使用，如加玄参、麦冬，为玄麦甘桔汤，多用于咽干咽痛、局部红肿糜烂、便秘者；配合半夏厚朴汤，可用于治疗咽喉异物感的疾病，如咽喉炎、食管炎、梅核气；咽喉肿痛，淋巴结肿大者，可配合连翘、黄芩、栀子等。

(2) 桔梗 10g　芍药 20g　枳实 20g（《金匮要略》排脓散）

应用：　支气管哮喘发作期痰黏难咯、胸闷、胸痛者。本人常以桔梗 1、芍药 2、枳实 2 的比例打粉，用开水泡服或米粥调服，每次 5~10g，每日 3 次，有平喘祛痰的效果。

文献摘录

《本经疏证》："排脓散，即枳实芍药散，加桔梗鸡子黄也；排脓汤，即桔梗汤加姜枣也。二方除桔梗外，无一味同，皆以排脓名，可见排脓者必以桔梗，而随病之浅深以定佐使，是桔梗者，排脓之君药也。"

《药征》："桔梗主治浊唾肿脓也，旁治咽喉痛。凡吐下臭脓者，其病在胸也，而为肺痈。其病在腹也，而为肠痈，其亦可也。治之之法，不为名所拘，而随其证，是为仲景也。"

葶苈子

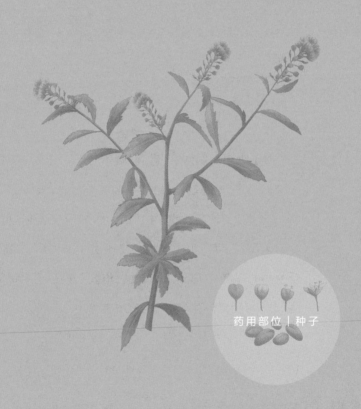

药用部位 | 种子

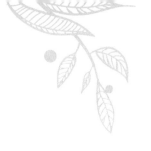

葶苈子为十字花科植物独行菜、北美独行菜或播娘蒿的种子。始载于《神农本草经》,主"癥瘕积聚结气,饮食寒热,破坚逐邪,通利水道"。《伤寒论》入 1 方次,《金匮要略》入 2 方次。

原文考证

葶苈大枣泻肺汤治"肺痈,喘不得卧"(七),"肺痈胸胀满,一身面目浮肿,鼻塞清涕出,不闻香臭酸辛,咳逆上气,喘鸣迫塞"(七),"支饮不得息"(十二)。本方药仅 2 味,而且其中一味为大枣,故可认为上述诸证是葶苈子的主治。"喘不得卧",反映喘的程度。"咳逆上气,喘鸣迫塞",描述喘的特征。"胸胀满""一身面目浮肿"等,是喘的伴有症状。

己椒苈黄丸治"腹满,口舌干燥,此肠间有水气"(十二)。莫枚士认为"是方即治石水腹满者"(《经方例释》)。所谓石水,《诸病源候论·石水候》:"水气妄行,不依经络,停聚结在脐间,小腹肿大硬如石,故云石水"。

大陷胸丸治"结胸者,项亦强,如柔痉状"(131)。莫枚士认为此方用葶苈、杏仁配大黄、芒硝,不是泻胃实,而是"泻胸实"(《经方例释》)。这种胸实,就是仲景所说的"结胸"、后世所谓的胸水、悬饮,胸闷痛胁肋胀是表现特征。

另外，从《金匮要略》"胃家虚烦，咽燥欲饮水，小便不利，水谷不化，面目手足浮肿。又以葶苈丸下水，当时如小差"（十四）这段文字可见，葶苈子的下水功效是明确的。

仲景方根

葶苈子大黄：主治咳喘而胸腹胀满，大便不通者。方如大陷胸丸、己椒苈黄汤。

葶苈子杏仁：主治咳喘胸胀痛、胸水。方如大陷胸丸。

经方中含葶苈子的方剂见表46-1。

表46-1　组成含葶苈子的经方一览表

方名	葶苈子用量	原方配伍		
葶苈大枣泻肺汤	缺	大枣		
大陷胸丸	半升	大黄	芒硝	杏仁
己椒苈黄丸	1两	大黄	防己	椒目

药证发挥

葶苈子主治喘不得卧，兼治水肿。

喘不得卧，是一种严重的气喘，伴有痰多、胸腹胀满、头面虚肿、无法平卧等。《医方类聚》卷十有方用甜葶苈、汉防己、桑根白皮、郁李仁为丸，治肺气咳嗽，头面虚肿，大便秘涩。《太平圣惠方》用甜葶苈、贝母、杏仁、皂荚为丸，桑根白皮汤送下，治肺气喘急，痰壅闷乱。《圣济总录》卷六十三有方用甜葶苈、木香、半夏为丸，姜汤送下治支饮，气喘不得息。《博济方》卷四有方用甜葶苈、牵牛子、汉防己、杏仁为丸，治小儿乳食不和，伤风咳嗽坠涎。《重订严氏济生方》单用甜葶苈末，水煎温服，治肺痈咳喘气急，眠卧不得。

水肿，有一身面目浮肿者，也有腹水或胸水者。患者多有小便不利，量少赤涩。《三因极一病证方论》的葶苈大丸用甜葶苈与芥菜根为末蜜丸，陈皮汤嚼下，治肿满腹大，四肢枯瘦，小便涩浊。《全生指迷方》卷四有方用甜葶苈、续随子、干笋为丸，治先因小便不利，后身面浮肿，水乘于血，致经血不利。

麻黄亦治咳喘而水肿，但无胸腹胀满；大黄、厚朴能治胸腹胀满，但不能治一身面目水肿，既治咳喘，又治胸腹胀满，还治面目水肿者，非葶苈子不可。

葶苈子证与杏仁证相近，两者同用治胸痛胸水，但显然葶苈子证的咳喘、胸满、水肿等的程度要严重得多。

葶苈子泻下力强，为缓和其对胃肠道的刺激，仲景多配大枣。

常用配方

(1)葶苈子 20g　大枣 12 枚(《金匮要略》葶苈大枣泻肺汤)

应用： 适用于咳喘而胸腹胀满、鼻塞、一身面目水肿者。如支气管炎、哮喘、胸腔积液等可试用之。

(2)葶苈子5g 防己5g 川椒5g 生大黄5g(《金匮要略》己椒苈黄丸)

应用： 肺心病、哮喘、胸腔积液、心包积液、腹水、幽门梗阻、痰饮、闭经等，见大便不通、腹胀、口干舌燥者。

文献摘录

《本经疏证》："淮南子云：大戟去水，葶苈愈胀。于此可见肿而不胀，非上气喘逆者，非葶苈所宜矣。肺痈喘不得卧，肺痈胸满胀，一身面目浮肿，鼻塞清涕出，不闻香臭，酸辛咳逆上气，喘鸣迫塞，支饮不得息者，皆与葶苈大枣泻肺汤；水证胃家虚烦，咽燥欲饮水，小便不利，水谷不化，面目手足浮肿，与葶苈丸下水，则葶苈之用，前说不可云不善矣。"

《药征》："葶苈子主治水病也，旁治肺痈结胸。或问曰：葶苈大枣汤、桔梗汤、桔梗白散，同治肺痈，而异其方，何也？为则答曰：用桔梗之证，浊唾腥臭，久久吐脓者也。用葶苈之证，浮肿清涕，咳逆喘鸣者也。故因其见证而处方，不为病名所绊，斯为得也。"

47

桃仁

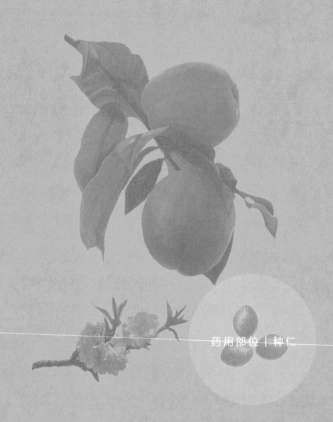

药用部位 | 种仁

桃仁为蔷薇科植物桃或山桃的种仁。《神农本草经》谓主"瘀血,血闭瘕邪,杀小虫"。《伤寒论》入 3 方次,《金匮要略》入 7 方次。

原文考证

最大量方(50 枚):桃核承气汤、大黄牡丹皮汤、苇茎汤。

桃核承气汤与大黄牡丹皮汤两方均为桃仁与大黄、芒硝同用,其主治相同者为少腹疼痛。桃核承气汤治"其人如狂……但少腹急结者"。大黄牡丹皮汤治肠痈,其表现为"少腹肿痞,按之即痛,如淋,小便自调,时时发热,自汗出,复恶寒,其脉沉紧者"。少腹急结,即少腹部或痛或胀,拘挛急迫,痛苦不可名状;少腹肿痞,肿为外形肿满,痞为或痛或胀,按之即痛,可见少腹证是明确的。

大黄牡丹皮汤证的"小便自调"一证,也可视为桃仁证之一。根据仲景原文,凡有瘀血者,其人当小便自利,所谓"少腹满,小便不利者,为无血也"(125),"少腹满,应小便不利,今反利者,为有血也,当下之"(126)。故抵当汤治"少腹当硬满,小便自利"(124),"身黄,脉沉结,少腹硬……小便自利,其人如狂者"(125),抵当丸治"少腹满,应小便不利,今反利者"(126)。小便自利,为小便通畅尿量较多,无水肿、身重等。

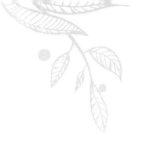

苇茎汤治肺痈,其证为"咳而微热,烦满,胸中甲错"。胸中甲错,为皮肤粗糙不平。

最简方(3味):下瘀血汤。

下瘀血汤治"腹中有干血着脐下"的产妇腹痛。干血为瘀血之一。《金匮要略》中主治干血的处方还有大黄䗪虫丸,其证为"羸瘦腹满,不能饮食……肌肤甲错,两目黯黑"(六),药物组成有下瘀血汤全方,则上述主治可作为下瘀血汤证的补充。又《金匮要略》主治疟母癥瘕的鳖甲煎丸中也含下瘀血汤全方,则下瘀血汤可治腹中肿块。另下瘀血汤并主"经水不利",则妇人的干血当有闭经、痛经等。"干血着脐下",是指少腹部硬满疼痛,按之痛甚。

其他方:桂枝茯苓丸。

桂枝茯苓丸治"妇人宿有癥病,经断未及三月,而得漏下不止,胎动在脐上者"(十二),此病为瘀血成癥块,与"干血着脐下"的病状相似。

仲景方根

桃仁大黄:主治少腹硬满疼痛。加水蛭,治发狂,方如抵当汤、抵当丸;加䗪虫,治经水不利,方如下瘀血汤。

桃仁牡丹皮：主治少腹疼痛、脓肿包块，方如大黄牡丹皮汤、桂枝茯苓丸。

经方中含桃仁的方剂见表47-1。

表 47-1　组成含桃仁的经方一览表

方名	桃仁用量	原方配伍
桃核承气汤	50个	大黄　桂枝　甘草　芒硝
抵当丸	25个	大黄　水蛭　虻虫
抵当汤	20个	大黄　水蛭　虻虫
大黄牡丹皮汤	50个	大黄　牡丹皮　芒硝　瓜子
下瘀血汤	20枚	大黄　䗪虫
大黄䗪虫丸	1升	大黄　䗪虫　黄芩　甘草　杏仁　芍药 干地黄　干漆　虻虫　水蛭　蛴螬
桂枝茯苓丸	等分	桂枝　茯苓　牡丹皮　芍药
苇茎汤	50枚	苇茎　薏苡仁　瓜瓣

药证发挥

桃仁主治肌肤甲错者，兼治闭经、腹痛。

所谓肌肤甲错，指皮肤干燥、粗糙、脱屑如有鳞甲，或增厚、色素沉着。肌肤甲错者，大多面色黧黑，尤其是两目眶发黑发青，鼻翼部血管扩张、口唇多黧紫，舌质黯红坚老，并且多伴情绪不安定或狂乱、小腹疼痛、月经不调、大便干结等。

桃仁通月经。《太平圣惠方》卷七十一有方用桃仁、虻虫、水蛭、大黄为丸,治妇人腹中瘀血,月水不利,或断或来,心腹满急。《圣济总录》卷一百五十一有方用水蛭、桃仁、虻虫、大黄为末,水煎服。治室女月水不通,腹满有瘀血。并说服后当下血。《鸡峰普济方》卷十七有方用生地黄、虻虫、水蛭、桃仁为丸酒下,治气郁血瘀,月经顿然不行,上攻心腹,疼痛欲死,或因不行积结,渐渐成块,脐腹下如覆杯,久成肉癥。

桃仁止腹痛。《类编朱氏集验医方》卷四有方单用桃仁为末酒调服,治男子脾痛不可忍。《太平圣惠方》卷八十一有方用桃仁、桂心、莪术、当归为末,热酒调服,治产后败血不散,上冲心腹,痛不可忍。《三因极一病证方论》卷十三有方用桃仁为末,热酒调服,治肾虚风劳所伤,毒肿,腰连小腹掣痛。

小便自利与否,是鉴别桃仁证的指征之一。小便不利者,多属白术证、茯苓证、泽泻证,其舌多体胖而淡红,其形体多水肿貌,与桃仁证显然不同。小便自利,为体内无多余之水,则其人必无水肿且多羸瘦。

桃仁与杏仁均治大便干燥,但杏仁疗喘,多配麻黄治脉浮气喘便秘,而桃仁治狂,多配大黄治脉沉发狂便秘,此为区别。

桃仁与牡丹皮主治相近,都能治瘀血。但牡丹皮长于止痛止血,桃仁长于"破癥瘕"(《千金翼方》),换言之,有形瘀血用桃仁,无形瘀热用牡丹皮。

桃仁多用于复方。如少腹硬满疼痛、月经不利、肌肤甲错者，配大黄、芒硝、䗪虫；肌肤甲错、咳嗽胸满者，配苇茎、薏苡仁、瓜瓣；妇人月经紊乱，腹中有癥块，配桂枝、芍药、牡丹皮、茯苓。

常用配方

（1）桃仁 20g　大黄 20g　芒硝 10g　桂枝 10g　甘草 10g（《伤寒论》桃核承气汤）

> 应用： 参见大黄条下。

（2）桃仁 15g　红花 10g　地黄 15g　当归 10g　川芎 10g　芍药 20g（《医宗金鉴》桃红四物汤）

> 应用： 本方从芎归胶艾汤演变而来，适用于形体羸瘦、面目黯黑、肌肤甲错、舌紫黯者。临床多用于月经不调、头痛、腹痛等疼痛性疾病。

（3）桃仁 20g　芦根 60g　薏苡仁 20g　冬瓜子 20g（《金匮要略》苇茎汤）

> 应用： 本方用于肺脓肿、支气管扩张、肺炎、脓胸、肺癌等，多伴病程日久，痰如脓者。

文献摘录

《本经疏证》:"《本经》桃仁所主瘀血是通血之物皆能治者也。血闭而成瘕且杂邪气,则非寻常血闭,为因气不行血遂阻滞者矣。更推以仲景之用桃仁,无不与是吻合者。本经云:桃仁主瘀血血闭瘕邪气。似乎凡由血闭而成瘕,其无邪气者不足当之矣。乃仲景用桃仁承气汤、抵当汤丸、鳖甲煎丸、大黄牡丹汤,所治证诚因邪气而致;若大黄䗪虫丸、桂枝茯苓丸、下瘀血汤,亦可谓因邪气而致者乎? 愚以为是亦皆因邪气而致者也。"

《药征续编》:"桃仁主治瘀血,少腹满痛,故兼治肠痈,及妇人经水不利。李杲云:桃仁治热入血室。杲之言过矣! 夫仲景治热入血室证,无有用桃仁之方。本论太阳下篇,治热入血室者,有二法:一刺期门,一用小柴胡汤。一不载其方矣。未尝见用桃仁者,治血岂惟用桃仁乎。"

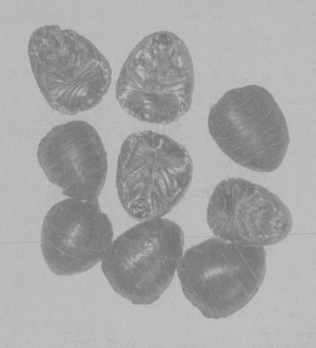

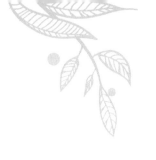

䗪虫为鳖蠊科昆虫地鳖或姬蠊科昆虫赤边水䗪的雌性全虫。始载于《神农本草经》,主"心腹寒热洗洗,血积癥瘕,破坚,下血闭"。《金匮要略》入4方次。

原文考证

下瘀血汤治"产妇腹痛"用枳实芍药散不愈者,及"经水不利"。仲景认为此病是"腹中有干血着脐下"(二十一)。

土瓜根散治"带下经水不利,少腹满痛,经一月再见者"(二十二)。

以上两方均治经水不利。

大黄䗪虫丸治"五劳虚极,羸瘦腹满,不能饮食……内有干血,肌肤甲错,两目黯黑"(六)。本方虽未言经水不利,但"干血"即经水不利的互词。

鳖甲煎丸治"疟母"(四)。疟母,即癥瘕。

以上四方中䗪虫与大黄、桃仁同用者有三,则其主治当相近。四方中明示主经水不利者有三,则䗪虫主治经水不利可以明确。

仲景方根

蟅虫大黄桃仁:主治少腹痛、腰痛。方如下瘀血汤、大黄蟅虫丸。

经方中含蟅虫的方剂见表48-1。

表48-1　组成含蟅虫的经方一览表

方名	蟅虫用量	原方配伍				
下瘀血汤	20枚	大黄	桃仁			
土瓜根散	3分	芍药	土瓜根	桂枝		
大黄蟅虫丸	半升	大黄 桃仁 水蛭 黄芩 甘草 杏仁 芍药 干地黄 干漆 虻虫 蛴螬				
鳖甲煎丸	五分	桂枝 芍药 桃仁 鳖甲 乌扇 黄芩 柴胡 鼠妇 干姜 大黄 葶苈 石韦 厚朴 瞿麦 紫葳 人参 阿胶 丹皮 蜂窠 赤硝 蜣螂 半夏				

药证发挥

蟅虫主治经水不利。

经水不利有月经困难而痛者,有月经数月一行者,有闭经者,少腹满痛,或按之更甚,或腹中有块,其痛还可连及腰胁。经水不利由于干血着脐下,则其人当有肌肤甲错,两目黯黑,舌质紫。男子的小腹胀痛、腰痛、便秘、健忘、失眠等，见以上外证者，也可使用䗪虫。

常用配方

（1）䗪虫 10g　桃仁 15g　大黄 10g（《金匮要略》下瘀血汤）

应用： 本方适用于腹痛腹胀、便秘、肌肤甲错者。女子月经不调、产后腹痛及恶露不止、腰椎病、外伤、精神神经系统疾病等可用之。

（2）制大黄 5g　黄芩 10g　生甘草 15g　桃仁 15g　杏仁 15g　赤芍 20g　生地 50g　干漆 5g　虻虫 10g　蛴螬 10g　䗪虫 10g　水蛭 15g（《金匮要略》大黄䗪虫丸）

应用： 本方可用于血栓性疾病与周围血管病，心脑血管以及周围血管疾病，以疼痛、闭经为表现的妇科疾病，以及慢性肝炎、肝硬化、皮肤病、囊肿与肿瘤等。此药有成药市售，因剂型不同，可按其说明书服用。

文献摘录

《本经疏证》："仲景治蓄血用水蛭虻虫，治干血则复加䗪虫蛴螬,为其能化血导血,助水蛭虻虫以成功,而不济其悍,以致决裂,为干血因于虚劳故也。"

《药征续编》:"䗪虫主治干血。故兼治少腹满痛,及妇人经水不利。"

水蛭

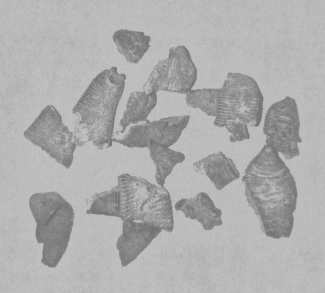

水蛭为水蛭科动物日本医蛭、宽体金钱蛭、茶色蛭等的全体。水蛭药材以整齐、黑棕色、无杂质者为佳。全国大部分地区均产，但有认为以四川所产的水蛭科动物细齿金钱蛭最佳，当地称"金边蚂蟥"。《神农本草经》谓主"逐恶血、瘀血、月闭、破血瘕积聚、无子，利水道"。《伤寒论》入 2 方次，《金匮要略》入 2 方次。

原文考证

大黄䗪虫丸治"五劳虚极，羸瘦腹满，不能饮食……内有干血，肌肤甲错，两目黯黑"（六）。此方中用水蛭百枚，按实测 1 枚 2g 折算，用量约在 200g 以上，与桃仁 1 升（约 110g）、杏仁 1 升（约 110g）相比是大的，与同为虫类药的虻虫 1 升（100g）、䗪虫半升（50g）、蛴螬 1 升（100g）相比，量也是最大的。据此，提示"干血"特征的"肌肤甲错，两目黯黑"是水蛭证的重要组成部分。

抵当汤治"太阳病六七日，表证仍在，脉微而沉，反不结胸，其人发狂者，以热在下焦，少腹当硬满，小便自利者"（124），"太阳病，身黄，脉沉结，少腹硬……小便自利，其人如狂者"（125），"阳明证，其人善忘"（237），"病人无表里证，发热七八日……

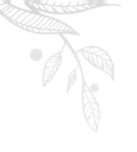

已下,脉数不解……消谷喜饥,至六七日,不大便者"(257),"妇人经水不利下","男子膀胱满急,有瘀血者"(二十二)。

抵当丸治"伤寒有热,少腹满,应小便不利,今反利者"(126)。

上述条文中提示抵当汤(丸)证有以下特点:其一,下腹部症状,"少腹硬""少腹满""少腹硬满""膀胱满急",但"小便自利"。其二,精神症状,"发狂""如狂""善忘"。其三,消化道症状,"不大便""消谷喜饥"。其四,妇人为"经水不利"。两方均用水蛭、虻虫、大黄、桃仁。

仲景方根

水蛭虻虫大黄桃仁:主治少腹硬满疼痛、精神不安、肌肤甲错者,亦治闭经。方如抵当汤。

经方中含水蛭的方剂见表49-1。

表 49-1　组成含水蛭的经方一览表

方名	水蛭用量	原方配伍
抵当汤	30个	大黄　桃仁　虻虫
抵当丸	20个	大黄　桃仁　虻虫
大黄䗪虫丸	百枚	大黄　桃仁　虻虫　䗪虫　黄芩　甘草　杏仁　芍药　干地黄　干漆　蛴螬

药证发挥

水蛭主治干血。

干血,是瘀血的一种,另称恶血、久瘀败血。以闭经、少腹硬满、肌肤甲错、两目黯黑、发狂善忘为主要临床表现。

闭经,是"干血"的主要表现之一。《神农本草经》说水蛭主"月闭",《备急千金要方》妇人卷月水不通篇33个处方中,有16个处方用水蛭。闭经以外,也有经来不畅、血色紫黑者。

少腹硬满,是指下腹部按之充实膨隆,或有包块。一般羸瘦之人大多见此腹证。也有自觉腹满者,如《金匮要略》有"病人胸满,唇痿,舌青,口燥,但欲漱水,不欲咽,无寒热,脉微大来迟,腹不满,其人言我满,为有瘀血"(十六)。

肌肤甲错,指皮肤干燥粗糙,如有鳞甲,或如牛皮。

两目黯黑,指眼圈发黑,皮肤色素沉着,也有皮肤黯黑者。

发狂善忘,表现为精神不安定、健忘、失眠、烦躁,甚至精神失常、行为异常。

水蛭与桃仁均治瘀血,但桃仁擅长治肌肤甲错,水蛭证擅长治发狂善忘。水蛭与桃仁多配大黄,但桃仁多配桂枝、赤芍、丹皮;水蛭多配虻虫。

临床所见,瘀血之人不仅羸瘦腹满、肌肤甲错,两目黯黑,而且面色晦黯或紫红,舌质坚老而紫黯,舌底静脉往往充盈迂曲紫黯。

仲景用水蛭,急症发热可用汤剂,慢性病多用丸剂,后世也有研粉作散或装入胶囊服用。

常用配方

(1)水蛭烘干研粉,每次 3g,1 日 2~3 次吞服。(经验方)

应用: 冠心病、高脂血症、脑血栓形成、脑梗死、脑出血、颅内血肿、肺源性心脏病、肝硬化、肾病综合征、血小板增多症、周围血管病等。

(2)大黄 12g 桃仁 10g 水蛭 10g 虻虫 10g 人参 10g 当归 5g 乳香 5g 没药 5g(《经方例释》百劳丸)

应用: 原书为蜜丸,治一切劳瘵积滞。可用于闭经、骨折外伤等。

文献摘录

《药征》:"水蛭主治血证也。其法有三焉。一曰少腹硬满、而小便利者,此为有血;而不利者,为无血也。二曰病人不腹满而言腹满也。三曰病人喜妄,屎虽硬,大便反易,其色必黑,此为有血也。法仲景氏诊血证之法,不外于兹矣。"

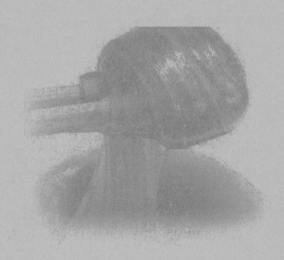

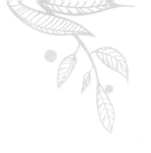

胶饴，又名饴糖、麦芽糖，为用高粱、米、小麦、大麦、粟、玉米等含淀粉质的粮食为原料，经发酵糖化制成的食品。《神农本草经》无记载，《名医别录》谓"味甘，微温，主补虚乏，止渴，去血"。《伤寒论》入1方次，《金匮要略》入4方次。

原文考证

小建中汤主治"伤寒，阳脉涩，阴脉弦，法当腹中急痛"（100），"伤寒二三日，心中悸而烦者"（102）。"虚劳里急，悸，衄，腹中痛，梦失精，四肢酸疼，手足烦热，咽干口燥"（六），"男子黄，小便自利"（十五），"妇人腹中痛"（二十二）。

黄芪建中汤主治"虚劳里急，诸不足"（六）。

内补当归建中汤治"妇人产后虚羸不足，腹中刺痛不止，吸吸少气，或苦少腹中急，摩痛引腰背，不能食饮"（二十一）。

三方均有胶饴，均名建中，可见胶饴有建中之功。何谓中虚？小建中汤是桂枝加芍药汤加饴糖，桂枝加芍药汤主治"本太阳病，医反下之，因尔腹满时痛者"，此病是急症，故如发展为"大实痛"，则还应加大黄，为桂枝加大黄汤。而小建中汤、黄芪建中汤、内补当归建中汤均是慢性杂病，或产后，或虚劳，其表现心中悸而烦者，或悸，或衄，或梦失精，或四肢酸疼，或手足烦热，或咽干口燥,或吸吸少气,仲景干脆用"诸不足"(六)来提示。其人虚羸不足,不能饮食。

大建中汤主治"心胸中大寒痛,呕不能饮食,腹中寒,上冲皮起,出见有头足,上下痛而不可触近"(十)。

本方是虚寒腹痛的专方。《外台秘要》引《小品方》当归汤,治心腹绞痛,方用干姜、人参、蜀椒,即从此方而来。本方用川椒止痛,干姜温中,推测因病程已久,患者体力虚弱,故用人参、胶饴以补虚乏,让人能食。

仲景方根

胶饴生姜:主治腹中痛,呕吐不能食。方如大建中汤、小建中汤。

胶饴大枣:主治面黄羸瘦。方如小建中汤、黄芪建中汤。

经方中含胶饴的方剂见表50-1。

表50-1 组成含胶饴的经方一览表

方名	胶饴用量	原方配伍					
小建中汤	1升	桂枝	芍药	甘草	生姜	大枣	
大建中汤	1升	蜀椒	干姜	人参			
黄芪建中汤	1升	桂枝	芍药	甘草	生姜	大枣	黄芪

药证发挥

虚羸不足，是一种体质状态。其人消瘦、体形消瘦，胸廓扁平，皮肤发黄或白色无光泽，手掌发黄。头发黄细软、稀少。腹部扁平，腹壁薄而紧张，腹直肌痉挛。

不能饮食，是指其消化能力低下，易饥饿，好甜食，食量小，进食慢，一吃就饱，而且容易腹痛、便秘等。

胶饴多入复方。与生姜同用，能暖胃肠，让人能食。与桂枝、芍药、甘草同用，能止脐腹部的疼痛，并能通大便。与干姜、川椒、人参同用，能治心腹寒痛，或上冲鼓包，或呕吐不食。

后世在胶饴的应用上还有发挥。《肘后方》用饴糖、干姜、豆豉煎服，治卒得咳嗽。《圣济总录》卷六十五有方用炮干姜末与胶饴拌匀后，盛瓷器内，在饭锅上蒸熟后含化，指冷嗽，名姜饴煎。

常用配方

（1）川椒 10g　干姜 20g　人参 10g 或党参 20g　胶饴 50g（《金匮要略》大建中汤）

应用：适用于呕吐，腹痛，腹中冷，腹部隆起包块者。如腹部术后胃肠功能紊乱、难治性肠炎、克隆氏病、肠功能紊乱、肠扭转、肠粘连、肠梗阻、便秘、疝气、阑尾炎、腹膜炎、慢性胃炎、胃溃疡、胃扩张、胃下垂、胃及食管反流症等有应用机会。其人多消瘦,面色苍白,唇舌黯淡、易疲劳;腹部扁平,腹力多偏弱。脉空大无力,或细软。

(2)黄芪 15g　桂枝 15g　白芍 30g　甘草 10g　生姜 20g　大枣 20g　胶饴 50g(《金匮要略》黄芪建中汤)

应用：适用于面黄、浮肿、慢性腹痛、便秘者。如慢性胃炎、胃及十二指肠溃疡、胃下垂、胃癌、慢性肠炎、肠易激综合征、胃肠神经症、慢性腹膜炎、过敏性紫癜、习惯性便秘、婴幼儿便秘、不完全性肠梗阻、结肠冗长、巨结肠病等。以消瘦、面色黄、食欲不振为表现的多种慢性疾病都有应用机会。

文献摘录

《本经疏证》:"夫以势合势分分大小,则小建中用芍药、桂、甘、生姜得十五两,又益大枣十二枚;大建中用人参、干姜仅五两,止益以蜀椒二合。乃同用饴糖一升,则饴糖在大建中汤独多而势合,在小建中汤体均而势分,此一说也。若以力专力薄分大小,则辛甘为阳,酸苦为阴。大建中纯用甘辛,则力厚气专;小建中兼用酸苦,则力敌飞薄,此又一说也。总之两建中皆以饴糖为君,君尊而臣从命则为大,君卑而臣擅命则为小,此实大小得名之确指欤！而饴糖之所以尊于此，益可彻悟矣。"

《药征续编》："小建中汤证曰腹中急痛，又曰里急。又曰妇人腹中痛。大建中汤证曰上下痛而不可触近。黄芪建中汤证曰：里急。依此三方，则胶饴能治里急。夫腹中急痛、腹中痛，岂非里急矣乎？余故曰：胶饴之功，与甘草及蜜相似矣。"

附录

附录一
《伤寒论》《金匮要略》方剂总览

（条后未在括号内标注出自《金匮要略》的方剂，均出自《伤寒论》）

二画

十枣汤

芫花_熬　甘遂　大戟

上三味，等分，各别捣为散。以水一升半，先煮大枣肥者十枚，取八合，去滓，纳药末。强人服一钱匕，羸人服半钱，温服之，平旦服。若下少病不除者，明日更服，加半钱，得快下利后，糜粥自养。

三画

干姜人参半夏丸

干姜　人参_{各一两}　半夏_{二两}

上三味，末之，以生姜汁糊为丸如梧子大，饮服十丸，日三服。（《金匮要略》）

干姜附子汤

干姜_{一两}　附子_{一枚，生用，去皮，切八片}

上二味，以水三升，煮取一升，去滓，顿服。

干姜黄芩黄连人参汤

干姜　黄芩　黄连　人参各三两

上四味,以水六升,煮取二升,去滓。分温再服。

下瘀血汤

大黄三两　桃仁二十枚　䗪虫二十枚,熬,去足

上三味,末之,炼蜜和为四丸,以酒一升,煎一丸,取八合,顿服之,新血下如豚肝。(《金匮要略》)

大半夏汤

半夏二升,洗完用　人参三两　白蜜一升

上三味,以水一斗二升,和蜜汤扬之二百四十遍,煮药取二升半,温服一升,余分再服。(《金匮要略》)

大柴胡汤

柴胡半斤　黄芩三两　芍药三两　半夏半斤,洗　生姜五两,切　枳实四枚,炙　大枣十二枚,擘

上七味,以水一斗二升,煮取六升,去滓,再煎。温服一升,日三服。

本书作者按:此方当有大黄二两。

大承气汤

大黄四两,酒洗　厚朴半斤,炙,去皮　枳实五枚,炙　芒硝三合

上四味,以水一斗,先煮二物,取五升,去滓,纳大黄,更煮取二升,去滓,纳芒硝,更上微火一两沸。分温再服。得下,余勿服。

大建中汤

蜀椒二合,去汗　干姜四两　人参二两

上三味,以水四升,煮取二升,去滓,内胶饴一升,微火煎取一升半,分温再服,如一饮顷,可饮粥二升,后更服,当一日食糜,温复之。(《金匮要略》)

大青龙汤

麻黄_{六两,去节} 桂枝_{二两,去皮} 甘草_{二两,炙} 杏仁_{四十枚,去皮尖} 生姜_{三两,切} 大枣_{十枚,擘} 石膏_{如鸡子大,碎}

上七味,以水九升,先煮麻黄,减二升,去上沫,纳诸药,煮取三升,去滓。温服一升,取微似汗。汗多者温粉粉之。一服汗者,停后服。若复服,汗多亡阳,遂虚,恶风,烦躁,不得眠也。

大黄甘草汤

大黄_{四两} 甘草_{一两}

上二味,以水三升,煮取一升,分温再服。(《金匮要略》)

大黄甘遂汤

大黄_{四两} 甘遂_{二两} 阿胶_{二两}

上三味,以水三升,煮取一升,顿服之,其血当下。(《金匮要略》)

大黄附子汤

大黄_{三两} 附子_{三枚,炮} 细辛_{二两}

上三味,以水五升,煮取二升,分温三服;若强人煮取二升半,分温三服,服后如人行四五里,进一服。(《金匮要略》)

大黄硝石汤

大黄 黄柏 硝石_{各四两} 栀子_{十五枚}

上四味,以水六升,煮取二升,去滓,内硝更煮,取一升,顿服。(《金匮要略》)

大黄牡丹汤

大黄_{四两}　牡丹_{一两}　桃仁_{五十个}　瓜子_{半升}　芒硝_{三合}

上五味,以水六升,煮取一升,去滓,内芒硝,再煎沸,顿服之,有脓当下,如无脓,当下血。(《金匮要略》)

大黄黄连泻心汤

大黄_{二两}　黄连_{一两}

上二味,以麻沸汤二升渍之,须臾绞去滓。分温再服。

大黄䗪虫丸

大黄_{十分,蒸}　黄芩_{二两}　甘草_{三两}　桃仁_{一升}　杏仁_{一升}　芍药_{四两}　干地黄_{十两}　干漆_{一两}　虻虫_{一升}　水蛭_{百枚}　蛴螬_{一升}　䗪虫_{半升}

上十二味,末之,炼蜜和丸,小豆大,酒饮服五丸,日三服。(《金匮要略》)

大陷胸丸

大黄_{半斤}　葶苈子_{半升,熬}　芒硝_{半升}　杏仁_{半升,去皮尖,熬黑}

上四味,捣筛二味,纳杏仁、芒硝,合研如脂,和散。取如弹丸一枚,别捣甘遂末一钱匕,白蜜二合,水二升,煮取一升。温顿服之,一宿乃下。如不下,更服,取下为效。

大陷胸汤

大黄_{六两,去皮}　芒硝_{一升}　甘遂_{一钱匕}

上三味,以水六升,先煮大黄,取二升,去滓,纳芒硝,煮一两沸,纳甘遂末。温服一升。得快利,止后服。

小半夏汤

半夏_{一升}　生姜_{半斤}

上二味,以水七升,煮取一升半,分温再服。(《金匮要略》)

小半夏加茯苓汤

半夏_{一升}　生姜_{半斤}　茯苓_{三两}

上三味,以水七升,煮取一升五合,分温再服。(《金匮要略》)

小陷胸汤

黄连_{一两}　半夏_{半升,洗}　栝楼实_{大者一枚}

上三味,以水六升,先煮栝楼,取三升,去滓,纳诸药,煮取二升,去滓。分温三服。

小柴胡汤

柴胡_{半斤}　黄芩　人参　甘草_炙　生姜_{切,各三两}　大枣_{十二枚,擘}半夏_{半升,洗}

上七味,以水一斗二升,煮取六升,去滓,再煎煮三升。温服一升,日三服。

小建中汤

桂枝_{三两,去皮}　甘草_{二两,炙}　大枣_{十二枚,擘}　芍药_{六两}　生姜_{三两,切}胶饴_{一升}

上六味,以水七升,煮取三升,去滓,纳饴,更上微火消解。温服一升,日三服。

小承气汤

大黄_{四两,酒洗}　厚朴_{二两,炙,去皮}　枳实_{三枚,大者,炙}

上三味，以水四升，煮取一升二合，去滓。分温二服。初服汤当更衣，不尔者尽饮之。若更衣者，勿服之。

小青龙汤

麻黄_{去节} 芍药 细辛 干姜 甘草_炙 桂枝_{去皮,各三两} 五味子_{半升} 半夏_{半升,洗}

上八味，以水一斗，先煮麻黄，减二升，去上沫，纳诸药，煮取三升，去滓。温服一升。

小青龙加石膏汤

麻黄 芍药 桂枝 细辛 甘草 干姜_{各三两} 五味子 半夏_{各半升} 石膏_{二两}

上九味，以水一斗，先煮麻黄，去上沫，内诸药，煮取三升，强人服一升，羸者减之，日三服，小儿服四合。

《千金》三黄汤

麻黄_{五分} 独活_{四分} 细辛_{二分} 黄芪_{二分} 黄芩_{三分}

上五味，以水六升，煮取二升，分温三服。一服小汗，二服大汗。(《金匮要略》)

《千金》内补当归建中汤

当归_{四两} 桂枝_{三两} 芍药_{六两} 生姜_{三两} 甘草_{二两} 大枣_{十二枚,擘}

上六味，以水一斗，煮取三升，分温三服，一日令尽。(《金匮要略》)

《千金》三物黄芩汤

黄芩_{一两} 苦参_{二两} 干地黄_{四两}

上三味，以水六升，煮取二升，温服一升，多吐下虫。(《金匮

要略》)

木防己汤

木防己_{三两}　石膏,鸡子大_{十二枚}　桂枝_{二两}　人参_{四两}

上四味,以水六升,煮取二升,分温再服。(《金匮要略》)

木防己加茯苓芒硝汤

木防己　桂枝_{各二两}　芒硝_{三合}　人参　茯苓_{各四两}

上四味,以水六升,煮取二升,去滓,内芒硝,再微煎,分温再服,微利则愈。(《金匮要略》)

五苓散

猪苓_{十八铢,去皮}　泽泻_{一两六铢}　白术_{十八铢}　茯苓_{十八铢}　桂枝_{半两,去皮}

上五味,捣为散,以白饮和服方寸匕,日三服。多饮暖水,汗出愈,如法将息。

乌头汤

麻黄　芍药　黄芪　甘草_{炙,各三两}　川乌_{五枚,㕮咀,以蜜二升,煎取一升,即出乌头}

上五味,㕮咀四味,以水三升,煮取一升,去滓,内蜜煎中,更煎之,服七合,不知,尽服之。(《金匮要略》)

乌头煎

乌头_{大者五枚,熬,去皮,不㕮咀}

上以水三升,煮取一升,去滓,内蜜二升,煎令水气尽,取二升,强人服七合,弱人服五合。不差,明日更服,不可一日再

432

服。(《金匮要略》)

乌头

上一味,以蜜二斤,煎减半,去滓,以桂枝汤五合解之,令得一升,初服二合,不知,即服三合,又不知,复加至五合。其知者如醉状,得吐者为中病。(《金匮要略》)

五画

甘草四两,炙　干姜二两

上二味,以水三升,煮取一升五合,去滓,分温再服。

甘草二两,炙　附子二枚,炮,去皮,破　白术二两　桂枝四两,去皮

上四味,以水六升,煮取三升,去滓。温服一升,日三服。初服得微汗则解。

甘草二两　麻黄四两

上二味,以水五升,先煮麻黄,去上沫,内甘草,煮取三升,温服一升,重覆汗出,不汗再服,慎风寒。(《金匮要略》)

甘草二两　粉一两　蜜四两

上三味,以水三升,先煮甘草取二升,去滓,内粉蜜,搅令和,煎如薄粥,温服一升,差即止。(《金匮要略》)

甘草汤

甘草_{二两}

上一味,以水三升,煮取一升半,去滓。温服七合,日二服。

甘草小麦大枣汤

甘草_{三两}　小麦_{一升}　大枣_{十枚}

上三味,以水六升,煮取三升,温分三服。(《金匮要略》)

甘草干姜茯苓白术汤

甘草　白术_{各二两}　干姜　茯苓_{各四两}

上四味,以水五升,煮取三升,分温三服,腰中即温。(《金匮要略》)

甘草泻心汤

甘草_{四两,炙}　黄芩三两　干姜三两　半夏_{半升,洗}　大枣_{十二枚,擘}

黄连一两

上六味,以水一斗,煮取六升,去滓,再煎取三升。温服一升,日三服。

本书作者按:本方中应有人参三两。

去桂加白术汤

附子_{三枚,炮,去皮,破}　白术_{四两}　生姜_{三两,切}　甘草_{二两,炙}　大枣_{十二枚,擘}

上五味,以水六升,煮取二升,去滓。分温三服。初一服,其人身如痹,半日许复服之,三服都尽,其人如冒状,勿怪。

四逆汤

甘草_{二两,炙}　干姜_{一两半}　附子_{一枚,生用,去皮,破八片}

上三味，以水三升，煮取一升二合，去滓，分温再服。强人可大附子一枚，干姜三两。

四逆散

甘草_炙　枳实破_{水渍，炙干}　柴胡　芍药

上四味，各十分，捣筛。白饮和服方寸匕，日三服。

四逆加人参汤

甘草_{二两，炙}　附子_{一枚，生，去皮，破八片}　干姜_{一两半}　人参

上三味，以水三升，煮取一升二合，去滓。分温再服。

生姜甘草汤

生姜_{五两}　人参_{三两}　甘草_{四两}　大枣_{十五枚}

上四味，以水七升，煮取三升，分温三服。(《金匮要略》)

生姜泻心汤

生姜_{四两，切}　甘草_{三两，炙}　人参_{三两}　干姜_{一两}　黄芩_{三两}　半夏_{半升，洗}　黄连_{一两}　大枣_{十二枚，擘}

上八味，以水一斗，煮取六升，去滓，再煎服三升。温服一升，日三服。

白术散

白术　川芎　蜀椒_{去汗}　牡蛎_{各三分}

上四味，杵为散，酒服一钱匕，日三服，夜一服。(《金匮要略》)

白头翁汤

白头翁_{二两}　黄柏_{三两}　黄连_{三两}　秦皮_{三两}

上四味，以水七升，煮取二升，去滓。温服一升，不愈，更服一升。

白头翁加甘草阿胶汤

白头翁　甘草　阿胶_{各二两}　秦皮　黄连　柏皮_{各三两}

上六味,以水七升,煮取二升半,内胶令消尽,分温三服。

(《金匮要略》)

白虎汤

知母_{六两}　石膏_{一斤,碎}　甘草_{二两,炙}　粳米_{六合}

上四味,以水一斗,煮米熟,汤成,去滓,温服一升,日三服。

白通汤

葱白_{四茎}　干姜_{一两}　附子_{一枚,生,去皮,破八片}

上三味,以水三升,煮取一升,去滓。分温再服。

白通加猪胆汁汤

葱白_{四茎}　干姜_{一两}　附子_{一枚,生,去皮,破八片}　人尿_{五合}　猪胆汁_{一合}

上五味,以水三升,煮取一升,去滓,纳胆汁、人尿,和令相得。分温再服。若无胆,亦可用。

白虎加人参汤

知母_{六两}　石膏_{一斤,碎,绵裹}　甘草_{二两,炙}　粳米_{六合}　人参_{三两}

上五味,以水一斗,煮米熟,汤成,去滓,温服一升,日三服。

白虎加桂枝汤

知母_{六两}　甘草_{二两,炙}　石膏_{一斤}　粳米_{二合}　桂枝_{三两}

上锉,每五钱,水一盏半,煎至八分,去滓,温服,汗出愈。

(《金匮要略》)

白散方

桔梗_{三分}　　巴豆_{一分,去皮心,熬黑,研如脂}　　贝母_{三分}

上三味为散,纳巴豆,更于臼中杵之。以白饮和服,强人半钱匕,羸者减之。病在膈上必吐,在膈下必利,不利,进热粥一杯,利过不止,进冷粥一杯。

生姜半夏散

半夏_{半升}　　生姜汁_{一升}

上二味,以水三升,煮半夏取二升,内生姜汁,煮取一升半,小冷,分四服,日三夜一服,止,停后服。(《金匮要略》)

半夏厚朴汤

半夏_{一升}　　厚朴_{三两}　　茯苓_{四两}　　生姜_{五两}　　干苏叶_{二两}

上五味,以水七升,煮取四升,分温四服,日三夜一服。(《金匮要略》)

半夏散及汤

半夏_洗　　桂枝_{去皮}　　甘草_炙

上三味,等分,各别捣筛已,合治之。白饮和服方寸匕,日三服。若不能散服者,以水一升,煎七沸,纳散两方寸匕,更煮三沸,下火,令小冷,少少咽之。

半夏泻心汤

半夏_{半升,洗}　　黄芩　　干姜　　人参　　甘草_{炙,各三两}　　黄连_{一两}　　大枣_{十二枚,擘}

上七味,以水一斗,煮取六升,去滓,再煎取三升。温服一升,日三服。

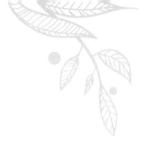

半夏麻黄丸

半夏　麻黄各等分

上二味,末之,炼蜜和丸,小豆大,饮服三丸,日三服。(《金匮要略》)

六画

百合知母汤

百合七枚,擘　知母三两,切

上先以水洗百合,渍一宿,当白沫出,去其水,别以泉水二升,煎取一升,去滓;别以泉水二升,煎知母,取一升,去滓,后合煎取一升五合,分温再服。(《金匮要略》)

百合滑石散

百合一两,炙　滑石三两

上为散,饮服方寸匕,日三服。当微利者止服,热则除。(《金匮要略》)

芍药甘草附子汤

芍药　甘草炙,各三两　附子一枚,炮,去皮,破八片

上三味,以水五升,煮取一升五合,去滓。分温三服。

芍药甘草汤

白芍　甘草炙,各四两

上二味,以水三升,煮取一升五合,去滓,分温再服。

芎归胶艾汤

川芎　阿胶　甘草各二两　艾叶　当归各三两　芍药四两　干地黄六两

上七味,以水五升,清酒三升,合煮取三升,去滓,内胶令消尽,温服一升,日三服,不差更作。(《金匮要略》)

当归四逆汤

当归_{三两} 桂枝_{三两,去皮} 芍药_{三两} 细辛_{三两} 甘草_{二两,炙} 通草_{二两} 大枣_{二十五枚,擘,一法十二枚}

上七味,以水八升,煮取三升,去滓。温服一升,日三服。

当归四逆加吴茱萸生姜汤

当归_{三两} 芍药_{三两} 甘草_{二两,炙} 通草_{二两} 桂枝_{三两,去皮} 细辛_{三两} 生姜_{半斤,切} 吴茱萸_{二升} 大枣_{二十五枚,擘}

上七味,以水六升,清酒六升和,煮取五升,去滓。分温五服。一方水酒各四升。

当归散

当归 黄芩 芍药 川芎_{各一斤} 白术_{半斤}

上五味,杵为散,酒饮服方寸匕,日再服。(《金匮要略》)

当归生姜羊肉汤

当归_{三两} 生姜_{五两} 羊肉_{一斤}

上三味,以水八升,煮取三升,温服七合,日三服。(《金匮要略》)

当归芍药散

当归_{三两} 芍药_{一斤} 茯苓_{四两} 白术_{四两} 泽泻_{半斤} 川芎_{半斤}

上六味,杵为散,取方寸匕,酒和,日三服。(《金匮要略》)

防己黄芪汤

防己_{一两} 甘草_{半两} 白术_{七钱半} 黄芪_{一两一分,去芦}

上锉麻豆大,每抄五钱匕,生姜四片,大枣一枚,水盏半,煎八分,去滓温服,良久再服。(《金匮要略》)

防己椒目葶苈大黄丸

防己　椒目　葶苈_熬　大黄_{各一两}

上四味,末之蜜丸如梧子大,先食饮服一丸,日三服,稍增,口中有津液。(《金匮要略》)

防己茯苓汤

防己_{三两}　黄芪_{三两}　桂枝_{三两}　茯苓_{六两}　甘草_{二两}

上五味,以水六升,煮取二升,分温三服。(《金匮要略》)

竹叶石膏汤

竹叶_{二把}　石膏_{一斤}　半夏_{半升,洗}　麦冬_{一升,去心}　人参_{二两}　甘草_{二两,炙}　粳米_{半升}

上七味,以水一斗,煮取六升,去滓,纳粳米,煮米熟,汤成,去米。温服一升,日三服。

七画

麦门冬汤

麦冬_{七升}　半夏_{一升}　人参_{二两}　甘草_{二两}　粳米_{三合}　大枣_{十二枚}

上六味,以水一斗二升,煮取六升,温服一升,日三夜一服。(《金匮要略》)

赤石脂丸

蜀椒_{一两}　乌头_{一分,炮}　附子_{半两}　干姜_{一两}　赤石脂_{一两}

上五味,末之,蜜丸如桐子大,先食服一丸,日三服,不知稍加服。(《金匮要略》)

赤丸

茯苓_{四两}　半夏_{四两,洗}　乌头_{二两,炮}　细辛_{一两}

上四味,末之,内真朱为色,炼蜜为丸如麻子大,先食,酒饮下三丸,日再夜一服,不知,稍增之,以知为度。(《金匮要略》)

苇茎汤

苇茎_{二升}　薏苡仁_{半升}　桃仁_{五十枚}　瓜瓣_{半升}

上四味,以水一斗,先煮苇茎得五升,去滓,内诸药,煮取二升,服一升,再服,当吐如脓。(《金匮要略》)

吴茱萸汤

吴茱萸_{一升,洗}　人参_{三两}　生姜_{六两,切}　大枣_{十二枚,擘}

上四味,以水七升,煮取二升,去滓。温服七合,日三服。

牡蛎泽泻散

牡蛎_熬　泽泻　蜀漆_{暖水洗,去腥}　葶苈子_熬　商陆根_熬　海藻_{洗去咸}　栝楼根_{各等分}

上七味,异捣,下筛为散,更于臼中治之。白饮和服方寸匕,日三服。小便利,止后服。

附子汤

附子_{二枚,炮,去皮,破八片}　茯苓_{三两}　人参_{二两}　白术_{四两}　芍药_{三两}

上五味,以水八升,煮取三升,去滓。温服一升,日三服。

附子泻心汤

大黄_{二两}　黄连_{一两}　黄芩_{一两}　附子_{一枚,炮,去皮,破,别煮取汁}

上四味,切三味,以麻沸汤二升渍之,须臾绞去滓,纳附子汁。分温再服。

附子粳米汤

附子一枚,炮　半夏半升　甘草一两　大枣十枚　粳米半升

上五味,以水八升,煮米熟,汤成,去滓,温服一升,日三服。(《金匮要略》)

《近效》术附汤

白术二两　附子一枚半,炮,去皮　甘草一两,炙

上三味,锉,每五钱匕,姜五片,枣一枚,水盏半,煎七分,去滓温服。(《金匮要略》)

八画

苓甘五味姜辛汤

茯苓四两　甘草　干姜　细辛各三两　五味子半升

上五味,以水八升,煮取三升,去滓,温服半升,日三。(《金匮要略》)

苓甘五味加姜辛半夏杏仁汤

茯苓四两　甘草三两　五味半升　干姜三两　细辛三两　半夏半升　杏仁半升,去皮尖

上七味,以水一斗,煮取三升,去滓,温服半升,日三。(《金匮要略》)

苓甘五味加姜辛半杏大黄汤

茯苓四两　甘草三两　五味子半升　干姜三两　细辛三两　半夏半升　杏仁半升　大黄三两

上八味,以水一斗,煮取三升,去滓,温服半升,日三。(《金匮要略》)

抵当汤

水蛭_熬　虻虫_{去翅足,熬,各三十个}　桃仁_{二十个,去皮尖}　大黄_{三两,酒洗}

上四味,以水五升,煮取三升,去滓。温服一升,不下更服。

抵当丸

水蛭_{二十个熬}　虻虫_{二十个,去翅足,熬}　桃仁_{二十五个,去皮尖}　大黄_{三两}

上四味,捣分四丸,以水一升,煮一丸。取七合服之。晬时当下血,若不下者,更服。

苦酒汤

半夏_{洗,破如枣核,十四枚}　鸡子_{一枚,去黄,纳上苦酒,着鸡子壳中}

上二味,纳半夏,著苦酒中,以鸡子壳置刀环中,安火上,令三沸,去滓。少少含咽之。不差,更作三剂。

肾气丸

干地黄_{八两}　薯蓣_{四两}　山茱萸_{四两}　泽泻_{三两}　茯苓_{三两}　牡丹皮_{三两}　桂枝　附子_{炮,各一两}

上八味,末之,炼蜜和丸梧子大,酒下十五丸,加至二十五丸,日再服。(《金匮要略》)

炙甘草汤

甘草_{四两,炙}　生姜_{三两,切}　人参_{二两}　生地黄_{一斤}　桂枝_{三两,去皮}　阿胶_{二两}　麦冬_{半斤,去心}　麻子仁_{半升}　大枣_{三十枚,擘}

上九味,以清酒七升,水八升,先煮八味,取三升,去滓,纳胶烊消尽。温服一升,日三服。一名复脉汤。

泻心汤

大黄_{二两}　黄连　黄芩_{各一两}

上三味,以水三升,煮取一升,顿服之。(《金匮要略》)

泽泻汤

泽泻_{五两}　白术_{二两}

上二味,以水二升,煮取一升,分温再服。(《金匮要略》)

九画

厚朴七物汤

厚朴_{半斤}　甘草　大黄_{各三两}　大枣_{十枚}　枳实_{五枚}　桂枝_{二两}
生姜_{五两}

上七味,以水一斗,煮取四升,温服八合,日三服。(《金匮要略》)

厚朴三物汤

厚朴_{八两}　大黄_{四两}　枳实_{五枚}

上三味,以水一斗二升,先煮二味,取五升,内大黄煮取三升,温服一升,以利为度。(《金匮要略》)

厚朴生姜半夏甘草人参汤

厚朴_{半斤,炙,去皮}　生姜_{半斤,切}　半夏_{半升,洗}　甘草_{二两}　人参_{一两}

上五味,以水一斗,煮取三升,去滓。温服一升,日三服。

厚朴大黄汤

厚朴_{一尺}　大黄_{六两}　枳实_{四枚}

上三味,以水五升,煮取二升,分温再服。(《金匮要略》)

厚朴麻黄汤

厚朴_{五两}　麻黄_{四两}　石膏_{如鸡子大}　杏仁_{半升}　半夏_{半升}　干姜_{二两}
细辛_{二两}　小麦_{一升}　五味子_{半升}

上九味,以水一斗二升,先煮小麦熟,去滓,内诸药煮取三升,温服一升,日三服。(《金匮要略》)

茯苓桂枝白术甘草汤

茯苓_{四两}　桂枝_{三两,去皮}　白术　甘草_{炙,各二两}

上四味,以水六升,煮取三升,去滓。分温三服。

茯苓四逆汤

茯苓_{四两}　人参_{一两}　附子_{一枚,生用,去皮,破八片}　甘草_{二两,炙}　干姜_{一两半}

上五味,以水五升,煮取三升,去滓,温服七合,日二服。

茯苓戎盐汤

茯苓_{半斤}　白术_{二两}　戎盐_{弹丸大一枚}(《金匮要略》)

茯苓泽泻汤

茯苓_{半斤}　泽泻_{四两}　甘草_{二两}　桂枝_{二两}　白术_{三两}　生姜_{四两}

上六味,以水一斗,煮取三升,内泽泻,再煮取二升半,温服八合,日三服。(《金匮要略》)

茯苓桂枝甘草大枣汤

茯苓_{半斤}　桂枝_{四两,去皮}　甘草_{二两,炙}　大枣_{十五枚,擘}

上四味,以甘澜水一斗,先煮茯苓,减二升,纳诸药,煮取三升,去滓。温服一升,日三服。

茯苓甘草汤

茯苓_{二两}　桂枝_{二两,去皮}　甘草_{一两,炙}　生姜_{三两,切}

上四味,以水四升,煮取二升,去滓。分温三服。

茯苓杏仁甘草汤

茯苓_{三两}　杏仁_{五十个}　甘草_{一两}

上三味,以水一斗,煮取五升,温服一升,日三服,不差更服。
(《金匮要略》)

茵陈蒿汤

茵陈蒿_{六两}　栀子_{十四枚,擘}　大黄_{二两,去皮}

上三味,以水一斗二升,先煮茵陈,减六升,纳二味,煮取三升,去滓。分三服。小便当利,尿如皂荚汁状,色正赤,一宿腹减,黄从小便去也。

枳术汤

枳实_{七枚}　白术_{二两}

上二味,以水五升,煮取三升,分温三服,腹中软,即当散也。
(《金匮要略》)

枳实芍药散

枳实_{烧令黑,勿太过}　芍药_{各等分}

上二味,杵为散,服方寸匕,日三服,并主痈脓,以麦粥下之。
(《金匮要略》)

枳实栀子豉汤

枳实_{三枚,炙}　栀子_{十四个,擘}　豉_{一升,绵裹}

上三味,以清浆水七升,空煮取四升,纳枳实、栀子,煮取二升,下豉,更煮五六沸,去滓。分温再服。覆令微似汗。若有宿食者,纳大黄如博棋子五六枚,服之愈。

枳实薤白桂枝汤

枳实_{四枚}　厚朴_{四两}　薤白_{半斤}　桂枝_{一两}　栝楼实_{一枚,捣}

上五味,以水五升,先煮枳实、厚朴,取二升,去滓,内诸药,

煮数沸,分温三服。(《金匮要略》)

栀子大黄汤

栀子_{十四枚}　大黄_{一两}　枳实_{五枚}　豉_{一升}

上四味,以水六升,煮取二升,分温三服。(《金匮要略》)

栀子豉汤

栀子_{十四个,擘}　香豉_{四合,绵裹}

上二味,以水四升,先煮栀子,得二升半,纳豉,煮取一升半,去滓。分为二服,温进一服。得吐者,止后服。

栀子甘草豉汤

栀子_{十四个,擘}　甘草_{二两,炙}　香豉_{四合,绵裹}

上三味,以水四升,先煮栀子、甘草,取二升半,纳豉,煮取一升半,去滓。分二服,温进一服。得吐者,止后服。

栀子生姜豉汤

栀子_{十四个,擘}　生姜_{五两}　香豉_{四合,绵裹}

上三味,以水四升,先煮栀子、生姜,取二升半,纳豉,煮取一升半,去滓。分二服,温进一服。得吐者,止后服。

栀子厚朴汤

栀子_{十四个,擘}　厚朴_{四两,炙,去皮}　枳实_{四枚,水浸,炙令黄}

上三味,以水三升半,煮取一升半,去滓。分二服,温进一服。得吐者,止后服。

栀子干姜汤

栀子_{十四个,擘}　干姜_{二两}

上二味,以水三升半,煮取一升半,去滓。分二服,温进一服。

得吐者,止后服。

肥栀子_{十五个,擘}　甘草_{一两,炙}　黄柏_{二两}

上三味,以水四升,煮取一升半,去滓。分温再服。

十画

桂枝汤

桂枝_{三两,去皮}　芍药_{三两}　甘草_{二两,炙}　生姜_{三两,切}　大枣_{十二枚,擘}

上五味,咬咀三味,以水七升,微火煮取三升,去滓。适寒温,服一升。服已须臾,啜热稀粥一升余,以助药力。温覆令一时许,遍身微似有汗者益佳,不可令如水流离,病必不除。若一服汗出病差,停后服,不必尽剂;若不汗,更服,依前法;又不汗,后服小促其间,半日许令三服尽;若病重者,一日一夜服,周时观之,服一剂尽,病证犹在者,更作服;若汗不出,乃服至二三剂。禁生冷、黏滑、肉面、五辛、酒酪、臭恶等物。

桂枝加葛根汤

葛根_{四两}　麻黄_{三两,去节}　桂枝_{二两,去皮}　芍药_{二两}　生姜_{三两,切}
甘草_{二两,炙}　大枣_{十二枚,擘}

上七味,以水一斗,先煮麻黄、葛根,减二升,去上沫内诸药,煮取三升,去滓,温服一升。覆取微似汗,不须啜粥,余如桂枝法将息及禁忌。

桂枝加附子汤

桂枝_{三两,去皮}　芍药_{三两}　甘草_{三两,炙}　生姜_{三两,切}　大枣_{十二枚,擘}
附子_{一枚,炮,去皮,破八片}

上六味,以水七升,煮取三升,去滓,温服一升。

桂枝去芍药汤

桂枝_{三两,去皮}　甘草_{二两,炙}　生姜_{三两,切}　大枣_{十二枚,擘}

上四味,以水七升,煮取三升,去滓,温服一升。

桂枝加厚朴杏子汤

桂枝_{三两,去皮}　甘草_{二两,炙}　生姜_{三两,切}　芍药_{三两}　大枣_{十二枚,擘}
杏仁_{五十枚,去皮尖}　厚朴_{二两}

上七味,以水七升,微火煮取三升,去滓。温服一升。覆取微似汗。

桂枝加大黄汤

桂枝_{三两,去皮}　大黄_{二两}　芍药_{六两}　生姜_{三两,切}　甘草_{二两,炙}　大枣_{十二枚,擘}

上六味,以水七升,煮取三升,去滓。温服一升,日三服。

桂枝加龙骨牡蛎汤

桂枝　芍药　生姜_{各三两}　甘草_{二两}　大枣_{十二枚}　龙骨　牡蛎_{各三两}

上七味,以水七升,煮取三升,分温三服。(《金匮要略》)

桂枝加黄芪汤

桂枝　芍药_{各三两}　甘草_{二两}　生姜_{三两}　大枣_{十二枚}　黄芪_{二两}

上六味,以水八升,煮取三升,温服一升,须臾,啜饮热稀粥一升余,以助药力,温覆取微汗;若不汗,更服。(《金匮要略》)

桂枝加芍药生姜各一两人参三两新加汤

桂枝_{三两,去皮}　芍药_{四两}　甘草_{二两,炙}　人参_{三两}　大枣_{十二枚,擘}

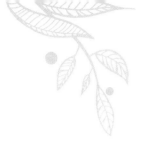

生姜_{四两}

上六味,以水一斗二升,煮取三升,去滓。温服一升。

桂枝加桂汤

桂枝_{五两,去皮}　芍药_{三两}　生姜_{三两,切}　甘草_{二两,炙}　大枣_{十二枚,擘}

上五味,以水七升,煮取三升,去滓。温服一升。

桂枝去芍药加附子汤

桂枝_{三两,去皮}　甘草_{二两,炙}　生姜_{三两,切}　大枣_{十二枚,擘}　附子_{一枚,}

_{炮,去皮,破八片}

上五味,以水七升,煮取三升,去滓,温服一升。

桂枝去芍药加蜀漆牡蛎龙骨救逆汤

桂枝_{三两,去皮}　甘草_{二两,炙}　生姜_{三两,切}　大枣_{十二枚,擘}　牡蛎_{五两,}

_熬　蜀漆_{三两,洗去腥}　龙骨_{四两}

上七味,以水一斗二升,先煮蜀漆,减二升,纳诸药,煮取三升,去滓。温服一升。

桂枝去芍药加麻黄细辛附子汤

桂枝_{三两}　生姜_{三两}　甘草_{二两}　大枣_{十二枚}　麻黄　细辛_{各二两}

附子_{一枚,炮}

上七味,以水七升,先煮麻黄,去上沫,内诸药,煮取二升,分温三服,当汗出,如虫行皮中即愈。(《金匮要略》)

桂枝去桂加茯苓白术汤

芍药_{三两}　甘草_{二两,炙}　生姜_切　白术　茯苓_{各三两}　大枣_{十二枚,擘}

上六味,以水八升,煮取三升,去滓,温服一升。小便利则愈。

桂枝甘草汤

桂枝_{四两,去皮}　甘草_{二两,炙}

上二味,以水三升,煮取一升,去滓。顿服。

桂枝甘草龙骨牡蛎汤

桂枝_{一两,去皮}　甘草_{二两,炙}　牡蛎_{二两,熬}　龙骨_{二两}

上四味,以水五升,煮取二升半,去滓。温服八合,日三服。

桂枝生姜枳实汤

桂枝　生姜_{各三两}　枳实_{五枚}

上三味,以水六升,煮取三升,分温三服。(《金匮要略》)

桂枝茯苓丸

桂枝　茯苓　牡丹_{去心}　桃仁_{去皮尖,熬}　芍药_{各等分}

上五味,末之,炼蜜和丸如兔屎大,每日食前服一丸,不知,加至三丸。(《金匮要略》)

桂枝芍药知母汤

桂枝_{四两}　芍药_{三两}　甘草_{二两}　麻黄_{二两}　生姜_{五两}　白术_{五两}　知母_{四两}　防风_{四两}　附子_{二两,炮}

上九味,以水七升,煮取二升,温服七合,日三服。(《金匮要略》)

桂枝人参汤

桂枝_{四两,别切}　甘草_{四两,炙}　白术_{三两}　人参_{三两}　干姜_{三两}

上五味,以水九升,先煮四味,取五升,纳桂,更煮取三升,去滓。温服一升,日再夜一服。

桂枝附子汤

桂枝_{四两,去皮}　附子_{三枚,炮,去皮,破}　生姜_{三两,切}　大枣_{十二枚,擘}　甘草_{二两,炙}

上五味,以水六升,煮取二升,去滓。分温三服。

桂苓五味甘草汤

茯苓_{四两}　桂枝_{四两,去皮}　甘草_{三两,炙}　五味子_{半升}

上四味,以水八升,煮取三升,去滓,分温三服。(《金匮要略》)

桂苓五味甘草去桂加干姜细辛半夏汤

茯苓_{四两}　甘草_{三两}　细辛　干姜_{各二两}　五味子　半夏_{各半升}

上六味,以水八升,煮取三升,去滓,温服半升,日三。(《金匮要略》)

桃花汤

赤石脂_{一斤,半全用一,一半筛末}　干姜_{一两}　粳米_{一升}

上三味,以水七升,煮米令熟,去滓。温服七合,纳赤石脂末方寸匕,日三服。若一服愈,余勿服。

桃核承气汤

桃仁_{五十个,去皮尖}　大黄_{四两}　桂枝_{二两,去皮}　甘草_{二两,炙}　芒硝_{二两}

上五味,以水七升,煮取二升半,去滓,纳芒硝,更上火微沸,下火。先食温服五合,日三服,当微利。

桔梗汤

桔梗_{一两}　甘草_{二两}

上二味,以水三升,煮取一升,去滓。分温再服。

栝楼桂枝汤

栝楼根_{二两} 桂枝_{三两} 芍药_{三两} 甘草_{二两} 生姜_{三两} 大枣_{十二枚}

上六味,以水九升,煮取三升,分温三服,取微汗。汗不出,食顷,啜热粥发之。(《金匮要略》)

栝楼牡蛎散

栝楼根 牡蛎_{等分,熬}

上为细末,饮服方寸匕,日三服。(《金匮要略》)

栝楼薤白白酒汤

栝楼实_{一枚,捣} 薤白_{半斤} 白酒_{七升}

上三味,同煮取二升,分温再服。(《金匮要略》)

栝楼薤白半夏汤

栝楼实_{一枚,捣} 薤白_{三两} 半夏_{半升} 白酒_{一斗}

上四味,同煮取四升,温服一升,日三服。(《金匮要略》)

栝楼瞿麦丸

栝楼根_{二两} 茯苓 薯蓣_{各三两} 附子_{一枚,炮} 瞿麦_{一两}

上五味,末之,炼蜜丸梧子大,饮服三丸,日三服。不知,增至七八丸,以小便利,腹中温为知。(《金匮要略》)

真武汤

茯苓 芍药 生姜_{切,各三两} 白术_{二两} 附子_{一枚,炮,去皮,破八片}

上五味,以水八升,煮取三升,去滓。温服七合,日三服。

柴胡加芒硝汤

柴胡_{二两十六铢}　黄芩_{一两}　人参_{一两}　甘草_{一两,炙}　生姜_{一两,切}　半夏_{二十铢,本云五枚,洗}　大枣_{四枚,擘}　芒硝_{二两}

上八味,以水四升,煮取二升,去滓,纳芒硝,更煮微沸,分温再服,不解更作。

柴胡去半夏加栝楼汤

柴胡_{八两}　人参　黄芩　甘草_{各三两}　栝楼根_{四两}　生姜_{二两}　大枣_{十二枚,擘}

上七味,以水一斗二升,煮取六升,去滓,再煎取三升。温服一升,日三服。

柴胡加龙骨牡蛎汤

柴胡_{四两}　龙骨　黄芩　生姜_切　铅丹　人参　桂枝_{去皮}　茯苓_{各一两半}　半夏_{二合半,洗}　大黄_{二两}　牡蛎_{一两半,熬}　大枣_{六枚,擘}

上十二味,以水八升,煮取四升,纳大黄,切如棋子,更煮一两沸,去滓。温服一升。

柴胡桂枝汤

桂枝_{去皮}　黄芩_{一两半}　人参_{一两半}　甘草_{一两,炙}　半夏_{二合半,洗}　芍药_{一两半}　大枣_{六枚,擘}　生姜_{一两半,切}　柴胡_{四两}

上九味,以水七升,煮取三升,去滓。温服一升。

柴胡桂枝干姜汤

柴胡_{半斤}　桂枝_{三两,去皮}　干姜_{二两}　栝楼根_{四两}　黄芩_{三两}　牡蛎_{二两,熬}　甘草_{二两,炙}

上七味,以水一斗二升,煮取六升,去滓,再煎取三升。温服一升,日三服。初服微烦,复服汗出便愈。

调胃承气汤

大黄_{四两,去皮,清酒洗}　甘草_{二两,炙}　芒硝_{半升}

上三味,以水三升,煮取一升,去滓,内芒硝,更上火微煮令沸,少少温服之。

通脉四逆汤

甘草_{二两,炙}　附子_{大者一枚,生用,去皮,破八片}　干姜_{三两,强人可四两}

上三味,以水三升,煮取一升二合,去滓,分温再服,其脉即出者愈。

射干麻黄汤

射干_{三两}　麻黄_{四两}　生姜_{四两}　细辛　紫菀　款冬花_{各三两}　五味子_{半升}　大枣_{七枚}　半夏_{大者八枚,洗}

上九味,以水一斗二升,先煮麻黄两沸,去上沫,纳诸药,煮取三升,去滓,分温三服。(《金匮要略》)

十一画

理中丸

人参　干姜　甘草_炙　白术_{各三两}

上四味,捣筛,蜜和为丸,如鸡子黄许大。以沸汤数合,和一丸,研碎,温服之,日三四,夜二服。腹中未热,益至三四丸,然不及汤。汤法:以四物依两数切,用水八升,煮取三升,去滓,温服一升,日三服。服汤后,如食顷,饮热粥一升许,微自温,勿发揭衣被。

黄土汤

甘草　干地黄　白术　附子炮　阿胶　黄芩_{各三两}　灶中黄土_{半斤}

上七味,以水八升,煮取三升,分温三服。(《金匮要略》)

黄芪桂枝五物汤

黄芪_{三两}　芍药_{三两}　桂枝_{三两}　生姜_{六两}　大枣_{十二枚}

上五味,以水六升,煮取二升,温服七合,日三服。(《金匮要略》)

黄芪芍药桂枝苦酒汤

黄芪_{五两}　芍药_{三两}　桂枝_{三两}

上三味,以苦酒一升,水七升相和,煮取三升,温服一升,当心烦,服至六七日,乃解。若心烦不止者,以苦酒阻故也。(《金匮要略》)

黄芩汤

黄芩_{三两}　芍药_{二两}　甘草_{二两,炙}　大枣_{十二枚,擘}

上四味,以水一斗,煮取三升,去滓。温服一升,日再夜一服。

黄芩加半夏生姜汤一两半

黄芩_{三两}　芍药_{二两}　甘草_{二两,炙}　大枣_{十二枚,擘}　半夏_{半升,洗}　生姜_{一方三两,切}

上六味,以水一斗,煮取三升,去滓。温服一升,日再夜一服。

黄连汤

黄连_{三两}　甘草_{三两,炙}　干姜_{三两}　桂枝_{三两,去皮}　人参_{二两}　半夏_{半升,洗}　大枣_{十二枚,擘}

上七味,以水一斗,煮取六升,去滓。温服,昼三夜二。

黄连阿胶汤

黄连_{四两}　黄芩_{二两}　芍药_{二两}　鸡子黄_{二枚}　阿胶_{三两}

上五味，以水六升，先煮三物，取二升，去滓，纳胶烊尽，小冷，纳鸡子黄，搅令相得。温服七合，日三服。

排脓散

枳实_{十六枚}　芍药_{六分}　桔梗_{二分}

上三味，杵为散，取鸡子黄一枚，以药散与鸡子黄相等，揉和令相得，饮和服之，日一服。(《金匮要略》)

猪苓汤

猪苓_{去皮}　茯苓　泽泻　阿胶　滑石_{碎，各一两}

上五味，以水四升，先煮四味，取二升，去滓，内阿胶烊消。温服七合，日三服。

旋覆代赭汤

旋覆花_{三两}　人参_{二两}　生姜_{五两}　代赭_{一两}　甘草_{三两，炙}　半夏_{半升，洗}　大枣_{十二枚，擘}

上七味，以水一斗，煮取六升，去滓，再煎取三升。温服一升，日三服。

猪苓散

猪苓　茯苓　白术_{各等分}

上三味，杵为散，饮服方寸匕，日三服。(《金匮要略》)

麻子仁丸

麻子仁_{二升}　芍药_{半斤，炙}　大黄_{一斤，去皮}　厚朴_{一尺，炙，去皮}　杏仁_{一升，去皮尖，熬，别作脂}

上六味,蜜和丸如梧桐子大。饮服十丸,日三服,渐加,以知为度。

麻黄汤

麻黄_{三两,去节}　桂枝_{二两,去皮}　甘草_{一两,炙}　杏仁_{七十个,去皮尖}

上四味,以水九升,先煮麻黄,减二升,去上沫,纳诸药,煮取二升半,去滓。温服八合,覆取微似汗,不须啜粥,余如桂枝法将息。

麻黄加术汤

麻黄_{三两,去节}　桂枝_{二两,去皮}　甘草_{一两,炙}　杏仁_{七十个,去皮尖}　白术_{四两}

上五味,以水九升,先煮麻黄,减二升,去上沫,纳诸药,煮取二升半,去滓。温服八合,覆取微汗。(《金匮要略》)

麻黄细辛附子汤

麻黄_{二两,去节}　细辛_{二两}　附子_{一枚,炮,去皮,破八片}

上三味,以水一斗,先煮麻黄,减二升,去上沫,纳诸药,煮取三升,去滓。温服一升,日三服。

麻黄附子汤

麻黄_{三两}　甘草_{二两}　附子_{一枚,炮}

上三味,以水七升,先煮麻黄,去上沫,内诸药,煮取二升半,温服八合,日三服。(《金匮要略》)

麻黄附子甘草汤

麻黄_{二两,去节}　甘草_{二两,炙}　附子_{一枚,炮,去皮,破八片}

上三味,以水七升,先煮麻黄一两沸,去上沫,纳诸药,煮取三升,去滓。温服一升,日三服。

麻黄连轺赤小豆汤

麻黄_{二两,去节}　连轺_{二两,连翘根是}　杏仁_{四十个,去皮尖}　赤小豆_{一升}

大枣_{十二枚,擘}　生梓白皮_{一升,切}　生姜_{二两,切}　甘草_{二两,炙}

上八味,以潦水一斗,先煮麻黄再沸,去上沫,纳诸药,煮取三升,去滓。分温三服,半日服尽。

麻黄醇酒汤

麻黄_{三两}

上一味,以美酒五升,煮取二升半,顿服尽。冬月用酒,春月用水煮之。(《金匮要略》)

麻黄杏仁甘草石膏汤

麻黄_{四两,去节}　杏仁_{五十个,去皮尖}　甘草_{二两,炙}　石膏_{半斤,碎,绵裹}

上四味,以水七升,煮麻黄,减二升,去上沫,纳诸药,煮取二升,去滓。温服一升。

麻黄杏仁薏苡甘草汤

麻黄_{半两,去节,汤泡}　甘草_{一两,炙}　薏苡仁_{半两}　杏仁_{十枚,去皮尖,炒}

上剉麻豆大,每服四钱,水一盏半,煮八分,去滓温服,有微汗,避风。(《金匮要略》)

<h2 style="text-align:center">十二画</h2>

葛根汤

葛根_{四两}　麻黄_{三两,去节}　桂枝_{二两,去皮}　芍药_{二两}　生姜_{三两,切}

甘草_{二两,炙}　大枣_{十二枚,擘}

上七味,以水一斗,先煮麻黄、葛根,减二升,去白沫,纳诸药,煮取三升,去滓,温服一升,覆取微似汗,余如桂枝法将息及禁忌。

葛根加半夏汤

葛根_{四两} 麻黄_{三两,去节} 甘草_{二两,炙} 芍药_{二两} 桂枝_{二两} 生姜_{二两,切} 半夏_{半升,洗} 大枣_{十二枚,擘}

上八味,以水一斗,先煮麻黄、葛根,减二升,去白沫,纳诸药,煮取三升,去滓,温服一升,覆取微似汗。

葛根黄芩黄连汤

葛根_{半斤} 甘草_{二两,炙} 黄芩_{三两} 黄连_{三两}

上四味,以水八升,先煮葛根,减二升,纳诸药,煮取二升,去滓。分温再服。

葶苈大枣泻肺汤

葶苈_{熬,令黄色,捣丸如弹子大} 大枣_{十二枚}

上先以水三升,煮枣,取二升,去枣,内葶苈,煮取一升,顿服。(《金匮要略》)

越婢汤

麻黄_{六两} 石膏_{半斤} 生姜_{三两} 甘草_{二两} 大枣_{十五枚}

上五味,以水六升,先煮麻黄,去上沫,内诸药,煮取三升,分温三服。(《金匮要略》)

越婢加术汤

麻黄_{六两} 石膏_{半斤} 生姜_{二两} 甘草_{二两} 白术_{四两} 大枣_{十五枚}

上六味,以水六升,先煮麻黄,去上沫,内诸药,煮取三升,分温三服。(《金匮要略》)

越婢加半夏汤

麻黄_{六两}　石膏_{半斤}　生姜_{三两}　大枣_{十五枚}　甘草_{二两}　半夏_{半升}

上六味,以水六升,先煮麻黄,去上沫,内诸药,煮取三升,分温三服。(《金匮要略》)

温经汤

吴茱萸_{三两}　当归　川芎　芍药_{各二两}　人参　桂枝　阿胶　牡丹皮_{去心}　生姜　甘草_{各二两}　半夏_{半升}　麦冬_{一升,去心}

上十二味,以水一斗,煮取三升,分温三服。(《金匮要略》)

滑石白鱼散

滑石_{二分}　乱发_{二分,烧}　白鱼_{二分}

上三味,杵为散,饮服半钱匕,日三服。(《金匮要略》)

葵子茯苓散

葵子_{一斤}　茯苓_{三两}

上二味,杵为散,饮服方寸匕,日三服,小便利则愈。(《金匮要略》)

十三画

蒲灰散

蒲灰_{七分}　滑石_{三分}

上二味,杵为散,饮服方寸匕,日三服。(《金匮要略》)

十四画

酸枣仁汤

酸枣仁_{二升}　甘草_{一两}　知母_{二两}　茯苓_{二两}　川芎_{二两}

上五味,以水八升,煮酸枣仁,得六升,内诸药,煮取三升,分

温三服。(《金匮要略》)

十六画

薏苡附子散

薏苡仁_{十五两}　大附子_{十枚,炮}

上二味,杵为散,服方寸匕,日三服。(《金匮要略》)

橘皮枳实生姜汤

橘皮_{一斤}　枳实_{三两}　生姜_{半斤}

上三味,以水五升,煮取二升,分温再服。(《金匮要略》)

橘皮汤

橘皮_{四两}　生姜_{半斤}

上二味,以水七升,煮取三升,温服一升,下咽即愈。(《金匮要略》)

橘皮竹茹汤

橘皮_{二斤}　竹茹_{二升}　大枣_{三十枚}　生姜_{半斤}　甘草_{五两}　人参_{一两}

上六味,以水一斗,煮取三升,温服一升,日三服。(《金匮要略》)

二十画

鳖甲煎丸

鳖甲_{十二分,炙}　乌扇_{三分,烧}　黄芩_{三分}　柴胡_{六分}　鼠妇_{三分,熬}　干姜_{三分}　大黄_{三分}　芍药_{五分}　桂枝_{三分}　葶苈_{一分,熬}　石韦_{三分,去毛}　厚朴_{三分}　牡丹_{五分,去心}　瞿麦_{二分}　紫葳_{三分}　半夏_{一分}　人参_{一分}　䗪虫_{五分,熬}　阿胶_{三分,炙}　蜂窠_{四分,炙}　赤硝_{十二分}　蜣螂_{六分,熬}　桃仁_{二分}

上二十三味,为末,取锻灶下灰一斗,清酒一斛五斗,浸灰,候酒尽一半,著鳖甲于中,煮令泛烂如胶漆,绞取汁,内诸药,煎为丸,如梧子大,空心服七丸,日三服。(《金匮要略》)

附录二
本书常用配方汉语拼音索引

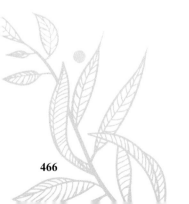